CB127969

CORPORALIDADE E SAÚDE MENTAL

CLÍNICA DOS CONFLITOS MENTE-CORPO

CORPORALIDADE E SAÚDE MENTAL

CLÍNICA DOS CONFLITOS MENTE-CORPO

EDITORES

Maria José Azevedo de Brito

Mirella Martins de Castro Mariani

Hermano Tavares

MANOLE

Copyright © Editora Manole Ltda., 2021, por meio de contrato com os editores.

Produção editorial: Juliana Waku
Capa: Ricardo Yoshiaki Nitta Rodrigues
Imagem da capa: istockphoto.com
Projeto gráfico: Departamento Editorial da Editora Manole
Editoração eletrônica e ilustrações: Formato Editoração

CIP-BRASIL. CATALOGAÇÃO NA PUBLICAÇÃO
SINDICATO NACIONAL DOS EDITORES DE LIVROS, RJ

B876c
Brito, Maria José Azevedo de
Corporalidade e saúde mental : clínica dos conflitos mente-corpo / Maria José Azevedo de Brito, Mirella Martins de Castro Mariani, Hermano Tavares. - 1. ed. - Santana de Parnaíba [SP] : Manole, 2021.
23 cm.

Inclui bibliografia e índice
ISBN 978-65-5576-348-5

1. Psiquiatria. 2. Corpo e mente. 3. Doenças mentais. I. Mariani, Mirella Martins de Castro. II. Tavares, Hermano. III. Título.

21-71391 CDD: 616.89
CDU: 616.89

Leandra Felix da Cruz Candido - Bibliotecária - CRB-7/6135

Todos os direitos reservados.
Nenhuma parte deste livro poderá ser reproduzida, por qualquer processo, sem a permissão expressa dos editores.
É proibida a reprodução por fotocópia.

A Editora Manole é filiada à ABDR – Associação Brasileira de Direitos Reprográficos.

Editora Manole Ltda.
Alameda América, 876
Tamboré – Santana de Parnaíba – SP – Brasil
CEP: 06543-315
Fone: (11) 4196-6000
www.manole.com.br | https://atendimento.manole.com.br/

Impresso no Brasil | *Printed in Brazil*

Editores

Maria José Azevedo de Brito
Pós-Doutora em Ciências pela Universidade Federal de São Paulo (UNIFESP) com foco na psicopatologia da cirurgia plástica – transtorno dismórfico corporal. Pesquisadora colaboradora do PRO-AMITI do Instituto de Psiquiatria do Hospital das Clínicas da Faculdade de Medicina da Universidade de São Paulo.

Mirella Martins de Castro Mariani
Graduação em Biologia e em Psicologia e Mestrado em Distúrbios do Desenvolvimento pela Universidade Presbiteriana Mackenzie. Especialista em Mediação de Conflitos pela Universidade de Salamanca e em Análise do Comportamento pela Pontifícia Universidade Católica (PUC) de São Paulo. Atualização em Álcool e Drogas (Einstein) e em Transtornos do Controle do Impulso (Hospital das Clínicas da Faculdade de Medicina da Universidade de São Paulo – HCFMUSP). Supervisora do Programa Ambulatorial do Jogo. Presidente do Conselho Diretor da Associação Viver. Assistente do Departamento de Psiquiatria da FMUSP. Vice-presidente da Comissão de Voluntários do Instituto de Psiquiatria do HCFMUSP.

Hermano Tavares
Professor-Associado do Departamento de Psiquiatria da Faculdade de Medicina da Universidade de São Paulo (FMUSP). Coordenador do Programa Ambulatorial Integrado dos Transtornos do Impulso do Instituto de Psiquiatria do Hospital das Clínicas da FMUSP (IPq-HCFMUSP).

Autores

Adiel Carneiro Rios
Médico Psiquiatra Voluntário do Programa de Transtorno Bipolar (PROMAN) do Instituto de Psiquiatria do Hospital das Clínicas da Faculdade de Medicina da Universidade de São Paulo (IPq-HCFMUSP). Mestre em Psiquiatria pela Universidade Federal de São Paulo (UNIFESP). Membro Titular da Associação Brasileira de Psiquiatria.

Bruna Bartorelli
Psiquiatra e médica assistente do Instituto de Psiquiatria do Hospital das Clínicas da Faculdade de Medicina da Universidade de São Paulo. Fundadora e chefe do Ambulatório de Transtornos Somatoformes/Sintomas Somáticos (SOMA). Atua em consultório. Especializada em atendimentos com pacientes com transtornos somatoformes, sintomas somáticos e transtornos factícios.

Celso Alves dos Santos Filho
Ex-membro do Núcleo de Atenção aos Transtornos Alimentares (PROATA) da Universidade Federal de São Paulo (UNIFESP). Título de Psiquiatra pela Associação Brasileira de Psiquiatria. Especialista em Transtornos Alimentares pelo PROATA da UNIFESP. Mestre pelo Departamento de Psiquiatria e Psicologia Médica da UNIFESP. Especialista em Terapia Cognitivo-Comportamental pelo Centro de Estudos de Terapia Cognitivo-Comportamental.

Ciro Blujus dos Santos Rohde
Graduação em Medicina pela Faculdade de Medicina da Universidade de São Paulo (FMUSP). Residência Médica em Acupuntura pelo Centro de Acupuntura do Instituto de Ortopedia e Traumatologia do Hospital das Clínicas da FMUSP (IOT-HCFMUSP). Especialização em Psiquiatria pela Faculdade Glo-

bal (POSFG). Médico Coordenador do Serviço de Fitoterapia e Plantas Medicinais do Programa Ambulatorial de Mudança de Hábitos e Estilo de Vida (PRO-MEV) do Instituto de Psiquiatria do HCFMUSP.

Daniel Carr Ribeiro Gulassa

Psicólogo. Mestrado em Transtorno de Escoriação pela Faculdade de Medicina da Universidade de São Paulo (FMUSP). Coordenador da equipe que trata Transtorno de Escoriação no Programa Ambulatorial Integrado dos Transtornos do Impulso (PRO-AMITI) do Instituto de Psiquiatria do Hospital das Clínicas da FMUSP (IPq-HCFMUSP).

Edson Luiz de Toledo

Psicólogo. Mestre em Ciências pelo Departamento de Psiquiatria da Faculdade de Medicina da Universidade de São Paulo (FMUSP). Coordenador das Sessões de Tricotilomania e Automutilação do Programa Ambulatorial Integrado dos Transtornos do Impulso do Instituto de Psiquiatria do Hospital das Clínicas da FMUSP (PROAMITI-IPq-HCFMUSP). Supervisor Clínico na Universidade Paulista (UNIP).

Elen Cristina Batista de Oliveira

Psiquiatra. Doutora em Ciências da Saúde pela Faculdade de Medicina da Universidade de São Paulo (FMUSP). Diretora clínica do Espaço Equilíbrio.

Ewerton Henrique Rodrigues Teixeira Lima

Médico graduado pela Faculdade de Medicina de Marília. Psiquiatra pela Universidade Estadual de Campinas (UNICAMP). Preceptor do internato de Psiquiatria da Universidade Municipal de São Caetano do Sul. Preceptor do Ambulatório de Psiquiatria da Infância e Adolescência da Pós-graduação em Psiquiatra da Faculdade de Ciências Médicas da Santa Casa de São Paulo. Membro da World Professional Association for Transgender Health (WPATH).

Fabienne Yaemi Cutrim Ohki

Psiquiatra e Psicanalista. Colaboradora voluntária do Ambulatório Especializado no Atendimento de Pacientes com Transtornos Somáticos e Relacionados (SOMA) do Instituto de Psiquiatria do Hospital das Clínicas da Faculdade de Medicina da Universidade de São Paulo.

Fernando Crisanto de Queiroz Franklin

Graduação em Medicina pela Universidade Federal da Paraíba (UFPB). Residente em Psiquiatria da Secretaria Municipal de Saúde de Mauá.

Graziela Dassoler

Psicóloga Especialista Clínica. Coordenadora voluntária da Psicologia do Grupo Especializado no Atendimento a Homens com Transtornos Alimentares (GEAHTA) do AMBULIM do Instituto de Psiquiatria do Hospital das Clínicas da Faculdade de Medicina da Universidade de São Paulo (IPq-HCFMUSP).

Hermano Tavares

Professor-Associado do Departamento de Psiquiatria da Faculdade de Medicina da Universidade de São Paulo (FMUSP). Coordenador do Programa Ambulatorial Integrado dos Transtornos do Impulso do Instituto de Psiquiatria do Hospital das Clínicas da FMUSP (PROAMITI-IPq-HCFMUSP).

Isabel Cristina Weiss de Souza

Psicoterapeuta Comportamental pela Universidade de São Paulo (USP). Doutora em Ciências pela Universidade Federal de São Paulo (UNIFESP). Mestre em Saúde Coletiva pela Universidade Federal de Juiz de Fora (UFJF). Instrutora avançada em *Mindfulness* pelo programa *Mindfulness-Based Relapse Prevention* (MBRP) pela Universidade da Califórnia e pelo Centre for Addiction Treatment Studies na Inglaterra. Pesquisou a viabilidade, efetividade e eficácia do MBRP para a realidade brasileira e adaptou o programa para uma versão transdiagnóstica publicada em seu livro *Mindfulness e terapia cognitivo-comportamental* (2020) pela Editora Manole; além de autora de outros livros e artigos científicos em sua área de atuação. Professora em cursos de pós-graduação. Diretora do Espaço Terapêutico Isabel Weiss Ltda.

Júlia Catani

Psicóloga e Psicanalista. Pós-doutoranda pela Faculdade de Educação da Universidade de São Paulo (FE-USP) e pela FAPESP junto ao Projeto Temático com o título "Saberes e práticas em fronteiras: por uma história transnacional da educação (1810-...)", em parceria com a FE-USP. Autora do livro: *Sofrimentos psíquicos: as lutas científicas da psicanálise e da psiquiatria pela nomeação, diagnóstico e tratamento* (Ed. Zagodoni).

Leonardo Franklin Fontenelle

Professor Adjunto no Instituto de Psiquiatria da Universidade Federal do Rio de Janeiro (IPUB-UFRJ), na Universidade Federal Fluminense e na Universidade de Monash. MD, PhD.

Lili Tedde

Founder Edelkoort South. Graduação em Desenho Industrial pela Fundação Armando Alvares Penteado (FAAP). Graduação em Direito pela Pontifícia Universidade Católica de São Paulo (PUC-SP).

Maria José Azevedo de Brito

Pós-Doutora em Ciências pela Universidade Federal de São Paulo (UNIFESP) com foco na psicopatologia da cirurgia plástica – transtorno dismórfico corporal. Pesquisadora colaboradora do PRO-AMITI do Instituto de Psiquiatria do Hospital das Clínicas da Faculdade de Medicina da Universidade de São Paulo.

Mariana Alves Frattari

Graduação em Medicina pela Universidade Federal do Tocantins (UFT). Residente em Psiquiatria da Secretaria Municipal de Saúde de Mauá.

Mirella Martins de Castro Mariani

Graduação em Biologia e em Psicologia e Mestrado em Distúrbios do Desenvolvimento pela Universidade Presbiteriana Mackenzie. Especialista em Mediação de Conflitos pela Universidade de Salamanca e em Análise do Comportamento pela Pontifícia Universidade Católica (PUC) de São Paulo. Atualização em Álcool e Drogas (Einstein) e em Transtornos do Controle do Impulso (Hospital das Clínicas da Faculdade de Medicina da Universidade de São Paulo – HCFMUSP). Supervisora do Programa Ambulatorial do Jogo. Presidente do Conselho Diretor da Associação Viver. Assistente do Departamento de Psiquiatria da FMUSP. Vice-presidente da Comissão de Voluntários do Instituto de Psiquiatria do HCFMUSP.

Natália Bertipaglia de Santana

Graduação pela Universidade Nove de Julho (UNINOVE). Residente em Psiquiatria da Secretaria Municipal de Saúde de Mauá.

Renata Fáro Guerra

Médica Psiquiatra. Coordenadora do Programa Ambulatorial de Mudança de Hábito e Estilo de Vida (PROMEV) do Instituto de Psiquiatria do Hospital das Clínicas da Faculdade de Medicina da Universidade de São Paulo (IPq-HCFMUSP). Médica Psiquiatra do Centro de Atenção do Colaborador (CeAC) do HCFMUSP. Diretora e cofundadora do Lótus Terapias e Meditação. Mestrado pela FMUSP.

Saulo Vito Ciasca

Médico Psiquiatra pela Faculdade de Medicina da Universidade de São Paulo (FMUSP). Professor, psicoterapeuta com formação em Psicodrama, Psicoterapia Psicodinâmica Breve e Teatro. Coordenador da Área da Saúde da Aliança Nacional LGBTI+. Coordenador da Pós-graduação em Psiquiatria pela SANAR. Professor da disciplina de Saúde LGBTQIA+ na graduação em Medicina pela UNINOVE e de cursos de pós-graduação na área de sexualidade no Instituto de Psiquiatria do Hospital das Clínicas da FMUSP (IPq-HCFMUSP), Hospital Pérola Byington, FMABC, UNISAL e IBCMED. Pesquisador e colaborador voluntário do Ambulatório Transdisciplinar de Identidade de Gênero e Orientação Sexual (AMTIGOS) do IPq-HCFMUSP. Membro da Comissão de Diversidade Sexual e Gênero da OAB. Membro voluntário da ONG Mães pela Diversidade. Membro da World Professional Association for Transgender Health (WPATH). Co-fundador do Cursinho Pré-Vestibular MedEnsina.

Táki Athanássios Cordás

Coordenador da Assistência Clínica do Instituto de Psiquiatria do Hospital das Clínicas da Faculdade de Medicina da Universidade de São Paulo (IPq-HCFMUSP). Coordenador do Programa de Transtornos Alimentares (AMBULIM) do IPq-HCFMUSP. Professor dos Programas de Pós-graduação do Departamento de Psiquiatria da FMUSP, do Programa de Neurociências e Comportamento do Instituto de Psicologia da USP e do Programa de Fisiopatologia Experimental da FMUSP.

Tatiana Dalpasquale Ramos

Psicanalista. Mestre em Ciências da Saúde pela Universidade Federal de São Paulo (Unifesp). Doutora em Psicanálise Saúde e Sociedade (UVA).

Teresa Meirelles de Lima

Graduação em Medicina pela Faculdade de Medicina de Taubaté. Residente de Psiquiatria da Secretaria Municipal de Saúde de Mauá.

Verônica Hühne

Médica pela Universidade Estadual do Rio de Janeiro (UERJ). Psiquiatra pela Universidade Federal do Rio de Janeiro (UFRJ).

Sumário

SEÇÃO II CONFLITOS ENTRE MENTE E CORPO: CONCEITOS E PRÁTICAS CLÍNICAS/COMO EU TRATO

Prefácio

O estudo aprofundado da beleza e imagem corporal mostra que os padrões considerados ideais variaram ao longo da história da humanidade. Tivemos a voluptuosidade da Renascença Italiana, a esqualidez dos anos 1960 e atualmente valoriza-se a perfeição atlética que muitas vezes desafia a naturalidade. O fato é que o ser humano sempre buscou e buscará estar em paz com a sua imagem no espelho e ter o reconhecimento dos seus pares.

A tarefa não é simples, pois as exigências são altas, o núcleo familiar sofreu abalos pelo alto número de separações e as pessoas têm, sem exceção, traumas emocionais e abalos na sua estrutura psicológica. Afinal, nenhum de nós é perfeito, fomos criados por pais imperfeitos e muitos acontecimentos da vida são imprevisíveis e incontroláveis. E, tristemente, há muitos com as doenças psiquiátricas expostas nesta obra – transtornos capazes de gerar intenso sofrimento mental e insatisfação constante com a autoimagem.

A estrutura da sociedade atual contribui de forma decisiva para o aumento de casos de pacientes ansiosos, deprimidos e insaciavelmente insatisfeitos. Há o incessante estímulo do consumo, o endeusamento de celebridades sem contribuição significativa para a sociedade e uma preocupante valorização do externo. Mais do que nunca, a "métrica da felicidade" tem sido constituída por roupas de grife, veículos de luxo e pela superexposição de uma vida ilusoriamente perfeita nas redes sociais. Frequentemente é apresentada com fotos manipuladas por filtros, maquiagem e *softwares* de edição – tudo para que haja aprovação dos outros e o influxo de elogios e atenção. O fato inequívoco é que a humanidade nunca foi tão carente e frágil emocionalmente.

É preciso evidentemente conhecer melhor as doenças da psique humana, fato que resultaria no esperado desenvolvimento de tratamentos mais efetivos contra as doenças que afetam a autoimagem humana. A tarefa é árdua e complexa, pois há fatores genéticos, químicos e ambientais inter-relacionados. Para isso, muita expectativa e responsabilidade repousam sobre os ombros dos cientistas e pesquisadores que produziram este livro.

Além da parte científica, é preciso investir na educação direcionada, preparando crianças e adultos para os inúmeros desafios do cotidiano. Mais do que nunca, necessitamos de uma radical inflexão, caracterizada pelo desenvolvimento espiritual, pelo fortalecimento da psicologia interna e pela valorização dos aspectos realmente relevantes da vida. Aqueles capazes de oferecer de forma sólida uma sensação de satisfação, realização e serenidade.

Que possamos interpretar o envelhecimento e a perda da estética com positividade, valorizando a sabedoria que o tempo nos oferece, com mais serenidade e paz. E felizes com a nossa imagem no espelho...

Alan Landecker
Cirurgião Plástico.
Membro Titular da Sociedade Brasileira de Cirurgia Plástica (SBCP).

Prefácio

Corporalidade e saúde mental: clínica dos conflitos mente-corpo é um livro importante, escrito por profissionais competentes e experientes e leitura essencial para quem lida com pessoas. Doentes? Disfuncionais? Ou serão pessoas em briga contínua com seus corpos, invólucros da alma, sem paz consigo mesmas?

A visão biopsicossocial da saúde leva em conta o equilíbrio corpo e mente e contempla suas relações com o social.

Vamos colocar o dedo na ferida, vamos falar em corpo como algo a ser consumido, em sua estética, em sua carnalidade.

A sociedade está doente e vem adoecendo seus integrantes, num processo sem fim. Passam-se os anos mas, incansavelmente, a indústria da beleza, da moda, do *fitness*, dos suplementos e das vitaminas não dá trégua, e só piora, influenciando e subjulgando.

Que preço alto pagam todos e, aqueles com predisposição, adoecem e sofrem.

Academias, clínicas de estética, tratamentos inócuos, anabolizantes, suplementos, cirurgias desnecessárias e complementos: do que, para que e por quê? O que falta?

Sabemos da existência de componentes genéticos e, associados ao meio familiar e sociocultural, predispõem desde os quadros mais leves que existem disseminados entre nós e, até, aqueles mais exuberantes, com risco de morte aos seus portadores.

É imperioso falar, discutir, difundir, ensinar e democratizar o acesso ao conhecimento.

Com conteúdo valioso, este livro tornar-se-á uma referência para quem quiser aprofundar-se nesta temática tão desafiadora e prevalente na nossa sociedade contemporânea.

Artur Zular
Coordenador do Curso de Pós-graduação em Psicossomática
da Faculdade de Ciências Médicas da Santa Casa de São Paulo.
Presidente do Departamento Científico de Medicina Psicossomática
da Associação Paulista de Medicina.
Vice-presidente da Associação Brasileira de
Medicina Psicossomática – Regional São Paulo.
Diretor Científico do Instituto Qualidade de Vida.

Apresentação

Vivemos num contexto de excesso, desvio ou defeito que pode manifestar-se em relação ao corpo e à sua performance. A representação desse contexto é a inferioridade, ou a insatisfação corporal que é medida pela atratividade do corpo, em um tempo em que a estética do corpo se transformou numa indústria poderosa e que se aprende desde muito cedo a não gostar do corpo. Somos assim permanentemente confrontados com dois grandes modelos corporais: o anorético que não está associado à doença anorexia nervosa (AN), mas a modelos corporais só possíveis de alcançar por meio de uma restrição impiedosa na dieta alimentar ou de exercícios físicos, muitas vezes levados ao extremo, e ao erótico-pornográfico que é o esteriótipo da mulher e do homem *sexy* (quando há a presença exaustiva do corpo no mercado da imagem). Esses modelos provocam necessariamente conflitos entre a mente e o corpo.

O livro *Corporalidade e Saúde Mental: Clínica dos Conflitos Mente-Corpo* abrange as dimensões psicopatológicas do corpo. O sintoma, aqui compreendido como acontecimento de corpo, pode humanizar um corpo de angústia. Indagam-se assim traços disfuncionais, de onde emerge a angústia, como modo de satisfação que causa estragos no corpo, sendo esse corpo uma realidade reveladora da história pessoal e que, desde o primeiro momento, reage, transforma-se, adapta-se ou revela-se frente às pressões sociais que, por sua vez, são porta-vozes dos diferentes discursos culturais a que se submetem.

A obra no formato de livro é abrangente e atual ao especificar a abordagem de sintomas cognitivos e comportamentais reveladores de uma relação estressante e sofrida com o corpo, configurando o espectro dos transtornos da consciência corporal. Nesse sentido, pode melhorar a nossa compreensão das intricadas relações entre corpo, afeto e identidade e os seus desvios. Além disso, o conceito sobre o estilo empregado na obra permite uma linguagem acessível a alunos da graduação e pós-graduação, a profissionais da área da saúde e de todas as áreas do conhecimento humano.

SEÇÃO I

FUNDAMENTOS DIAGNÓSTICOS E EPISTEMOLÓGICOS DAS ALTERAÇÕES DA IMAGEM CORPORAL

1
Cérebro, consciência corporal e regulação afetiva

Renata Fáro Guerra

INTRODUÇÃO

Este capítulo abordará como o cérebro atua mediando a consciência corporal (CC) e a regulação afetiva, dois construtos que são estreitamente relacionados. A CC pode ser entendida pela percepção consciente dos sinais envidados pelo corpo e é um conceito que vem evoluindo e se tornando cada vez mais complexo. Mehling et al. contribuíram com um olhar abrangente e rico sobre a CC, afirmando que ela é um produto da percepção sensorial dos estados fisiológicos do corpo (incluindo emoção e dor), um conjunto interativo influenciado por múltiplos fatores, tais como: crenças, experiências passadas e memórias, expectativas, ações (incluindo movimento), atenção, interpretação, avaliação, condicionamentos, atitudes e afetos, moldados pelo contexto social e cultural de cada indivíduo[1]. A percepção das sensações corporais é fundamental para a percepção das emoções, e ter ciência do que se sente é o ponto de partida para regulação afetiva, que pode ser entendida pela implementação de estratégias para aumentar ou diminuir a intensidade da experiência emocional[2].

Há um pouco mais de uma década, a CC assumia seu protagonismo principalmente em estudos de transtornos de ansiedade e pânico para descrever uma atitude cognitiva caracterizada por um foco exagerado em sintomas somáticos, chamado de amplificação somatossensorial, relacionada a ruminação e crenças de desfechos catastróficos[3]. Dentro desse cenário, a percepção aguçada das sensações corporais no contexto médico foi por muito tempo associada a uma percepção potencialmente relacionada a ansiedade, angústia e até mesmo sendo utilizada como marcador de somatização e hipocondria, considerada uma forma geral mal adaptativa.

Entretanto, os indivíduos que têm a tendência a experimentar as sensações corporais (normais) como intensas e prejudiciais possuiriam uma sensibilidade aumentada às sensações corporais? Seriam portadores de uma CC melhor? Estudos sugerem que não. Pelo contrário, há evidências de que indivíduos que apresentam "amplificação somatossensorial" são menos precisos na percepção de sensações corporais sutis[4,5]. A maneira como o indivíduo percebe a si mesmo, suas sensações e emoções parece ser influenciada por outros fatores além do comando cerebral, e o eixo coração-cérebro exerce grande influência nesse processo.

EIXO "CORAÇÃO-CÉREBRO"

O eixo coração-cérebro começou a ser estudado nas décadas de 1960 e 1970, inaugurando um campo de estudo chamado neurocardiologia. O coração, além de funcionar como uma bomba que assegura o bombeamento de sangue para todo o organismo, é também considerado um centro de processamento de informações muito complexo, com seu próprio cérebro funcional, chamado "cérebro do coração", que se comunica e influencia o cérebro através do sistema nervoso, sistema hormonal, sistema biofísico e através de campos eletromagnéticos[6].

O coração foi reclassificado como parte do sistema hormonal em 1983, após a descoberta do hormônio produzido e secretado pelos átrios do coração. Esse hormônio tem sido chamado fator natriurético atrial, peptídeo natriurético atrial ou peptídeo atrial; ele tem um papel importante no equilíbrio de eletrólitos e de líquidos, ajuda a regular os rins, glândulas suprarrenais, os vasos sanguíneos e muitos centros reguladores do cérebro[7]. O aumento do peptídeo atrial reduz a saída simpática[8], inibe a liberação de hormônios do estresse[9] e também interage com o sistema imunológico[10]. Alguns estudos sugerem que o peptídeo atrial pode ainda influenciar no comportamento e na motivação[11]. Sabe-se que as emoções afetam diretamente o coração e o estresse é fator de risco para doenças cardiológicas[12]. Dessa forma, pode-se inferir que as emoções alteram a fisiologia e, dependendo de sua qualidade mais preponderante e duradoura, podem "puxar o pêndulo" para o polo da saúde ou da doença. As influências do coração na função cerebral, inibindo ou estimulando sua atividade elétrica, podem afetar as percepções, o desempenho e o comportamento, com grande influência das emoções nesse processo[13]. Interessantemente, ao longo da história tem sido atribuído ao coração, de forma metafórica, o órgão que funciona como a sede dos sentimentos e da sabedoria, e os achados descritos acima confirmam a influência desse órgão para a percepção do que se sente, influenciando nas escolhas e na própria consciência de si mesmo. Entretanto, por muito tempo a emoção foi colocada como algo a ser "dominado" ao invés de integrado, e, no processo de tomada de decisão, um fator a ser colocado de lado, para que a "razão" pudesse tomar a melhor escolha. A Teoria do Marcador Somático, trazida por António Damásio, traz uma nova perspectiva sobre esse processo[14].

A CONTRIBUIÇÃO DA TEORIA DO MARCADOR SOMÁTICO PARA O ENTENDIMENTO DA CONSCIÊNCIA CORPORAL E REGULAÇÃO AFETIVA

Embora os estudos sobre o eixo coração-cérebro tenham vindo anteriormente corroborando com a visão da unidade corpo-mente, coração-cérebro, na qual os sistemas estão interligados e se afetam mutuamente, trabalhando como uma unidade funcional, a mudança do olhar médico-científico para CC de mal adaptativa para adaptativa transformou-se gradativamente, e principalmente após a publicação de *O erro de Descartes*, que traz a Teoria do Marcador Somático[14]. Essa teoria foi baseada em estudos de pacientes neurológicos com lesão no córtex pré-frontal (CPF) ventromedial, que é responsável pela leitura das emoções e sua integração ao processo de tomada de decisão. Tais pacientes evoluem indiferentes à punição e com dificuldade em aprender com as consequências negativas, apresentando deficiências na tomada de decisão e distúrbios da emoção. Essa teoria postula que a emoção é parte integrante do processo de escolha e marca certos aspectos de uma situação ou certos resultados de possíveis ações. A marcação pode acontecer de maneira bem perceptível, por exemplo, quando se tem uma "intuição" ou sem que se perceba de forma consciente. Logo, diante de um resultado adverso, tem-se uma reação somática mediada pelo sistema autônomo, que envia informação para o cérebro para formar uma resposta emocional completa. Essa influência sobre a tomada de decisão acontece inconscientemente, via tronco cerebral e corpo estriado, ou conscientemente através do processamento cognitivo cortical. Em suma, Damásio defende que os marcadores somáticos direcionam a atenção para opções mais vantajosas, tornando o processo de decisão mais simples. Essa teoria contribui de forma importante para diminuir a cisão corpo-mente e a separação da razão e emoção, apontando para a necessidade de se entender como seres inteiros, nos quais a ação de "pensar" e "sentir" são mais eficientes quando atuam de forma integrada.

Estudos de neuroimagem apontam que a CC e a regulação emocional compartilham circuitos e regiões cerebrais comuns[15]. Segundo Damásio, o termo emoção designa um conjunto de respostas acionadas em regiões cerebrais para o corpo e de regiões cerebrais para outras partes do cérebro, usando rotas tanto neurais quanto humorais, alterando a fisiologia do corpo. O resultado final de tais respostas forma um estado emocional, definido por mudanças no corpo, no meio interno, nas vísceras e dentro de certas áreas cerebrais, por exemplo, córtex somatossensorial e núcleos no tronco cerebral, enquanto o termo sentimento deve ser usado para descrever o complexo estado mental que resulta do estado emocional. Esse estado mental inclui a representação de alterações que ocorreram no corpo, sendo sinalizadas para estruturas representativas do corpo no sistema nervoso central (SNC); e também inclui uma série de alterações no processamento cognitivo causadas por sinais secundários às respostas cerebrais[16].

BENEFÍCIOS DA CONSCIÊNCIA CORPORAL E DA REGULAÇÃO AFETIVA

O maior entendimento sobre a CC corroborou para a compreensão desta como uma potente ferramenta a serviço da regulação emocional[17], melhor tomada de decisão[18] e sensação de *self* corporificado[19]. Estudos que empregam tarefas de tomada de decisão e gerenciamento de riscos fornecem evidências de que déficits na representação corporal e no processamento da excitação fisiológica está intimamente associado à tomada de decisão mais arriscada e escolhas desvantajosas[20].

Pode-se considerar que a CC engloba três dimensões principais que se somam para a construção do conceito global: 1. propriocepção: capacidade em reconhecer a localização espacial do corpo, sua posição e orientação, percebendo as articulações e tensões musculares; 2. interocepção: construto multidimensional que considera como as pessoas recebem, avaliam e respondem às sensações corporais internas[19]; e 3. atenção plena: capacidade de autorregulação da atenção para a experiência presente, em uma atitude aberta, de curiosidade, dirigida a todos os fenômenos que se manifestam na consciência em um contexto de aceitação[21]. O terceiro elemento, o modo da atenção, parece ser o fator preponderante que define o grau de adaptabilidade da CC.

Acredita-se que os afetos compreendem diferentes componentes, como avaliação da situação, respostas fisiológicas, preparação da ação, comportamento expressivo e sentimentos subjetivos[22], assim como sofrem influência do contexto e da cultura. A consciência interoceptiva tem estreita relação com as emoções e também influencia em diversas variáveis de regulação mental e física, comprovada essencialmente através de estudos experimentais e de coorte, além de ter suscitado o interesse pela sua compreensão em diferentes psicopatologias como transtorno alimentar e dependências, nas perturbações motoras e na interação social[23,24].

Cada indivíduo tem seu contexto e sua história e é "um mundo em si mesmo". A maneira como esses múltiplos fatores interagem entre si e com o meio externo produz uma combinação específica que afeta como cada indivíduo interpreta o que é percebido pela sua consciência, influencia e regula suas emoções. Por exemplo, quando um estímulo provoca a raiva, seja estímulo interno, como uma lembrança com carga afetiva desagradável, ou externo, como sentir-se desrespeitado por algum motivo, primeiramente ocorre um aumento de energia, uma prontidão para resposta, talvez um calor subindo pelas costas e alcançando também a cabeça e o rosto, que pode ser acompanhado por um punho cerrado, mandíbulas apertadas e olhos mais vivos, e então o reconhecimento "estou com raiva" pode chegar à consciência. A evolução dessa cena hipotética também depende de como a pessoa lida com a emoção raiva, assim como com cada tipo de emoção. Nesse caso, se é uma emoção permitida, se é possível dar vazão, se há um julgamento de que é errada, ruim, inadequada, boa, má, etc., a interpretação e a forma de lidar influenciam na regulação emocional, na maneira particular que cada um tem de responder à emoção experimentada no momento.

Assim como o modo da atenção determina o grau de adaptabilidade da CC, direcionar a atenção para o momento presente com o reconhecimento das sensações corporais e emoções, sem julgamentos (sem classificar a emoção experimentada como boa ou má, p. ex.), pode contribuir positivamente para a regulação emocional.

A atitude de estar presente no corpo "aqui e agora" é adaptativa, enquanto um foco automático ruminativo parece ser pouco adaptativo. Estudos de CC no campo da dor verificaram que provocar a distração do foco da dor, como levar a atenção para tarefas cognitivas, como resolução de problemas matemáticos, pode trazer benefícios para a dor aguda e dor experimental[25,26]. No entanto, no caso da dor crônica, a distração durante uma atividade indutora de dor está associada a uma maior dor pós-atividade[27], portanto, nesse caso, somente "ignorar" a dor intensifica o problema. Outro modo da atenção que parece estar vinculado à piora da dor crônica é a hipervigilância, além de também impactar a função cognitiva negativamente. A hipervigilância atrapalha o relaxamento do corpo-mente gerando uma tensão constante e desnecessária.

É frequente a associação entre dor crônica e depressão, e pesquisas em ambas as áreas encontram resultados semelhantes: a autopercepção dos sintomas em pacientes deprimidos pode ser adaptativa ou mal adaptativa, a depender da atenção e do modelo mental associado. Da mesma forma, o autofoco ruminativo parece ser pouco adaptativo, enquanto voltar a atenção diretamente para sentimentos experimentados no momento presente parece ser adaptativo[26].

Foi demonstrada experimentalmente que a relação entre a consciência interoceptiva e as sensações físicas, como emoções, é um elemento-chave para a regulação de afetos[28]. No entanto, há informações suficientes para se grifar que não basta prestar atenção às sensações corporais e emoções, é imprescindível que isso aconteça com atenção direcionada para o presente imediato, apoiada na autoaceitação de tudo o que é experimentado pela consciência, para assegurar a adaptabilidade e promoção de bem-estar.

CORRELATO NEURAL

O sistema nervoso central (SNC) monitora continuamente o ambiente interno e externo. Modificações ocorridas no ambiente interno, como frequência cardíaca, grau de contração dos músculos viscerais e pH do meio interno, são percebidas pelo sistema interoceptivo e então sinalizadas para áreas sensoriais do SNC dedicadas às funções corporais e exibidas como mapas neurais do corpo, os chamados mapas interoceptivos. Mudanças no ambiente externo são percebidas pelos sentidos exteroceptivos (visão, audição, olfato, tato e paladar) e exibidas em regiões sensoriais dedicadas como mapas neurais do mundo externo, os chamados mapas exteroceptivos[29].

Evidências neuroanatômicas apontam para uma "rede neural interoceptiva" no cérebro, que abarca as áreas corticais somatossensoriais e somatomotores, o córtex insular, o córtex cingulado anterior (ACC) e os córtices pré-frontais (CPF ventromedial e dorsolateral). Essas estruturas são importantes para o monitoramento do estado viscerossensorial emocional interno para a percepção de emoções autogeradas e das induzidas externamente, para autorregulação de sentimentos e comportamentos de uma forma geral[30].

O córtex insular, dentro dessa rede interoceptiva, representa um local de projeção relevante de entradas viscerossensoriais de diferentes áreas do corpo. Estímulos interoceptivos que ativam o córtex insular anterior (AIC) incluem toque sensual, sede, distensão intestinal, orgasmo, amor materno, tomada de decisão, percepção repentina, coceira, dispneia, manobra de Valsalva, batimentos cardíacos, distensão da bexiga, estômago e esôfago. O reconhecimento do movimento corporal, ritmo e música, consciência emocional, e percepção do tempo e autorreconhecimento destacam a importância do córtex insular e/ou ACC para vida afetiva humana[23]. Observou-se que as diferenças individuais na capacidade interoceptiva estão associadas à espessura cortical da ínsula anterior direita, sugerindo possivelmente efeitos de neuroplasticidade da consciência interoceptiva[31].

Diferentes porções da ínsula estão envolvidas em diferentes e sucessivas etapas do processamento neural, construindo a base da integração sequencial da condição homeostática corporal, com características relevantes do ambiente sensorial em condições hedônicas, motivacionais e sociais. A representação interoceptiva primária da condição fisiológica do corpo, como os sinais oriundos de alterações viscerais e dor, primeiramente projeta-se para ínsula posterior e torna-se gradativamente integrada com informações motivacionais e hedônicas do contexto, ao passo que progride rumo à ínsula anterior. Foi demonstrado que a ínsula está funcionalmente conectada ao cingulado anterior, à amígdala e à área tegumentar ventral para formar uma rede de "detecção de saliência" e parece estar envolvida integralmente na alternância de ativação das redes de controle executivo e a rede padrão[32].

O pico dessa progressão é um resultado complexo que representa o chamado momento emocional global que acontece na ínsula anterior, fornecendo a representação final dos diversos sentimentos do indivíduo, constituindo assim o "eu senciente" no "aqui e agora". Nesse modelo, o AIC apresenta um substrato neural que aloca todas as emoções e sentimentos subjetivos do corpo em um determinado momento, trazendo a visão de que a consciência subjetiva é construída com base na homeostase. Nesse prisma, o processo de conscientização resulta da representação neural da condição fisiológica do corpo. A neuroanatomia da interocepção representa a base do "corpo na mente" e os mecanismos da corporificação de funções cognitivas além das emocionais[30].

Nesse contexto, a emoção parece atuar como guia que organiza a ação e o comportamento a serviço de alcançar objetivos importantes. No entanto, para que isso aconteça, é necessário que o indivíduo tenha um meio de representar o afeto na ausência de gatilhos imediatos. Sugere-se que o CPF atue especialmente na memória de trabalho afetiva. O CPF ventromedial estaria mais diretamente envolvido na representação de estados emocionais, enquanto o CPF dorsolateral, mais envolvido na representação dos estados objetivos para os quais esses estados emocionais são direcionados. A amígdala tem sido comumente descrita exercendo um papel importante tanto na percepção das pistas emocionais quanto na produção de respostas emocionais, com relatos sugerindo que ela está principalmente relacionada com afetos negativos relacionados ao medo. Entretanto, observam-se diferenças individuais na ativação da amígdala e a reatividade a incentivos negativos de medo[33]. Sabe-se que para a estrutura e o funcionamento desse circuito existem contribuições ambientais e genéticas[34].

O correlato neural para o eixo coração-cérebro consiste no CPF, na amígdala, no córtex insular, no ACC e no tronco cerebral, todos envolvidos no controle do sistema nervoso autônomo (SNA)[13]. Sabe-se que em volta do coração há uma rede de neurotransmissores, gânglios complexos, proteínas e células de suporte, iguais às do cérebro no SNC. O circuito neural do coração permite que ele atue independentemente do cérebro para tomar decisões, sentir, aprender e lembrar. A atividade nervosa descendente do cérebro, através dos ramos simpático e parassimpático do SNA, é ligada ao sistema nervoso intrínseco do coração, em conjunto com sinais provenientes de neurônios sensoriais no coração, que detectam pressão, frequência cardíaca, ritmo cardíaco e hormônios[35]. Observou-se associação entre a precisão com que sinais cardíacos são percebidos e benefícios na tomada de decisão[36]. Há evidências de que o treinamento de percepção dos batimentos cardíacos ou alterações evocadas experimentalmente na atividade do SNA e nas funções cardiodinâmicas induzem uma melhora na percepção de sinais cardíacos internos. A melhoria encontrada está relacionada a um aprimoramento do cérebro[30].

CORRELATO NEUROQUÍMICO

O neurotransmissor que parece estar mais associado à CC e à regulação dos afetos é o ácido gama-aminobutírico (GABA). Um estudo demonstrou que a concentração de GABA na ínsula esquerda está particularmente associada à atividade neural durante a consciência interoceptiva, em comparação com a consciência exteroceptiva. Adicionalmente, tanto o GABA quanto a atividade neural durante a consciência interoceptiva estão inversamente relacionados a medidas de afeto deprimido. Esses achados apontam para uma relação triangular entre GABA, processamento interoceptivo e afeto deprimido na ínsula esquerda. Isso pode ter implicações para distúrbios psiquiátricos, como a depressão, nos quais podem ser observadas alterações nos três aspectos desse triângulo: níveis de GABA, atividade relacionada à consciência interoceptiva e ao afeto deprimido. Sendo o GABA um componente importante nas perturbações do humor e na regulação do tônus corporal, sua atividade na ínsula sugere que a consciência interoceptiva pode atuar como uma potente ferramenta nos processos de regulação e expressão emocional, na tomada de decisão e na conscientização e modulação, ainda que voluntária ou não, das variáveis interoceptivas[37].

No eixo coração-cérebro, que está diretamente relacionado à percepção das emoções, foi descoberto que o coração contém células que sintetizam e liberam catecolaminas (noradrenalina, epinefrina e dopamina), que são neurotransmissores que antes se pensava serem produzidos apenas por neurônios no cérebro e nos gânglios. Mais recentemente, foi descoberto que o coração também produz e secreta ocitocina, que além de suas funções bem estabelecidas no parto e na lactação pode atuar como um neurotransmissor e está envolvida no estabelecimento de vínculos duradouros, confiança, amizade, cognição e tolerância. Interessantemente, as concentrações de ocitocina produzidas no coração estão na mesma faixa que as produzidas no cérebro[38].

LATERALIDADE

Há evidências psicofisiológicas indicando que as metades esquerda e direita do cérebro anterior humano se associam de formas diferentes a emoções e a traços afetivos específicos. Foi observado em uma metanálise que o hemisfério direito processa emoções positivas e negativas, e pode ser considerado a sede do sentimento, mas o hemisfério esquerdo processa apenas emoções positivas[39]. Evidências sugerem que o hemisfério esquerdo tem um viés padrão para responder positivamente, tem tendência a identificar características positivas no próprio sujeito e nas outras pessoas, o que provavelmente promove vantagem evolutiva ao colaborar com a interação social[40].

Para Craig, a assimetria emocional do cérebro anterior é anatomicamente baseada em uma representação assimétrica da atividade homeostática oriunda de assimetrias no SNA periférico[41]. A atividade no direito lado do prosencéfalo estaria associada à atividade simpática, ao gasto de energia, excitação, comportamento aversivo e emoções orientadas para sobrevivência do indivíduo, enquanto a atividade no lado esquerdo estaria associada à atividade parassimpática, nutrição energética, relaxamento, abordagem comportamento apetitivo e emoções consideradas afiliativas e de grupo. A origem dessa assimetria estaria relacionada à inervação autonômica do coração, e seu desenvolvimento evolutivo teria sido estimulado pela necessidade de otimização de energia no cérebro, que consome cerca de 25% da energia do corpo todo. Estudos corroboram com esse modelo defendendo que o prosencéfalo esquerdo e direito estão diferencialmente associados aos afetos positivo e negativo respectivamente, principalmente, com a assimetria anatômica e funcional no sistema homeostático de entrada aferente no córtex insular, além do controle cardíaco do cérebro anterior. Isso pode estar relacionado ao fato de que em condições particulares o AIC é mais ativo de um lado, mas também porque na maioria das condições os dois lados exibem atividade conjuntamente, espelhando o controle coordenado simpático e parassimpático do coração. Esse modelo fornece explicações sobre por que emoções positivas podem bloquear ou reduzir emoções negativas (e vice-versa), por que o lado esquerdo (vagal, afiliativo) controla a comunicação verbal, por exemplo, e como o aumento da atividade parassimpática por ativação de aferentes vagais, como por respiração lenta ou distensão gástrica, pode reduzir emoções negativas como dor[23].

CONSIDERAÇÕES FINAIS

Os seres humanos são seres complexos, e múltiplos fatores e sistemas interagem interiormente para a produção da CC e para promover a regulação afetiva. O cérebro e o coração, em conjunto e integrados nesse eixo rico e complexo, atuam bidirecionalmente construindo a autopercepção, a percepção do mundo ao redor e, por fim, influenciando nas escolhas e na maneira como os indivíduos se apresentam na vida.

REFERÊNCIAS BIBLIOGRÁFICAS

1. Mehling WE, Wrubel J, Daubenmier JJ, Price CJ, Kerr CE, Silow T, et al. Body awareness: a phenomenological inquiry into the common ground of mind-bodytherapies. Philos Ethics Humanit Med. 2011;6:6.
2. Gross JJ. Regulação da emoção: consequências afetivas, cognitivas e sociais. Psychophysiology. 2002;39:281-91.
3. Cioffi D. Além das estratégias atencionais: modelo cognitivo-perceptivo de interpretação somática. Psychol Bull. 1991;109:25-41.
4. Bogaerts K, Millen A, Li W, De Peuter S, Van Diest I, Vlemincx E, et al. High symptom reporters are less interoceptively accurate in a symptom-related context. J Psychosom Res. 2008;65:417-24.
5. Mailloux J, Brener J. Somatosensory amplification and its relationship to heartbeat detection ability. Psychosom Med. 2002;64:353-7.
6. Lacey BC, Lacey JI. Two-way communication between the heart and the brain: significance of time within the cardiac cycle. American Psychologist. 1978;33(2):99-113.
7. Cantin M, Genest J. The heart as an endocrine gland. Pharmacol Res Commun. 1988;20(Suppl 3):1-22.
8. Butler, GC, Senn BL, Floras, JS. Influence of atrial natriuretic factor on heart rate variability in normal men. Am J Physiol. 1994;267(2 Pt 2):H500-5.
9. Ströhle A, Kellner M, Holsboer F, Wiedemann K. Atrial natriuretic hormone decreases endocrine response to a combined dexamethasone-corticotropinreleasing hormone test. Biol Psychiatry. 1998;43(5):371-5.
10. Vollmar AM, Lang RE, Hänze J, Schulz R. A possible linkage of atrial natriuretic peptide to the immune system. Am J Hypertens. 1990;3(5 Pt 1):408-11.
11. Telegdy G. The action of ANP, BNP and related peptides on motivated behavior in rats. Reviews in the Neurosciences. 1994;5(4):309-15.
12. Vlachakis C, Dragoumani K, Raftopoulou S, Mantaiou M, Papageorgiou L, Champeris Tsaniras S, et al. Human emotions on the onset of cardiovascular and small vessel related diseases. In Vivo. 2018;32(4):859-70.
13. Goldstein DS. Sympathetic neuroimaging. Handb Clin Neurol. 2013;117:365-70.
14. Damásio AR. O erro de Descartes: emoção, razão e o cérebro humano. Nova York: Gp Putnam's Sons; 1994.
15. Lane RD. Neural substrates of implicit and explicit emotional processes: a unifying framework for psychosomatic medicine. Psychosom Med. 2008;70:214-31.
16. Damásio A. Feelings of emotion and the self. Ann N Y Acad Sci. 2003;1001:253-61.
17. Daubenmier J. The relationship of Yoga, body awareness, and body responsiveness to self-objectification and disordered eating. Psychology of Women Quarterly. 2005;29:7-19.
18. Giummarra MJ, Gibson SJ, Georgiou-Karistianis N, Bradshaw JL. Mechanisms underlying embodiment, disembodiment and loss of embodiment. Neurosci Biobehav Rev. 2008;32(1):143-60.
19. Craig AD. How do you feel? Interoception: the sense of the physiological condition of the body. Nat Rev Neurosci. 2002;3:655-66.
20. Bechara A. The role of emotion in decision-making: evidence from neurological patients with orbitofrontal damage. Brain Cogn. 2004;55(1):30-40.
21. Bishop SR, Lau M, Shapiro S, Carlson L, Anderson ND, Carmody J. Mindfulness: a proposed operational definition. Clin Psychol Sci Prac. 2004;11:230-41.
22. Scherer K, Moors A. The emotion process: event appraisal and component differentiation. Annual Review of Psychology. 2018;70.
23. Craig AD. How do you feel now? The anterior insula and human awareness. Nat Rev Neurosci. 2009;10:59-70.

24. Weil AS, Hernandez GP, Suslow T, Quirin M. Implicit affect and autonomous nervous system reactions: a review of research using the implicit positive and negative affect test. Front Psychol. 2019;10:1634.
25. Johnson MH. How does distraction work in the management of pain? Curr Pain Headache Rep. 2005;9:90-5.
26. Mehling WE, Gopisetty V, Daubenmier J, Price CJ, Hecht FM, Stewart A. Body awareness: construct and self-report measures. PLoS One. 2009;4(5):e5614.
27. Goubert L, Crombez G, Eccleston C, Devulder J. Distraction from chronic pain during a pain-inducing activity is associated with greater post-activity pain. Pain. 2004;110(1-2):220-7.
28. Dunn BD, Galton HC, Morgan R, Evans D, Oliver C, Meyer M, et al. Listening to your heart. How interoception shapes emotion experience and intuitive decision making. Psychol Sci. 2011;21:1835-44.
29. Damásio A, Carvalho G. The nature of feelings: evolutionary and neurobiological origins. Nat Rev Neurosci. 2013;14:143-52.
30. Herbert BM, Pollatos O. The body in the mind: on the relationship between interoception and embodiment. Top Cogn Sci. 2012;4(4):692-704.
31. Critchley HD, Wiens S, Rotshtein P, Ohman A, Dolan RJ. Neural systems supporting interoceptive awareness. Nat Neurosci. 2004;7:189-95.
32. Chang LJ, Yarkoni T, Khaw MW, Sanfey AG. Decoding the role of the insula in human cognition: functional parcellation and large-scale reverse inference. Cereb Cortex. 2013;23(3):739-49.
33. Davidson RJ, Irwin W. The functional neuroanatomy of emotion and affective style. Trends Cogn Sci. 1999;3:11-21.
34. Gross JJ. Emotion regulation in adulthood: timing is everything. Current Directions in Psychological Science. 2001;10(6):214-9.
35. McCraty R, Atkinson M, Tomasino D, Bradley RT. The coherent heart: heart-brain interactions, psychophysiological coherence, and the emergence of system-wide order. Integral Review. 2009;5(2):10-115.
36. Werner NS, Jung K, Duschek S, Schandry R. Enhanced cardiac perception is associated with benefits in decision-making. Psychophysiology. 2009;46:1123-9.
37. Wiebking C, Northoff G. Neural activity during interoceptive awareness and its associations with alexithymia-An fMRI study in major depressive disorder and non-psychiatric controls. Front Psychol. 2015;6:589.
38. Gutkowska J, Jankowski M, Mukaddam-Daher SE, McCann SM. A ocitocina é um hormônio cardiovascular. Revista Brasileira de Pesquisa Médica e Biológica. 2000;33(6):625-33.
39. Abbott, JD, Cumming, G, Fidler, F, Lindell, AK. The perception of positive and negative facial expressions in unilateral brain-damaged patients: a meta-analysis. Laterality. 2013;18:437-59.
40. Shobe ER. Independent and collaborative contributions of the cerebral hemispheres to emotional processing. Frontiers in Human Neuroscience. 2014;8:230.
41. Craig AD. Forebrain emotional asymmetry: a neuroanatomical basis? Trends in Cognitive Sciences. 2005;9(12):566-71.

2

A fase do espelho, a construção do Outro e a imagem inconsciente do corpo nos transtornos da imagem

Tatiana Dalpasquale Ramos

A estética do corpo
Em cada corpo há uma estética.
Uma estética da dor,
do prazer,
do medo,
das coragens.
Uma história
e a força de uma evidência.
Cada corpo é uma cartografia
que sente e se expressa
de maneira única.
Ao olhar um corpo,
antes de julgá-lo,
ao tocar um corpo,
antes de querer que ele seja
como você o imagina,
abra-se para sentir
o que dele emana
para além da estética da forma
Tales Nunes

A FASE DO ESPELHO E DA CONSTITUIÇÃO DO EU

Em 1936, ao questionar-se sobre a constituição do eu, e por que caminhos esse eu se reconhecia, Lacan localizou-o em um modelo de relação especular – o estádio do espelho[1].

O estádio do espelho é um tema de referência constante em toda a obra de Lacan, e suporte de intervenção em sua teoria psicanalítica, por tratar-se de uma dialética permanente na vida do sujeito. Pode ser entendido como um estágio do desenvolvimento da criança, em que a formação do eu, ou seja, de um ego corporal, se dá a partir da imagem do outro[1]. Portanto, o sujeito forma seu ego e seu corpo ao mesmo tempo.

Aos 6 meses de idade o bebê é capaz de reconhecer sua imagem no espelho e, diante de seu reflexo, surpreso, alegra-se ao ver a silhueta de seu corpo nele refletida. Fica fascinado com seu duplo. É baseado nesse reconhecimento da imagem especular e global do corpo que se entende o conceito de estádio do espelho: "A assunção jubilatória de sua imagem especular por esse ser ainda mergulhado na impotência motora e na dependência da amamentação que é o filhote de homem nesse estágio de *infans* parecer-nos-á, pois, manifestar numa situação exemplar, a matriz simbólica em que o [eu] se precipita numa forma primordial, antes de se objetivar na dialética da identificação com o outro, antes que a linguagem lhe restitua, no universal, sua função de sujeito" (p. 97)[1].

Nesse sentido, o estádio do espelho é um drama, na medida em que um impulso interno ao se precipitar da insuficiência orgânica de sua realidade natural para a antecipação, forja uma sensação imaginária de domínio do próprio corpo. E é essa antecipação que o sujeito faz do domínio psicológico que vai, posteriormente, permitir-lhe exercitar o domínio motor efetivo[1].

Quando nasce, o ser humano não sabe que tem um eu que irá constituir-se a partir do outro. No início, esse ser é apenas um corpo fragmentado que, a partir da projeção dos pais, vai ganhando um contorno, e vai se identificando com a própria imagem especular. A *gestalt* do corpo inteiro vai se formando então a partir dessa imagem do outro, pois o corpo despedaçado encontra sua unidade na imagem do outro, ou seja, na sua própria imagem antecipada[1].

O desenvolvimento psicológico do bebê acontece entre o sexto e o décimo mês e se dá em três momentos. Primeiro o bebê vê apenas o outro no espelho, em seguida compreende que não se trata do outro, mas da imagem que ele tem do outro e, em um terceiro momento, conclui que aquela é a sua imagem. Assim, é a partir do olhar do outro que o sujeito valida a própria imagem. Por isso, o imaginário do sujeito passa necessariamente pelo outro que, por sua vez, sustenta essa imagem.

A natureza imaginária do eu se constrói, portanto, na relação do espelho – o bebê ao virar a cabeça para quem o segura, procurando algum sinal do lado do outro, e virando-se novamente para o espelho, vai olhar a imagem que o outro está olhando, ou seja, vai se olhar no olho de quem o olha[1].

A construção do eu começa no espelho, sendo o outro o espelho e o olhar do outro, a razão para a formação da imagem corporal[2].

O experimento do buquê invertido realizado por Lacan, que pode ser aprofundado no *Seminário, livro 1: Os escritos técnicos de Freud (1953-1954)*, ilustra a constituição do eu a partir da identificação com a imagem especular[2].

No esquema dos dois espelhos, do lado direito há um espelho côncavo e do lado esquerdo uma caixa oca sem uma das extremidades laterais. Em cima da caixa, um vaso vazio está posicionado verticalmente na frente do espelho, e na parte interna da caixa encontra-se um buquê de flores, suspenso e invertido abaixo do eixo central.

A imagem virtual projeta-se atrás do espelho plano e a distância entre o objeto e o espelho é a mesma entre a imagem e a superfície refletora, portanto, não há ilusão de ótica. Já a imagem real, invertida, forma-se diante do espelho côncavo em distâncias específicas e pode ser projetada de forma que, dependendo de onde se olha, essa imagem pode ser confundida com o objeto. Conforme a posição do observador, o buquê que está no interior da caixa projeta-se na superfície, formando a imagem do vaso com flores, imagem real, produzida diante de um espelho e de um buquê imaginário. A ilusão de ter flores dentro do vaso é maior quando o observador se encontra mais longe. O experimento descrito por Lacan revela a ilusão do vaso com flores dentro dele, quando, na verdade, trata-se de um vaso vazio e um buquê isolado.

Se na ilusão observada diante do espelho se tomar a imagem virtual do vaso que se formou atrás do espelho e a imagem real e invertida do buquê que se formou diante do espelho como sendo o próprio corpo, pode-se pensar no desencaixe que há entre o sujeito e o corpo por não poder ver em sua totalidade o próprio corpo sem a ajuda de uma superfície refletora. Tem-se, portanto, a ilusão de que o vaso e as flores estão perfeitamente encaixados, formando uma unidade no plano da imagem, contudo, os objetos encontram-se espacialmente em lugares diferentes[2].

Assim, essa metáfora apresentada por Lacan ilustra que só é possível perceber o corpo em sua forma imaginária. É apenas através da relação simbólica, ou seja, quando esse corpo entra na linguagem, ou que é nomeado, que o sujeito pode definir a posição como aquele que vê, do lugar que tem no mundo e de como está situado na linguagem[2].

O sujeito vê uma imagem real enganadora, não sendo possível diferenciar o que é imagem e o que é objeto, por não haver ainda a intermediação do simbólico, mostrando que a relação da criança com o espelho se desdobra na captação da imagem do outro. Nessa relação dual imaginária, há confusão entre si e o outro.

O primeiro narcisismo situa-se no nível da imagem real, na medida em que ela permite organizar o conjunto da realidade psíquica, pela própria identificação à totalidade da imagem. Essa imagem completa é referência estética de unidade e matriz primária de futuras identificações do sujeito[2].

Contudo, segundo a teoria psicanalítica, a constituição do eu consiste em um afastamento do narcisismo primário, que acontece por meio de um deslocamento da libido para um ideal de eu, imposto pelo Outro. O Outro é anterior ao que possamos elaborar ou compreender, é a presença dos significantes transmitidos pelos pais ou pelas figuras relevantes da vida do sujeito e remete ao ideal do eu, enquanto o outro é o meu semelhante, igual e ao mesmo tempo rival, com o qual eu luto por reconhecimento e reciprocidade, é o eu ideal que remete à imagem especular.

Por isso, o desejo do sujeito é o desejo do Outro, desejo de poder se comunicar com o outro, ou seja, de encontrar-se com o seu outro, semelhante, reconhecido tal como é.

Não obstante, o sujeito não quer renunciar à perfeição narcísica de sua infância, e procura reganhá-la na forma do eu ideal. "O sujeito vê o seu ser numa reflexão em relação ao outro, isto é, ao Ich-Ideal" (p. 169)[2], ou seja, o sujeito não se vê totalmente, a não ser fora de si, podendo revelar nessa dinâmica prematura a problemática da dismorfia corporal.

Esse movimento com uma nova descoberta da sua imagem especular, por volta dos 3 anos, quando a criança compreende, agora com sofrimento, que o reflexo do espelho não é ela, e que há uma defasagem entre a irrealidade de sua imagem e a realidade de si mesmo, foi descrito por Françoise Dolto. Portanto, a sensação de conquista de uma imagem que é a sua não passa na verdade de uma aparência de si mesmo. É em reação a esse desencantamento que a criança se deleita com as imagens lisonjeadoras do parecer. Entende assim que a imagem que dá a ver aos outros é a sua imagem do espelho, e que essa imagem não é ela, utilizando a sedutora imagem especular em prol de seu narcisismo. Em suma, a partir dos 3 anos, a imagem do corpo que é vista predominará na consciência, e as imagens do corpo vivido, ou as imagens inconscientes do corpo, predominarão no inconsciente[3].

Observa-se que a relação do sujeito com a própria imagem é de ambivalência, alimentando uma agressividade imaginária – o eu parece competir com a imagem que identifica no outro. O resultado é expresso pela rivalidade com a própria imagem, contudo, essa imagem que é projetada no outro revela, essencialmente, no eu o desconhecimento do inconsciente. O sujeito não reconhece o que está em si, porque vê do lado de fora, no outro.

Os sintomas clínicos de preocupação com a imagem corporal, como os atos mentais que levam à excessiva comparação com os outros, podem situar-se nessa fase de desenvolvimento psicológico de constituição do eu.

EU ESPECULAR *VERSUS* EU SOCIAL

Por sua vez, a passagem do eu especular para o eu social, em que acontece a identificação com a imagem do semelhante, denomina-se alienação paranoica[1]. Apesar da ordem narcísica e especular do campo imaginário, essa formação acontece também a partir de uma base ou suporte simbólico, que é o desejo da mãe, ou de quem representa a função materna para o bebê.

O investimento narcísico dos pais é fundamental para a constituição do sujeito; as palavras e demandas advindas dos pais constituem um leito simbólico no qual o bebê vem a se constituir. Esse investimento narcísico constrói-se a partir da antecipação das expectativas do recém-nascido ao dar sentido a todas as suas demandas, seja pelo seu sorriso, olhar, movimentos corporais, choro, grito, fezes ou arrotos. Dar sentido significa acolher cada uma das produções do bebê como mensagens de amor, de rejeição, de desejo ou de angústia. Essa presença e repetição, essencialmente rítmica, marca a imagem inconsciente do corpo. A imagem inconsciente do corpo é um código íntimo, peculiar a cada um[3].

A criança vai se constituindo para responder à imagem que a mãe espera dela, ou seja, para ser amada e desejada. A criança é, portanto, esculpida a partir do desejo do Outro. E é assim que se forma a imagem com a qual a criança vai se identificar. No entanto, nunca estamos à altura dessa imagem, que é o eu ideal, imagem a que estamos sempre tentando corresponder.

Dessa forma, na formação do eu a partir da imagem do espelho, haverá sempre uma desarmonia estrutural, que expressa a divisão do sujeito (eu e eu ideal). Ao mesmo tempo em que se constitui o eu, forma-se o corpo, e esse corpo vai estar sempre em desarmonia com o eu ideal, ou seja, com a sua imagem.

O esquema óptico simplificado, apresentado por Lacan no *Seminário, livro 10: A angústia*, revela que o investimento da imagem especular é um tempo fundamental da relação imaginária. E propõe que se observe que, no lado esquerdo do esquema, lugar da imagem real do corpo, autenticada pelo outro, situa-se o continente narcísico da libido que, por intermédio do Outro, relaciona-se com sua imagem especular moldada ao seu eu ideal. Contudo, nem todo investimento libidinal passa pela imagem especular. Sobra um resto, que aparece sob a forma da falta e não é representado no nível imaginário, por ser cortado da imagem especular. Assim, como não há imagem daquilo que falta, fica uma lacuna na imagem do corpo[4].

Pode-se pensar que essa desarmonia pode ser vivida como um sintoma dismórfico pelo indivíduo. Ao se considerar os transtornos da imagem parece-nos estar diante de uma falha na constituição do eu no espelho com o outro, que retornou como excesso de angústia na imagem do corpo.

O eu é paranoico, pois está sempre perseguido por um eu ideal e é nesse ponto em que se pode situar também a origem da primeira formação do supereu[1], que em indivíduos com distúrbios da imagem, em particular na dismorfia corporal, apresenta-se como vingativo, sádico e punitivo, quando o Outro, que tem a presença de um olhar insistente e invasivo, vigia-o e exige-lhe que dê o melhor de si; um ideal que o sujeito se esforça para realizar.

O eu ideal designa assim a autoimagem idealizada do sujeito, a forma como ele gostaria de ser visto. Indivíduos com distúrbios da imagem parecem não ter ideais, ou pontos de identificação simbólica, mas vivem em um constante eu ideal. Um apego a um ideal e a um certo Olhar/Outro – ser forte, bonito, magro, ser e estar em um determinado padrão, geralmente da moda. Essa falha dolorosa entre o sujeito e o seu ideal torna difícil relacionar-se com o mundo externo, e a vivência do horror de um corpo defeituoso produz desconfiança, isolamento, e leva à criação de estratégias de defesa e de inadaptação[5].

Considerando como princípio estruturante subjacente ao eu ideal, ideal de eu e ao Outro, localiza-se o corpo do Imaginário, do Simbólico e do Real, respectivamente. O eu ideal, designado por Lacan como "pequeno outro", é a imagem ideal do eu, especularizada, enquanto o ideal do eu é a identificação ao grande Outro a partir da qual me observo e julgo. E o supereu é a instância cruel que me faz exigências impossíveis e zomba de minhas tentativas de satisfazê-las.

A cultura de massa aponta para uma demanda de que o corpo, além de cuidado, pode ser melhorado, retocado. Talvez por isso as pessoas estão cada vez mais recorrendo a procedimentos cirúrgicos e estéticos, para ficar "igual" ao eu ideal de cada um, escravizadas por um supereu tirano, alimentado por uma sociedade de consumo, que encontra no mercado da estética uma saída ilusória para não se haver com a falta, ou ideal que encontra no campo do Outro, e que lhe remete à sua própria falta. O "vazio" de sua existência mostra-se assim refletido no próprio corpo.

O MUNDO SIMBÓLICO E O PAPEL DA FALTA NA ECONOMIA DO DESEJO

O eu social precisa de uma identificação simbólica para constituir-se. A mediação entre o sujeito e o Outro é a palavra, e é por meio desta que o desejo do Outro é veiculado, apontando para uma ordem simbólica que precede o sujeito, e que vai regular o desejo. Através do diálogo, das trocas e da função do Outro é que a criança vai se constituindo enquanto sujeito desejante e desejado e vai construindo assim a sua imagem corporal.

Por mais que o sujeito, por vezes, revele-se capturado no artifício dessa imagem, ainda assim essa construção faz-se necessária para a constituição do eu, pois é o desejo enquanto inconsciente que efetua a estruturação primitiva do mundo humano.

A aproximação do imaginário pela função simbólica faz com que o ideal do eu comande todas as relações dependentes do Outro. O ideal do eu pode vir a situar-se no mundo dos objetos ao nível do eu ideal, visto que é o eu ideal, o Outro enquanto falante, que comanda e identifica o sujeito. Portanto, o espelho é designado pelo Outro e o sujeito vai se situar a partir do discurso e dos desejos dos pais para organizar uma representação da imagem[1].

É na medida em que o desejo pode ser imaginado, fantasiado, que o sujeito consegue encontrar referências para se definir como objeto ou não desse desejo. Ao tentar responder ao que o Outro quer dele, o sujeito vai se determinando pela forma como é nomeado no desejo do Outro, sendo o eu ideal uma representação especular dessa resposta ao desejo do Outro, e que é fonte de projeção imaginária, tendo, portanto, o valor de ilusão, do sujeito completo na imagem. A satisfação narcísica, adquirida na relação imaginária com o eu ideal, vai depender da referência a esses traços significantes constitutivos, ou seja, ao ideal do eu[6].

Se por um lado percebe-se o assujeitamento à imagem do Outro, por outro vê-se o assujeitamento às significações do Outro.

O desejo do ser humano é predeterminado pelo grande Outro e o sujeito só pode vir a desejar se ele experimentar o próprio Outro como desejante. Lacan acentua a diferença desse Outro, do outro, meu semelhante. O Outro é o lugar do significante, do espaço simbólico em que o sujeito habita e, portanto, fica subjetivado[4].

Como referido anteriormente, nem todo investimento libidinal passa pela imagem especular; sobra um resto que aparece sob a forma de uma falta.

Esse lugar de falta representa algo que não entrou no imaginário, que não se projeta, nem se investe no nível da imagem especular, por estar profundamente investido no nível do próprio corpo. É na medida em que o sujeito está privado de algo de si mesmo que um objeto particular se torna objeto de desejo.

Esse objeto faltoso, inapreensível no espelho, é o que a teoria lacaniana chama de objeto *a*. É algo evanescente, sem imagem.

Por outro lado, a imagem que veste o objeto é o brilho que a recobre, e que funciona como suporte do desejo na fantasia do sujeito[1].

O objeto liga-se à sua falta, no mesmo lugar em que o sujeito se constitui no lugar do Outro. Portanto, o sujeito vai desejar e ser desejado naquilo que lhe falta. Ele transporta para o Outro a função do *a* através de uma demanda que ele quer que lhe seja feita. A demanda é o que das necessidades se deixa apreender pelo desejo, e vem no rastro desse objeto faltoso, causa de desejo, no sentido que ele faz desejar[4].

Contudo, algo vai se perder e não poderá articular-se à demanda. O sujeito, então, vai fazendo um desfile de demandas para tentar tamponar essa falta. Mas a demanda não é exatamente aquilo que o sujeito pede, visto que ele só tem acesso ao significante vindo de uma falta no Outro[1]. Pode-se então compreender que é necessário que haja falta para que o sujeito possa desejar.

O sujeito precisa lidar simbolicamente com seu desejo, para então circundar a falta, que é constitucional, na medida em que sempre vai faltar alguma coisa, visto que o próprio Simbólico introduz uma falta no Real[4].

A ENTRADA DO SUJEITO NA LINGUAGEM – CASTRAÇÃO SIMBÓLICA E A METÁFORA PATERNA

A forma de aparecimento da falta na experiência analítica chama-se castração. O falo é objeto imaginário que precisa ser simbolizado para que a criança entre na linguagem.

A operação efetuada pela castração desenrola-se da seguinte forma: a mãe, ou quem seja possuidor da função materna, coloca o filho no lugar de falo imaginário, e o filho identifica-se com esse lugar, para preencher o desejo materno, alojando-se na parte faltosa do desejo insatisfeito do outro materno, e estabelecendo assim uma relação imaginária entre a mãe e a criança. Para que a ordem simbólica se instaure, um terceiro tem de intervir na relação entre o sujeito e seu próximo. Faz-se necessário que o pai, ou quem exerça a função paterna, efetue uma operação de corte, "castrando" a mãe de qualquer pretensão de ter o falo, e o filho, de ser o falo. Essa operação é efetuada através da palavra paterna e serve para romper a ilusão do sujeito acreditar-se possuidor ou identificado com uma onipotência imaginária. Essa dinâmica psicológica leva ao reconhecimento de uma incompletude que desperta o desejo de recuperar a satisfação narcísica – ter o falo sob a forma de troca simbólica[7].

Através da metáfora paterna, ou da intervenção da lei, ao se deparar com a falta, a criança toma conhecimento dos limites do corpo, instituindo-se a subjetividade[6]. Essa parte deslocada do Outro, o falo perdido da mãe, é representada pelo objeto *a* como condição de desejo[8].

O sujeito transfere o valor do objeto que é o falo da mãe, o qual encobre a castração do Outro e do próprio sujeito, para um objeto qualquer como um fetiche, que passa a adquirir a qualidade de objeto causa de desejo, e que tem como efeito a produção de um sujeito desejante[8].

Entretanto, se a lei do pai não for simbolizada, a imagem que o sujeito acredita estar contida no espelho pode se modificar.

Esse sentimento de estranheza que o sujeito experimenta refere-se a esse objeto imaginário, que não está na cadeia significante, que não foi simbolizado, e pode vir a aparecer no campo da realidade e então a imagem especular torna-se a imagem estranha e invasiva do duplo[4]. É uma invasão do Real – que aqui não tem sentido de realidade, mas de algo pulsional –, no Imaginário, visto que o sujeito fica invadido por algo que não é simbolizável, que não está na linguagem.

Quando o sujeito é despojado da relação com o grande Outro, ele não se encontra no espelho, não se reconhece na própria imagem, e a especularização torna-se estranha[4]. Por isso, é preciso que o sujeito construa uma fantasia que lhe dê um lugar no desejo do Outro.

O PAPEL DA FANTASIA NA FUNÇÃO ESTRUTURANTE DO DESEJO

A fantasia fornece uma resposta para o enigma do desejo do Outro, que se deseja saber e ao qual não se tem acesso. Assim, é pela fantasia que se aprende a desejar, pois é a fantasia que diz o que se é para o desejo do Outro.

É pelo vazio que os objetos retiram a função de causa de um desejo. Essa função de causa de desejo que exercem só é possível através da fantasia que, por sua vez, vai sustentar a relação do corpo com sua imagem. A fantasia é, portanto, o portal de entrada do sujeito no Real do corpo, e o corpo é onde deve ser buscado esse lugar do Outro[9]. Não o corpo físico, mas o corpo relacional impregnado pela presença do Outro.

No entanto, essa fantasia não pode ser subjetivada e deve permanecer recalcada para poder funcionar. Ela existe independentemente das percepções do sujeito, seu cerne é o "saber que não se sabe", mais precisamente, o inconsciente freudiano, as crenças e suposições negadas pelo sujeito, mas que ele ainda abriga, e que determinam seus atos e desejos, apontando para a privação do sujeito, até de sua experiência subjetiva mais íntima, ou a imagem inconsciente do corpo de Dolto[3].

É como corpo que se é objeto de desejo e que se deseja o corpo do outro. A partir do momento em que o sujeito fala, ele já se encontra implicado por essa fala em seu corpo. E é a partir do olho, que funciona como um espelho, na medida em que ele reflete, que o sujeito vai organizar o mundo como espaço.

Não obstante, "a imagem que se produz no olho, essa que vocês podem ver na pupila, exige, de início, um correlato que, por sua vez, não seja uma imagem. Se a superfície do espelho não está aí para sustentar o mundo, não é porque nada reflita esse mundo, não é porque o mundo se esvaeça com a ausência do sujeito, mas, propriamente, porque ele não reflete nada de si"(p. 246-247)[4].

Aqui se observa um espelho diferente do estádio do espelho da experiência narcísica, que contém a imagem do corpo em sua totalidade. O espelho aparece nesse momento como campo do Outro, lugar do objeto *a*, agalmático, objeto do desejo, ligado à imagem. Contudo, o desejo pode assumir a função do que ele chama de defesa, e se tornar um desejo diferente daquele que a função satisfaz naturalmente. Aquilo de que o desejo se defende não é nada senão outro desejo[4].

Atualmente, observa-se um sujeito impelido a desejar, na medida em que ele responder atualmente a muitas demandas. O discurso capitalista coloca o ser humano em um lugar de desconforto, onde ele nunca é bom o bastante para ser o melhor ou o mais belo. Estimula-se assim uma ilusão de completude. O corpo abordado pela mídia não leva em conta as diferenças individuais e prega uma padronização desmedida. No lugar da singularidade de cada sujeito, vê-se hoje o corpo consumo, ou seja, um corpo como produto, transformado pelo discurso. Observa-se cada vez mais a desnaturalização do corpo para obtenção de uma satisfação narcísica. O sujeito tenta a qualquer custo preencher o "vazio" do corpo.

Mas, por que o sujeito se submete a tamanha exigência narcísica? Seriam formas de negação da castração? Em que momento se daria a fragmentação na imagem que se observa nos pacientes dismórficos? Importaria descobrir o momento para tratar ou apenas observar a fratura para poder intervir?

A angústia gerada por esse vazio sentido no corpo revela que o ideal não se sustenta e, por isso, o desejo não pode emergir.

O OLHAR COMO CAUSA DE DESEJO

No texto "De nossos antecedentes", Lacan assinala: "O que se manipula no triunfo da assunção do corpo no espelho é o mais evanescente dos objetos, que só aparece à margem: a troca de olhares, manifesta na medida em que a criança se volta para aquele que de algum modo a assiste, nem que seja apenas por assistir a sua brincadeira" (p. 74)[1].

O júbilo do estádio do espelho, que nasce no cruzar de olhares, e que recobre a falta, é o que permite que eu fale de mim no lugar do eu[1].

Quando a imagem do Outro não é suficiente para construir a imagem do corpo próprio, a criança apresenta-se como objeto do olhar do Outro – objeto *a* no lugar dessa falta imaginária. Ou seja, o ideal não se sustenta sozinho, é pelo olhar do outro e para o olhar do outro que se dirige. Não tendo representação a nível inconsciente, o objeto *a* – olhar – não se situa como demanda, mas como desejo do Outro.

O desejo do Outro é, portanto, um enigma no qual o sujeito se debruça na tentativa de tentar solucionar. "O sujeito se esgota em perseguir o desejo do outro, que ele não poderá nunca apreender como o seu próprio desejo, porque o seu desejo próprio é o desejo do outro." (p. 288)[2]

Estudando a relação intersubjetiva imaginária que ocorre em torno do fenômeno do olhar, o olhar não é forçosamente a face do nosso semelhante, mas também a janela através da qual supomos que ele nos observa[2]. O olhar é esse objeto, inapreensível pela realidade, pois não há significantes para descrevê-lo no Real[2].

O olhar trocado entre mãe e bebê é o objeto perdido para sempre, que o sujeito se esforça por reencontrar[7].

O objeto *a* em sua vertente escópica é, por um lado, o objeto perdido do Outro e repentinamente reencontrado como agalma e, por outro, denota a angústia da castração. É um modo de apagamento do sujeito diante do objeto causa do desejo, contudo, o sujeito precisa consentir apagar-se diante do objeto olhar. No mesmo lugar onde está a lei, encontramos também o objeto *a*, e é onde a lei se apaga que emerge o objeto olhar. Essa lei é, portanto, a operação da metáfora paterna bem-sucedida, que possibilita a entrada do sujeito no mundo simbólico.

O sujeito passa a vida na busca desse olhar perdido desde e para sempre, pois é um dos suportes do desejo do Outro[4].

Analisando a clínica da dismorfia, pode-se pensar que os pacientes não são capazes de se identificar com esse objeto olhar do Outro. Algo falhou no nível do Outro, ou seja, do eu, e fez com que esses indivíduos não pudessem assumir jubilosamente a própria imagem. Ou ainda, por não terem a possibilidade de encontrar um leito simbólico passível de identificação. Para validar essa imagem faltosa, oferecem-se assim ao olhar do Outro, ao mesmo tempo em que evitam esse olhar, para evitar ser aniquilados por ele. O objeto retorna na realidade desses pacientes, que se sentem perseguidos o tempo todo. Se se pensar que ao Real não falta nada, pode-se fazer uma ponte de ligação com o desejo, que aparece como inexistente nesses pacientes, que, por vezes, aparentam estar fora da linguagem. Eles são puro objeto, à mercê do Outro, ou do seu Olher, e em seus corpos aparece a expressão dessa falta que eles não conseguem simbolizar no discurso.

O CORPO NA PSICANÁLISE E NO CONTEXTO DOS TRANSTORNOS DA IMAGEM

É como corpo que se é objeto de desejo e que se deseja o corpo do outro. A partir do momento em que o sujeito fala, ele já se encontra implicado por essa fala em seu corpo. E é a partir do olho, que funciona como um espelho na medida em que reflete, que o sujeito vai organizar o mundo como espaço.

Devido à sua estrutura inconsistente, o Outro sempre faltará para o sujeito, então, ao longo de sua vida, o sujeito vai encontrando alguns substitutos passageiros e fugazes, objetos que amenizem sua incompletude. Ao deparar-se com a falta do Outro, pode sentir-se desamparado. Entretanto, essa falta, ao mesmo tempo em que o desampara, é o que lhe possibilita a imersão do desejo, pois o desejo é falta, e é como Outro que o sujeito deseja inconscientemente[10].

O que se verifica na clínica dos transtornos da imagem é a ausência dos substitutos desse objeto. Os pacientes, em sua maioria, apresentam um discurso mudo, que circunda apenas o corpo, como se sua incapacidade de desejar, e de se sentirem desejados, fosse deslocada para o corpo, que eles tentam a todo custo significar, remodelando-o, esculpindo-o, tentando dar forma ao que não foi possível simbolizar. Como fazer emergir nesse sujeito um desejo? Como reduzir a potência desse grande Outro avassalador que anula e aniquila o sujeito?

Se eu e o outro se confundem, é porque o sujeito projeta no outro tudo de si, ele identifica traços seus no outro e o vê como seu ideal. O amor do sujeito por si mesmo, ou seja, de sua imagem no outro, o qual Freud denominou narcisismo, e que em Lacan representa o registro do Imaginário, é o domínio do corpo, da forma e da imagem do outro, é o que faz com que o ser humano se julgue um eu. É o que se observa no estádio do espelho, onde a imagem especular remete ao Olhar, que não passa de um objeto pulsional, inapreensível pela visão, sendo a percepção visual própria do eu. Segundo Quinet, "O mundo visual é narcísico: o espetáculo do mundo visual é o espelho do sujeito" (p. 14)[10].

A imagem corporal, paradoxalmente, constitui e engana o sujeito, na medida em que seu eu vê o mundo como um espelho que reflete seu ponto de vista. O sujeito do inconsciente, ou seja, o sujeito do desejo, percebe o eu como o outro. Esse paradoxo, ou essa armadilha, vem a ilustrar a complexidade encontrada nos transtornos da imagem, nos quais os sujeitos procuram saídas estéticas para não se sentirem invisíveis ou repreensíveis. Eles buscam a todo custo a boa aparência para preencher sua identidade, e nesse engodo parecem perder-se de si mesmos, na medida em que não conseguem se conectar a um ideal, e acabam por buscar na sociedade o ideal imposto, padronizado, de uma beleza inalcançável.

O mito da beleza aparece, com toda a sua sofisticação, tentando esconder a falta estrutural do ser humano. Se, por algum motivo, houver uma falha na constituição do eu, o sujeito, preso em seu circuito pulsional, não encontra saída para assumir seu corpo e acaba por padecer dele, como ilustram os transtornos da imagem.

REFERÊNCIAS BIBLIOGRÁFICAS

1. Lacan J. Escritos. Rio de Janeiro: Zahar; 1998.
2. Lacan J. O seminário, livro 1, os escritos técnicos de Freud, 1953 – 1954. Rio de Janeiro: Zahar; 2009.
3. Dolto F. A imagem inconsciente do corpo. Editora Perspectiva; 1984.
4. Lacan J. Seminário, livro 10, a angústia. Rio de Janeiro: Zahar; 2005.
5. Greco MG. Declinações da dismorfofobia: estudo psicanalítico da distorção da imagem corporal. Tese de doutorado. Universidade Federal de Minas Gerais: Belo Horizonte, 2010.
6. Lacan J. Seminário, livro 2: o eu na teoria de Freud e na técnica da psicanálise. Rio de Janeiro: Zahar; 2010.
7. Nasio JD. Lições sobre os sete conceitos cruciais da psicanálise. Rio de Janeiro: Zahar; 1997.
8. Quinet A. Um olhar a mais, ver e ser visto na psicanálise. Rio de Janeiro: Zahar; 2004.
9. Lacan J. Outros escritos. Rio de Janeiro: Zahar; 2003.
10. Quinet A. Os outros em Lacan. Rio de Janeiro: Zahar; 2012.

3
O corpo na cultura e nos costumes

Lili Tedde

O Caminho da Vida
O caminho da vida pode ser o da liberdade e da beleza, porém nos extraviamos. A cobiça envenenou a alma dos homens... levantou no mundo as muralhas do ódio... e tem-nos feito marchar a passo de ganso para a miséria e morticínios. Criamos a época da velocidade, mas nos sentimos enclausurados dentro dela. A máquina, que produz abundância, tem-nos deixado em penúria. Nossos conhecimentos fizeram-nos céticos; nossa inteligência, empedernidos e cruéis. Pensamos em demasia e sentimos bem pouco. Mais do que de máquinas, precisamos de humanidade. Mais do que de inteligência, precisamos de afeição e doçura. Sem essas virtudes, a vida será de violência e tudo será perdido.
Charles Chaplin

Desde sempre o ser humano busca a beleza. O belo acolhe, alegra, agrada, eleva a autoestima. Trata-se de uma necessidade, que parece nos ajudar a sobreviver e a conquistar as intempéries da vida.

O homem das cavernas cobria o corpo com peles de animais para proteger-se do frio, mas há registros de que ele se valia de folhas e fibras para construir suas vestes, e que as peles eram usadas, também, como saiotes. Ele buscava não apenas cobrir o corpo como também se destacar entre animais e outros humanos, visto que, por serem nômades, mudavam-se constantemente em busca de alimento e abrigo, daí a necessidade de proteção. E também de exibição.

Com o passar dos tempos, a descoberta do fogo que aquecia e amolecia alimentos levou o homem a desejar se assentar. Para substituir as cavernas, ele construiu as primeiras moradias com madeira e galhos, passou a plantar e moer grãos, a cozinhar seus alimentos. De nômade passa a sedentário. Aos poucos, formam-se os primeiros vilarejos e o homem se vê obrigado a viver seguindo códigos que marcavam as diferenças entre os mais ou menos prósperos. Diferenças essas que, com o passar dos séculos, aumentam e formam o modelo de sociedade como conhecemos até hoje.

Se o homem já se enfeitava e pintava para as guerras e rituais, esse costume foi se sofisticando com o decorrer dos séculos, perdeu o significado bélico e passou a ser exercício de vaidade.

Com o assentamento, a descoberta das possibilidades do algodão, da lã das ovelhas e do linho de se transformarem em tecidos e surgem as primeiras versões de vestimentas: túnicas que, além de protegerem o corpo, trazem mais conforto, que vão evoluindo em modelos mais ou menos elaborados, dependendo da posição social. E passam a ser cobiçados.

Roupa e beleza passam a andar juntas e a se complementar, variando conforme a época, o local, a posição social, o poder econômico, a educação e os hábitos e costumes de cada era. O que é belo passa a ditar regras, normas, a criar sinergia, despertar interesse e desejos.

> Amar a beleza é ver a luz.
> *Victor Hugo*

A roupa, o cabelo, a maquiagem podem ser facilitadores para entendermos cada momento histórico. Determinados tecidos, modelos, sapatos e adornos ajudam a traduzir os diferentes momentos de nossa história.

Lentamente vão se passando os milênios, a busca do homem por novos horizontes leva-o a desbravar o mar, a terra e a descobrir novas culturas. É o caso das longínquas China, Índia e Turquia e da beleza de suas sedas, da trama de seus tecidos, da delicadeza das porcelanas e do aroma e sabor das especiarias. Faz-se necessário, então, abrir rotas comerciais por terra e por mar, para que essas preciosidades cheguem ao (até então) mundo civilizado e incentivando, assim, a disputa, o consumo, o acúmulo de bens, não mais por necessidade, mas para se destacar dos demais. E por pura vaidade.

É na Renascença que essa feira de vaidades ganha força. Homens e mulheres passam a se vestir de sedas, babados, sapatos forrados de cetim, joias, elaboradas perucas e muita maquiagem – pó de arroz, ruge para corar as faces, kajal (vindo do Oriente) para realçar os olhos e carmim para os lábios. As diferenças sociais ficam mais evidentes, visto esses artigos de luxo serem acessíveis somente para a nobreza e alguns poucos comerciantes.

A mulher das classes mais altas sofreu mais com essas mudanças do que o homem. Apertava-se em espartilhos para realçar as formas e os seios, o chapéu e as luvas eram peças obrigatórias para sair a rua, e tinham criados para cuidar da casa e das crianças, igualmente envoltas em sedas e frufrus. Nas classes menos favorecidas, o lugar da mulher era cuidando da casa, dos filhos, das compras, ou cozinhando.

Quando esta mulher começou a lutar por seu espaço, sua liberdade, já estamos no final do século XIX, começo do XX. Foi em 1910 que uma estilista (raridade em tempos em que os homens eram os costureiros) francesa, mademoiselle Coco Chanel, libertou a mulher de suas amarras, pelo menos em termos de vestuário, mudando assim o rumo da história e dos costumes. Chanel foi uma mulher corajosa, arrojada e com ideias radicais para a época. Foi ela que, contestando o *status quo*, aboliu o espartilho, encurtou as saias e desenhou roupas mais livres, calças compridas, gravatas femininas, *tailleurs*, vestidos sedutores. Uma mudança que trazia esperança.

> Todas as coisas estão sujeitas a interpretação, a interpretação que prevalecer em um determinado momento é uma função do poder e não da verdade.
>
> *Friedrich Nietzsche*

É a partir de então que a mulher, mesmo que ainda bastante oprimida, passa a ser inspiração para diversos estilistas como Dior, Yves Saint-Laurent, Balenciaga, entre muitos outros que usavam sua criatividade para vestir a mulher. Nesse momento o vestir se transforma em negócio, e da alta costura superexclusiva surge o *prêt-à-porter*, mais acessível para outras castas. A mulher passa a ser o centro das atenções.

Fica claro que, em algum momento do percurso, as mulheres tornaram-se escravas de um padrão estético ditado pelos costureiros e que se modificava segundo as necessidades da indústria têxtil e da moda. Quem não se vestia seguindo determinada moda estava, definitivamente, fora de moda.

Analisando a história do ser humano por meio da vestimenta, notamos a eterna busca pelo belo. Voltando no tempo, se analisarmos as populações indígenas, é possível notar o uso das pinturas à base de urucum ou do jenipapo para enfeitar seus corpos. Cada desenho tem significado e crença na força dos significados dos traços capazes de auxiliar na caça, ou para celebrar um casamento, festa, guerra, erotismo, ou ainda aplacar a ira dos demônios, ou proteção para forças divinas.

A civilização inca, por exemplo, tecia e tingia naturalmente seus próprios tecidos, confeccionavam seus Huipil que bordavam à mão, com desenhos com alguma simbologia para eles, e assim é possível entender os padrões e a evolução de cada sociedade e sua época.

O desejo de aceitação e a busca pela beleza foram percorrendo os séculos, até desembocar no século XXI. A inclusão é fator decisório na forma como foi evoluindo a sociedade. O desejo de sermos aceitos, de estarmos bonitos de acordo com o nosso tempo, isso não se modifica, o ser humano segue sempre fragilizado em busca de uma aprovação. E por mais que o homem tenha conquistado, essa necessidade não se perdeu pelo caminho. Quem não se encaixa sofre *bullying*, surgem as gangues em que todos são iguais, e a tal liberdade para "criar seu estilo", ser "você mesmo", fica pendurada no ar, esperando que alguém descubra que é possível viver sem ser vítima de nenhuma regra.

O avanço avassalador da tecnologia ajudou a sociedade a deturpar os verdadeiros valores da vida. A facilidade de comunicação proporcionada pelo celular e diversos aplicativos deflagrou o excesso de autovalorização, a necessidade de se apresentar feliz e belo a todo instante. Quem não está na rede não é ninguém. Assistir a cada passo de alguém na internet é algo desconcertante que pode gerar frustrações.

Pesquisas recentes mostram que passamos cerca de 8 segundos admirando uma obra de arte. E muito mais tempo procurando fotografar, postar, tirar *selfies*, para se mostrar para o outro. Para tentar reverter essa situação bizarra, o museu britânico Tate Modern publicou um guia para promover o *slow looking* para ajudar as pessoas a aprenderem a simplesmente admirar algo, sem sentir a necessidade de postar.

> Houve um momento na história da arte em que isso seria um dado adquirido: ao visitar uma galeria, é aconselhável passar algum tempo olhando as pinturas.
>
> Mas, à medida que o acesso à arte se ampliou, assim como a capacidade de atenção diminuiu, o hábito de olhar cuidadosamente para uma obra de arte ficou tão fora de moda que a Tate Modern entrou em ação.
>
> A Tate juntou-se a galerias de todo o mundo para comemorar o *Slow Art Day*, produzindo um guia sobre olhar lento (*slow looking*) para encorajar os visitantes a passar dez minutos apreciando suas obras de arte favoritas.
>
> Citando estudos que mostram que os visitantes gastam em média oito segundos olhando cada trabalho em exibição em uma galeria, os curadores organizaram um evento especial gratuito para ajudar os convidados a se reconectar.
>
> Seguindo os passos da "televisão lenta" e do "rádio lento", ele chamou o novo fenômeno de "olhar lento" para encorajar os visitantes a realmente olhar em detalhes para uma obra de arte. (Fonte: Tate.)

Ao fazermos uma *selfie*, geralmente fechamos o campo de visão em um close, esquecendo o registro do nosso entorno[5]. O mau uso da tecnologia tornou o ser humano ainda mais egocêntrico, egoísta, gerando uma sociedade enferma que enxerga a realidade de uma nova forma única e autocentrada, que prioriza hábitos triviais, estéticas exageradas, deixando de lado detalhes simples da vida como o amor, a amizade, os amigos, parentes, vizinhos, fazendo de cada ser humano uma vítima, da busca incessante de seguidores e *likes*. Essa realidade deturpada faz com que as pessoas se sintam cada vez mais solitárias, angustiadas e abandonadas em um mundo de fantasia.

As pessoas mostram uma vida paradisíaca no mundo digital e geram uma quantidade inimaginável de desejos de aquisições, consumos e realizações. Geram, em uma quantidade muito maior ainda, frustações e cobranças, angústias e incertezas para todos nós de uma forma velada, sem nos darmos conta.

Somos responsáveis e coautores da construção de uma sociedade mais e mais consumista, seja de roupa, produtos de beleza, bebidas, ou ainda em procedimentos dermatológicos e cirurgias plásticas. É evidente e confirmado que o uso constante de internet aumente depressão e solidão. Assim como é confirmado o número crescente de procedimentos dermatológicos, principalmente entre jovens meninas.

Esse texto procura refletir sobre como caminhou nossa humanidade. Não nos eximimos da responsabilidade de sermos coautores da construção de uma sociedade cada vez mais consumista, seja de roupas, produtos de beleza, bebidas, carros, eletrodomésticos ou ainda de procedimentos dermatológicos e cirurgias plásticas, inclusive entre adolescentes.

> Meninas adolescentes são duas vezes mais propensas que os meninos a apresentar sintomas de depressão em conexão ao uso das redes sociais, segundo estudo do University College London (UCL) divulgado em Londres. Ativistas pediram ao governo britânico que reconheça o risco de páginas como Facebook, Twitter e Instagram para a saúde mental dos jovens.
>
> Uma em cada quatro meninas analisadas apresentou sinais clinicamente relevantes de depressão, enquanto o mesmo ocorreu com apenas 11% dos garotos, segundo o estudo. Os pesquisadores constaram que a taxa de depressão mais elevada é devido ao assédio online, ao sono precário e à baixa autoestima, acentuada pelo tempo nas mídias sociais. (Fonte: Agência Brasil.)

Dos tempos do pó de arroz e das roupas vistosas do Renascimento, a busca pela adequação aos padrões de beleza só fez crescer, escravizou mulheres e homens que desejam ser iguais a seus ídolos e trouxe insegurança e depressão.

A sociedade, em verdadeira ebulição desde o início do século, tem se sentido cada vez mais abandonada, perdida e em busca de algo que nos conforte. O mundo vem sofrendo enormes mudanças, existe uma revolta de falta de norte e de suporte por parte dos nossos governos no mundo todo. Notamos uma emancipação no ar, buscando construir pontes para nos adaptarmos às novas regras deste século ainda muito jovem e que chegou radicalizando, jogando fora as regras escritas e não escritas do século passado. A forma como se trabalha já não é mais a mesma. Os relacionamentos estão sofrendo adaptações, assim como a maneira como nos alimentamos ou vivemos. Tantos movimentos, como #metoo, ou políticos, ou ainda em favor da sustentabilidade, têm gerado muito confronto e mudança da forma como vemos e sentimos o mundo. Existe uma emancipação no ar em todas as classes, setores e gêneros. Estamos mudando a forma de agir, questionando regras antigas que não funcionam mais, revendo hábitos em desacordo com os dias atuais, buscando um bem-estar tão falado e questionado hoje em dia.

Assistimos a esse turbilhão de mudanças com uma certeza: a mulher está cada vez mais guerreira, já não precisa ser masculina no ambiente de trabalho para ser assertiva, pode ser feminina e lutar pelos seus direitos de igualdade. Está disposta a confrontar os abusos que sempre sofreu, sejam eles morais ou sexuais, seja no trabalho ou em casa. Ela não deseja mais sentir-se culpada e reprimida, vai enfrentar o mundo e gritar por socorro. Com essa nova mulher tão revolucionária, surge um novo homem que busca entender seu papel na sociedade e finalmente permite mostrar seus sentimentos e sua sensibilidade, ser um pai participativo e usar as vestes que mais o agradam, sejam elas estampadas, floridas ou em tons pastel. Os seres híbridos conquistaram a coragem de aparecer em público e levantar a bandeira do respeito por suas escolhas, lutam contra o preconceito e encaram o que são, assim como os negros e sua eterna luta pela igualdade e aceitação. Adolescentes conduzem bandeiras de sustentabilidade e levam multidões às ruas, advertindo que, por nossa culpa, talvez não tenham futuro. Enfrentam os governos sem medo e agem de forma a dar exemplo para a sociedade. Enquanto isso os idosos se divertem, aproveitando cada momento e cada dia com leveza[7].

Todas essas mudanças aconteceram às custas de muita luta. Ainda há muita briga e discussão para acontecer. A tecnologia passará a fazer parte de nossas vidas.

Mas, o fato é que, quanto mais tecnológicos ficamos, mais sentiremos necessidade do tátil, de termos contato com a natureza, com texturas, que geram vibrações e sensações que nos despertam prazer e a sensação de vivermos em um mundo real. A ansiedade que a tecnologia nos gera proporciona uma crescente, na busca da espiritualidade, da medicina integrativa, da meditação, da yoga, da alimentação saudável. Queremos mais que nunca entender o que comemos e o efeito gerado por esse alimento e qual a origem dele. Tem surgido uma quantidade avassaladora de estudos sobre alimentação saudável e produtos como orgânicos, vegetarianos, veganos, *plant based*. Chegamos à conclusão de que queremos voltar a encontrar a natureza e os hábitos antigos a qualquer custo[8]. O pão feito pela avó, fermentado naturalmente, é mais saboroso e saudável que o pão industrializado. Descobrimos que as gorduras, glutens ou *junk foods* podem nos levar a doenças antes não sabidas. Parece que não gostamos do progresso globalizado que criamos.

Buscamos a definição de saudável. Entendemos que necessitamos desesperadamente de aconchego, de um abraço amigo, de compreensão e significado para nossas vidas. Buscamos através do verde, da natureza, ter contato com o mundo. Vemos pessoas abraçando árvores, caminhando na natureza, levando plantas para casa. Existem ativistas que talvez revolucionem o momento em que vivemos para melhor.

Os novos tempos trarão novos valores, novos costumes, novas conformações sociais, uma nova maneira de se sentir inserido nessa nova sociedade que surge a partir, também, das novas tecnologias.

REFERÊNCIAS BIBLIOGRÁFICAS

1. Chaplin C. O grande ditador; 1940.
2. Hugo V. Brainy quote. disponivel em <https://www.brainyquote.com/quotes/victor_hugo_131142>
3. Nietzsche F. Brainy quote. Disponível em: < https://www.brainyquote.com/quotes/friedrich_nietzsche_109379>
4. Tate Museum. A guide to slow looking: in the gallery. Disponível em: < https://www.tate.org.uk/art/guide-slow-looking>
5. Edelkoort L. Portrait of fashion; 2017.
6. Agência Brasil. Publicado em 06/01/2019. Disponível em: <http://agenciabrasil.ebc.com.br/internacional/noticia/2019-01/midias-sociais-elevam-depressao-entre-meninas-diz-pesquisa>.
7. Edelkoort L. Emancipation of everything; 2015
8. Edelkoort L. A matter of taste, a taste for design; 2019.

4
Consciência corporal: *mindfulness*

Isabel Cristina Weiss de Souza
Mirella Martins de Castro Mariani

"O desconforto ou até mesmo a dor podem ser seus professores e podem ajudá-lo a se curar."
Jon Kabat-Zinn

INTRODUÇÃO

Mindfulness e sua aplicação na saúde

Muito se fala sobre o conceito de *mindfulness*, que na verdade abrange um amplo constructo que inclui uma ideia, um estado, uma técnica, uma habilidade, estilo de vida. Com sua chegada ao Ocidente principalmente através de programas ligados à recuperação de doenças como depressão, ansiedade, comportamentos compulsivos, estresse, dores crônicas, insônia, recuperação de pacientes com câncer, hipertensão, entre outras, *mindfulness* inicialmente se confundiu com uma técnica a mais, algo que pudesse ser aplicado aos pacientes simplesmente como tantas outras ferramentas da psicologia cognitivo-comportamental.

No entanto, o desenvolvimento da habilidade por parte do paciente exige dedicação, persistência e vontade de se envolver. A presença de um instrutor treinado e experiente é fundamental para auxiliar a pessoa nessa trajetória. Silenciar a mente e se deparar com seu mundo interno de uma forma diferente da que esteja habituado é desafiador, e muitas vezes a presença dos obstáculos naturais no processo contribuem para a desistência da prática.

O que motiva as pessoas a tomarem essa atitude é muito diverso. Algumas decidem buscar a meditação por estarem se sentindo desconectados com o mundo à sua volta, outras se decidem em razão de uma doença, problemas emocionais, estresse, ou por simplesmente não conseguirem mais viver em harmonia com tantas demandas sociais, no trabalho e muitas cobranças pessoais também, além da busca por um sentido em suas vidas.

Um aspecto surpreendente relacionado à prática regular da meditação baseada em *mindfulness* diz respeito à diminuição da reatividade e ruminação, em razão da mudança que se dá na relação que se estabelece com os pensamentos. Antes o sujeito se via refém do que pensava, como se todos os pensamentos adquirissem um caráter de realidade. Após o treino e a manutenção da prática desenvolve-se uma posição em perspectiva em relação a eles, o que favorece a autonomia e a liberdade em gerenciar a atenção e sustentar apenas pensamentos que tenham correspondência com o momento atual.

As últimas décadas se caracterizaram por uma busca pelos efeitos da meditação baseada em *mindfulness* no funcionamento cerebral e cognitivo, principalmente pelos efeitos que ela exerce sobre os comportamentos impulsivos ou reativos. Estes muitas vezes são destrutivos e automáticos, relativos a padrões aprendidos ao longo de uma vida.

A impulsividade é compreendida como um constructo multidimensional relacionada a diferentes déficits cognitivos como dificuldade em sustentar a atenção, em inibir impulsos prepotentes, em esperar e planejar um comportamento. Muitos estudos vêm demonstrando que níveis de *mindfulness* são inversamente correlacionados com níveis de traços de impulsividade, ou seja, maiores níveis de *mindfulness*, menores traços de impulsividade[2].

Como isso está relacionado à saúde?

A forma como o sistema nervoso reconhece, sente, interpreta e integra sinais originários do corpo, provenientes de uma espécie de mapeamento interno em níveis conscientes e inconscientes, refere-se a um processo chamado de interocepção. Esta, por sua vez, está relacionada aos reflexos, impulsos, sentimentos, respostas adaptativas, respostas automáticas, experiências cognitivas e emocionais, orientadas à homeostase, regulação corporal e sobrevivência[3].

O processamento da informação a respeito do estado de todos os sistemas internos do corpo (cardiovascular, pulmonar, gastrointestinal, geniturinário, nociceptivo, quimiossensorial, osmótico, termorregulador, visceral, imune e sistemas autonômicos) é um importante componente de diferentes condições de saúde mental e está relacionado a ansiedade, depressão, transtornos alimentares e aditivos em geral, assim como a diversos sintomas em diversas doenças somáticas, apesar de acontecer fora da esfera consciente[3].

O sistema nervoso monitora a todo instante as mudanças, especialmente ambientais, e responde adaptativamente. E observar a experiência subjetiva interna do corpo pode favorecer a relação da pessoa consigo mesma e com os outros, uma vez que pode oferecer uma oportunidade de experimentação de coerência, equilibrando a experiência interna/externa[4].

Quando falamos em coerência estamos falando da base de nossa saúde como um todo, mas especialmente a saúde mental. Coerência significa "busca de nexo e harmonia", certo? À medida que conseguimos ouvir nosso corpo, identificando suas necessidades estaremos certamente aprendendo sobre nós mesmos, como diria Kabat-Zinn[1], de quem falaremos mais adiante.

Daniel Goleman[5,6], jornalista e psicólogo contemporâneo, autor do *best-seller Inteligência emocional*, na obra *Foco: a atenção e seu papel fundamental para o sucesso*, desenvolve o conceito de autoconsciência, e chama de "leme interno" a capacidade humana de decodificação da voz interna, os "murmúrios do corpo", como nomeia.

Essas reações fisiológicas estão conectadas com nossa experiência, em uma espécie de leitura dos acontecimentos a partir de nossa bagagem enquanto ser e espécie, orientadas à adaptação e servindo de "algoritmos", representados pelas conexões neurais, que por sua vez respondem à nossa atenção num processo de retroalimentação[6,7].

Em uma perspectiva adaptativa, a autoconsciência nos permite acessar quem nós somos, como diria Kabat-Zinn[1], atualizando nossa agenda que naturalmente direcionaria nosso leme interno ao que é nutritivo em todos os sentidos, preservando a vida. No entanto, muitos comportamentos disfuncionais podem levar ao adoecimento, como naqueles decorrentes de quadros de compulsão (alimentar, por jogos, sexo, drogas, etc.). Estes expressam bem o mecanismo.

Estudos em neurociências demonstram que muitos fatores estão envolvidos no comportamento de abuso de drogas, por exemplo. Engajar-se no condicionamento que recaia no consumo compulsivo, uma vez diante de gatilhos, é um processo complexo envolvendo vários circuitos cerebrais. Mas o que nos interessa aqui diante do tema deste capítulo é compreender o quanto o déficit da habilidade do cérebro em inibir comportamentos mal-adaptativos e autodestrutivos, assim como respostas automáticas e prepotentes, está relacionado à incapacidade de retardar gratificações e de reconhecer os sinais emitidos pelo corpo antes que todo esse processo seja desencadeado[7].

CONSCIÊNCIA CORPORAL: O QUE É E COMO *MINDFULNESS* PODE AJUDAR NO PROCESSO

A superestimulação do pensamento como fonte exclusiva de compreensão e conhecimento muitas vezes contribui para o desenvolvimento de uma mente tagarela ou mesmo ruminante, que fica girando em círculos em busca de sentido.

Do estímulo ao reconhecimento dos sinais emitidos pelo corpo no processo de adaptação à vida, como no caso da observação da respiração, por exemplo, talvez possam ser mais eficazes. Desenvolver um estado de consciência corporal pode ajudar tanto na manutenção quanto na promoção da saúde e harmonia nas relações com o ambiente, podendo atuar até mesmo em alterações de marcadores ligados à imunidade[3,8].

Estudos de revisão de literatura apontam benefícios das práticas de meditação, especialmente baseadas em *mindfulness*, na saúde. Uma metanálise de Bravo et al.[9] envolvendo 418 ensaios clínicos randomizados que examinaram os efeitos de práticas de movimento e consciência corporal (*body awareness* – BA) no tratamento da fibromialgia, presentes em abordagens como tai chi, qi gong e yoga, todos eles com práticas meditativas focando na respiração, identificou resultados positivos como coadjuvantes no tratamento da patologia. As intervenções baseadas em movimento e BA incluíam, além das práticas já citadas acima, *mindfulness-based cognitive therapy* (terapia cognitiva baseada em *mindfulness*), ou uma combinação delas[9].

A fibromialgia torna-se uma condição crônica de dor espalhada pelo corpo que aos poucos vai incapacitando o indivíduo de uma maneira geral. A prevalência no mundo é de 2,7% e é mais frequente em mulheres (4,2%), do que em homens (1,4%)[10]. O tratamento padrão envolve medicamentos e intervenções não farmacológicas como exercícios físicos, além de psicoterapia[9]. Mas a evolução normalmente responde de forma muito limitada ao tratamento padrão.

Os estudos avançam no sentido de buscar o alívio do sofrimento. As práticas baseadas em meditação e no desenvolvimento da consciência corporal, chamadas práticas mente-corpo, têm apresentado bons resultados não somente para quadros relacionados a dores crônicas, como também na recuperação de quadros de câncer com melhora da função imune, da qualidade de vida e da densidade óssea[4,9].

Kabat-Zinn[1], no reconhecido livro *Full catastrophe living: using the wisdom of your body and mind to face stress, pain, and illness* (2009), apresenta as bases do famoso programa de redução de estresse baseado em *mindfulness* (*Minfulness-based Stress Reduction* – MBSR) que desenvolveu na Stress Reduction Clinic ligada à University of Massachusetts Medical School, nos EUA. Ele ressalta que observar o corpo de forma intencional e explorar os limites entre o que o seu corpo pode fazer e onde ele diz "pare por agora" é decisivo no sentido de agir na direção daquilo que é nutriente em contrapartida àquilo que causa danos.

A fim de alcançar essa sabedoria (*wisdom*), reservar um tempo no dia a dia para simplesmente estar, desativando o modo tarefa da mente que nos "obriga" a estarmos sempre fazendo algo, sendo produtivos e ocupando nosso tempo, pode representar um diferencial para a saúde, na medida em que amplia a capacidade de fazer escolhas de forma autônoma, favorecendo o processo de autorregulação[1].

O programa MBSR desenvolvido e amplamente testado na clínica do estresse por Kabat-Zinn[1] teve como principal objetivo ajudar os pacientes a desenvolverem uma forma objetiva e sistemática de prestarem atenção e permanecerem no momento presente. Dessa forma esperava-se que o sujeito cultivasse a habilidade de tranquilizar a mente e relaxar o corpo, a fim de que enxergasse mais claramente o que estaria se passando.

Seria como uma água turva de um rio em movimento, que ao paralisar se torna mais cristalina. Tal fenômeno se daria através da prática regular da meditação baseada em *mindfulness*, que permite um monitoramento aberto do que está acontecendo com o corpo e a mente no aqui e agora. Goleman[6] explica que o monitoramento dos nossos órgãos internos é feito pela ínsula, que mapeia o corpo e emite sinais para o coração e para os pulmões regulando batimentos e respiração.

O caso Ilda

Certa vez recebi em minha clínica uma mulher de 45 anos que havia sido encaminhada por seu cardiologista. Chamarei de Ilda. Ela me disse que já vinha sofrendo de taquicardia há muitos meses e por medo de estar com problemas no coração se consultou e fez uma bateria completa de exames. Ilda se sentia perturbada por aquelas manifestações que estavam presentes cotidianamente e a faziam sentir seu coração batendo quase que 24 horas por dia: "É terrível!", ela afirmava. "Às vezes acho que vou infartar!".

O retorno que Ilda teve de seu cardiologista ao final de todos os exames foi que ela deveria praticar meditação, pois não havia nenhum problema com o coração propriamente e sim com sua ansiedade. A paciente chegou até mim sem saber que eu seria uma instrutora de *mindfulness*. Veio porque buscou a terapia cognitivo-comportamental (TCC) e não sabia até então se na cidade onde mora haveria um instrutor capacitado, uma vez que seu médico era de outra região.

As sessões de TCC conduziram a paciente à compreensão de que pensamentos relacionados a controle estavam na base de sua ansiedade. Ela se via como o centro de sua família de três filhos e um marido que trabalhava muito e sempre ocupou cargos de grande responsabilidade. Ilda não trabalhava fora e, sim, cuidava da casa, da família, dos problemas que o marido enfrentava no trabalho, das demandas de todos os amigos e conhecidos, sentindo-se incapaz de dizer não muitas vezes, ou de simplesmente cuidar de si. Muito querida por todos, generosa e atenciosa, deixou de observar seus limites e necessidades ao longo do tempo. Por que seu cardiologista sugeriu meditação e não simplesmente psicoterapia?

A paciente não compreendeu a princípio a indicação médica. Mas após encaminhá-la ao psiquiatra, a fim de que pudesse se beneficiar de medicamentos para ansiedade e após várias sessões de TCC que pudessem ampliar seu autoconhecimento, convidei-a a participar de um grupo de treinamento introdutório à prática de *mindfulness* que estava com as inscrições abertas[11]. Ilda já se sentia melhor, mas os sintomas do coração ainda estavam presentes, porém mais amenos.

O treinamento baseia-se em sete princípios que inicialmente foram propostos por Kabat-Zinn[1] e passaram a nortear a grande maioria dos programas baseados em *mindfulness*, apresentados a seguir.

Não julgamento

A mente humana tem por hábito julgar e categorizar a experiência e na sequência dispara reações automáticas que não são totalmente conscientes. Esse mecanismo é o responsável por atribuirmos valor e desvalor o tempo todo a nós mesmos, aos outros, às experiências. Quanto menos conscientes nos tornamos a respeito desse padrão de pensamentos julgadores, mais reféns nos tornamos deles e, por exemplo, a opinião alheia passa a se tornar muito importante exercendo uma espécie de tirania. Torna-se causa de sofrimento e barreira para uma exploração curiosa do momento presente. Em *mindfulness*, treinamos reconhecer esses pensamentos e suspendermos os julgamentos, apenas nos dispondo a assistirmos o que está acontecendo.

Paciência

Baseia-se no reconhecimento de que muitas vezes as coisas vão se revelar no seu próprio tempo, independentemente de nossos esforços ou tentativa de controle. Algo do tipo: "relaxa, nada está sob controle". O que a princípio pode parecer desesperador para pessoas com tendência controladora, na verdade com o tempo torna-se a grande revelação que a meditação proporciona: perceber que muitos processos independem de nós e que a vida tem vida própria. Exercitando a observação do que acontece no aqui e agora, a pessoa percebe o quanto a mente vagueia entre passado e futuro e que os pensamentos desencadeados muitas vezes superdimensionam os acontecimentos, em uma espécie de "bola de cristal" que tenta adivinhar o futuro. Exercitar a paciência, segundo Kabat-Zinn[1], diz respeito a estar completamente aberto ao presente, abrindo mão das categorias e julgamentos, e aceitando completamente o que já é.

Mente de principiante

Muitas vezes a mente se adianta à experiência com categorias, pré-conceitos, interpretações, etc. Uma espécie de filtro cheio de crenças e pensamentos. Isso nos impede de perceber as coisas tal qual elas realmente são. Cultivando o que Kabat-Zinn[1] denominou de mente de principiante nós poderemos explorar a experiência do momento presente com curiosidade e abertura, aprendendo sempre, a cada momento, livre de expectativas. Costumamos dizer que normalmente as coisas não acontecem conforme imaginamos e que na maior parte das vezes acontecem até de uma maneira melhor, portanto se antecipar ou esperar algo pode ser perda de tempo e nos impede de mergulhar no novo. Cada momento é único e contém possibilidades únicas. Seria a base do cultivo do que chamamos de consciência fresca, aquela do momento presente.

Confiança

Desenvolver a confiança nos sentimentos ajudará no desenvolvimento da autoconfiança, uma vez que proporcionará a sintonia com essa bússola que temos dentro de nós, orientada para a conexão mente-corpo. Ser você mesmo. Kabat-Zinn[1] dá um exemplo nesse sentido, dizendo que muitas vezes o aluno que está começando a praticar a meditação vê em seu mestre alguém mais sábio e uma pessoa mais avançada e muitas vezes tenta imitá-lo. E que na verdade essa atitude estaria na contramão do espírito da meditação, que se propõe a ser um caminho na direção da familiarização consigo mesmo, um ser único. Seria, talvez, o que Goleman[6] disse em relação a nos tornarmos melhores leitores das mensagens emitidas pelo corpo através dos "sentimentos viscerais", sendo esses sentimentos mensagens da ínsula e de outros circuitos cerebrais que nos guiam na direção das melhores opções, aguçando a intuição.

Sem esforço

Diferente de outras atividades que desenvolvemos, na meditação sugere-se não imprimir nenhum esforço. Ou seja, dedicar-se à meditação envolve abrir mão de expectativas (p. ex., meditar para desacelerar os batimentos do coração, meditar para ficar relaxado, ou para banir a dor, ou para me tornar uma pessoa melhor, etc.) e simplesmente dedicar-se ao que já é, ali. A dedicação àquele momento da prática diária sem reservas ou expectativas permitirá a aproximação (ou reaproximação) consigo mesmo a ponto de se surpreender algumas vezes com sensações, emoções ou mesmo padrões habituais disfuncionais.

Certa vez uma paciente, médica, compartilhou conosco em um dos grupos, após a prática de um escaneamento corporal: "Olha, senti meu peito... eu não tinha consciência de meu peito"[12]. Uma outra paciente que resistia à 4ª cirurgia no pé após um acidente, por medo de morrer na mesa de operação e deixar a filha de 4 anos, após a prática da meditação em movimento compartilhou no grupo emocionada: "Decidi aqui agora que farei a cirurgia. Meu pé é muito importante para mim!"[12].

Ou ainda uma outra paciente que, praticando uma meditação breve que treinamos para momentos desafiadores, chamada PARAR[12], identificou um padrão. Sempre perdia a paciência com a filha de 8 anos que sofre de transtorno por déficit de atenção e hiperatividade (TDAH) ao acompanhá-la nos deveres de casa:

> "Percebi que minha preocupação com o desempenho dela me fazia pensar ali na hora do dever de que ela não daria em nada na vida... Meu pensamento de futuro, catastrófico, me levava a uma extrema ansiedade naquele momento e era somente um dever de escola de uma criança de 8 anos. Isso mudou completamente minha atitude ao realizar essa tarefa de acompanhá-la nas atividades. Hoje fico mais calma e tolerante, e ela tornou-se até mais ágil."[13]

Aceitação

Aceitação diz respeito a receber toda experiência, as boas e as não tão boas com abertura. Muitas vezes consumimos muito tempo, saúde e energia lutando contra o que não podemos mudar. Trava-se ali uma batalha que somente provoca estresse e desequilíbrio, dificultando a cura e o crescimento. Trata-se de conscientizar-se de que o único momento que temos é o agora e encontrar a melhor maneira de cuidar de si diante das circunstâncias pode ser precioso, independentemente de quais sejam elas. "Qual a melhor maneira de cuidar de si em seu único e precioso dia de hoje?", mesmo e principalmente diante de uma adversidade. Kabat-Zinn[1] afirma que, intencionalmente cultivando aceitação, cria-se a pré-condição para a cura. Engana-se quem pensa que estamos falando de passividade, pois na verdade é o primeiro passo para uma mudança muitas vezes necessária.

Certa vez uma paciente de 20 anos de idade, que havia passado pela separação conjugal dos pais quando tinha 4 anos de idade, em terapia me disse que sofria muito ao esperar pelo pai nos finais de semana, pois muitas vezes ele não aparecia para buscá-la. E mesmo depois de muitos anos, agora já uma jovem, após passar pelo processo terapêutico, compartilhou comigo um provérbio que creio exprimir bem o conceito de aceitação: "Sabe, me dei conta de que em trilha onde tem mato o trem não passa mais", referindo-se a uma espera infrutífera, causadora de muito sofrimento e obstáculo para seu crescimento.

Essa jovem pôde aceitar a ausência do pai como algo que não conseguiria mudar em sua vida e em sua história e seguiu em frente. Antes com sintomas de bulimia (transtorno alimentar caracterizado por ingestão compulsiva de alimentos seguida de expurgação com provocação de vômitos, uso de laxantes, prática compulsiva de exercícios físicos), passou a responder melhor ao tratamento, no qual percebeu que buscava, através da preocupação excessiva com a aparência, ser aceita socialmente. Da mesma maneira, conscientizou-se da angústia que sentia e do quanto ter o estômago cheio a remetia a uma sensação visceral de "segurança", algo bem característico e simbolizado pelo bebê humano desde os primeiros dias de vida.

Deixar ir (*letting go*)

A prática da meditação nos permite aproximar de nossa experiência interna, e com isso percebemos mais claramente que alguns pensamentos, sentimentos e situações tendem a nos deter, em uma espécie de experiência de apego. Isso acontece quando despertam tanto sensações agradáveis quanto desagradáveis, assim como nos deparamos com nossa tendência a querer muitas vezes fugir de outros pensamentos que nos provoquem dor ou sofrimento. "Deixar ir" diz respeito a deixar as coisas serem como já são. Nós reconhecemos tudo isso em nossa mente e simplesmente não os perseguimos mais, só assistimos. Algo do tipo: "Oi, pensamento! Tchau, pensamento!".

Kabat-Zinn[1] nos dá um exemplo, dizendo que quando nos deitamos à noite para dormir, de certa forma estamos praticando o "deixar ir". Desligando-nos do corpo e da mente estamos nos entregando ao ato de adormecer. Muitas vezes, acordando no meio da noite e nos envolvendo com os pensamentos, somos levados à insônia, em uma espécie de apego àquela ideia que surgiu e no meio da madrugada toma proporções gigantescas. As emoções e as experiências, de modo geral, são também transitórias, nós é que nos apegamos a elas. Diz-se que não existe mal (nem bem) que dure a vida inteira. Na meditação vivencia-se isso.

Existe um forte apego aos pensamentos negativos na depressão, por exemplo, que, seguidos por sensações físicas e emoções desagradáveis, cria um círculo vicioso, um legitimando o outro. Por exemplo: pensei que não terei mais minha vida de volta a partir da pandemia → senti forte angústia → coração apertou → frio no estômago → logo, isso é uma verdade → percebo o agravamento do quadro depressivo. Em contrapartida, reconheço o caráter eventual e aleatório dos pensamentos, proponho-me a "deixá-los ir" sem apego. Percebo que a cadeia negativa se desfaz, sinto-me melhor e mais presente com o que tenho pra hoje.

Concluindo sobre a paciente Ilda, foram apresentados aqui os sete princípios norteadores dos programas baseados em *mindfulness*, também presentes na versão da qual ela participou em meados de 2018; hoje ela nos diz de sua capacidade em reconhecer quando os pensamentos relacionados ao controle aparecem, pois em seguida sente o estômago e, pontualmente também, a aceleração dos batimentos cardíacos. Ela para, respira, alinha a coluna e procura se conectar com a ideia de "qual a melhor maneira de cuidar de mim nesta situação". Ilda aprendeu no processo que cuidando de si ela também cuida do outro, pois todos que a amam a querem bem e gostariam muito que ela se preservasse e se cuidasse, afinal não precisamos cultivar relações utilitárias, em que o bem-estar mútuo não seja priorizado.

Sua marca de generosidade está sempre presente, só que agora também direcionada a si mesma. O marido passou por uma cirurgia importante em plena pandemia de Covid-19 e estavam todos em quarentena em casa, para evitarem contaminação. Após receber o telefonema de uma amiga, a qual aguardava notícias do marido havia 6 horas, na porta do hospital onde ele havia sido internado naquela manhã com quadro de Covid-19, perguntou: "Você comeu alguma coisa?". Diante da resposta negativa, preparou uma quentinha e uma Coca-Cola gelada e entregou, com todo cuidado, no estacionamento onde a amiga aguardava.

A melhor maneira de cuidar de si não exclui os demais, ao contrário, conecta-nos em uma grande rede de proteção e segurança. E os batimentos cardíacos de Ilda? Hoje estão em sintonia com os acontecimentos, autorregulados e orientados para o presente, e não mais disparados devido a uma ansiedade que ela não mais percebia, tamanha sua presença rotineira em sua vida.

Prática do escaneamento corporal

Os programas baseados em *mindfulness* são orientados para a saúde, geralmente disponibilizados em grupos de até 12 pessoas. A maior parte deles oferece um protocolo estruturado, com 8 sessões encadeadas, que integram princípios da TCC com treino de meditação. O paciente recebe a gravação de todas as práticas de meditação que são treinadas, para que possa treinar em seu dia a dia, em casa. O principal objetivo é levar cada pessoa a explorar a experiência direta em detrimento das reações, a fim de observar as tendências da mente e o quanto elas influenciam o corpo, assim como o processo de adaptação ao ambiente.

Trata-se de um amplo processo de enfrentamento, no âmbito da terapia comportamental, em que cada um é levado a mergulhar na experiência, seja ela qual for, extraindo informações relevantes sobre si, assim como compreendendo qual a melhor e mais funcional maneira de responder aos estímulos. Com isso a pessoa deixa de ser refém dos próprios pensamentos e emoções, reconhece necessidades e desenvolve habilidades para atendê-las.

O treinamento geralmente começa com a prática do escaneamento corporal, em uma ampla varredura do corpo, tomando consciência de cada parte dele, assim como de suas tendências, ritmo e padrões. Inicialmente, os pacientes experimentam um grande desconforto ao serem convidados a silenciarem, paralisarem e observarem o que acontece ali, agora. Muitos sentem comichão, coceira, pernas se movimentam quase que sozinhas, dormência, sono, distração, etc. Mas, com o passar do tempo e do treino, a relação dos pacientes com essa prática muda completamente, passando a ser considerada por muitos como a preferida do programa, tamanha sua utilidade no processo de autoconhecimento e autorregulação[13].

Afetos e pensamentos estão ali manifestos e a falta de consciência deles contribui sobremaneira para o desenvolvimento de padrões disfuncionais e de doenças. "Você se torna seu melhor amigo", afirmou um paciente certa vez. O treinamento específico em consciência corporal proporcionado pela varredura corporal (escaneamento corporal) envolve mover a atenção sistematicamente por todo o corpo, atendendo a uma variedade de sensações corporais (p. ex., formigamento, pressão, calor, peso, etc.).

A prática pode mudar a relação da pessoa com as sensações corporais, com ramificações para emoções, tomada de decisão e bem-estar geral. Ressaltando aqui que *mindfulness* envolve traço (*mindfulness* disposicional) ou estado, podendo ser mensurado até mesmo sem que a pessoa nunca tenha recebido um treinamento formal. Portanto, maiores níveis de *mindfulness* certamente influenciarão na capacidade de atentar para as sensações[14].

Desta forma, deixo aqui a descrição de uma prática guiada do Escaneamento Corporal representada no Quadro 1, que, sendo conduzida por instrutor capacitado, através dos questionamentos subsequentes à prática, permitirá à pessoa estreitar a relação mente-corpo de forma mais harmônica.

Quadro 1 Descrição da prática guiada do escaneamento corporal

1. Convido você a buscar uma posição digna e confortável, mas que o mantenha vigil. Pode se deitar, se preferir, e mantenha a coluna ereta, incluindo pescoço e nuca alinhados. Permita-se sentir o contato de seu corpo com o chão, soltando todo o seu peso. Veja se consegue perceber o acolhimento que o chão proporciona, sensação de segurança. Feche suavemente os seus olhos e permita que sua vista descanse nessa escuridão por alguns instantes. Mantenha os braços alinhados com o corpo, pernas esticadas se estiver deitado, e pés em contato com chão caso esteja sentado em uma cadeira.
2. Dedique alguns instantes para observar sua respiração. Você não precisa modificar a respiração, apenas perceba-a em seu corpo. Em qual parte do corpo ela se apresenta mais perceptível neste instante? No movimento da barriga, do peito, do diafragma, ar entrando e saindo das narinas? Onde você consegue perceber melhor? Direcione sua atenção com gentileza a esse ponto por alguns minutos. Cada vez que você expirar, solte-se e deixe-se afundar um pouco mais no chão.

(continua)

Quadro 1 Descrição da prática guiada do escaneamento corporal (*continuação*)

3. Quando estiver pronto, dirija sua atenção para os pontos de contato de seu corpo, aqueles onde percebe alguma pressão, ou mesmo o contato do tecido de sua roupa com a pele, o contato com a superfície onde você se encontra, entre outros que perceba agora.
4. A intenção desta prática não é mudar nada ou fazer você sentir algo especial, ou mesmo ficar relaxado, mas sim despertar a consciência para o que quer que você perceba, as sensações que aparecem quando você foca em alguma parte do corpo. Caso perceba que se distraiu, a mente vagueou, gentilmente traga a atenção de volta para a consciência do corpo. Faremos um escaneamento do corpo e passaremos por todas as regiões.
5. Observe sua respiração no seu abdome neste momento. Caso queira, pode colocar as mãos sobre ele a fim de sentir a respiração. Perceba a inspiração, a expiração e o intervalo que se apresenta entre elas. Observe se a inspiração é diferente da expiração, ou não.
6. Depois de se conectar com seu abdome, convido você a levar sua atenção para a parte inferior do corpo. Caso seja possível, leve sua respiração lá para o dedão de seu pé direito, ou tome consciência dele neste instante. Quais sensações estão presentes aí? Deixe o foco se mover agora para os demais dedos do pé direito. Leve curiosidade às sensações, ao que acontece aí, o contato dos dedos, algum formigamento, sensações de temperatura, ou nenhuma sensação específica. Perceba o que puder nessa região.
7. Perceba agora seus pulmões se enchendo de ar e esvaziando, e ao esvaziar leve esse ar para o pé direito todo. O que consegue perceber aí? Planta do pé, peito do pé, calcanhar... alguma pulsação ou outra sensação? Permita que o ar retorne pelo seu corpo e saia pelas narinas. Lembre-se de levar com leveza, não se cobre, talvez esta seja sua primeira experiência. Observe se há pensamentos julgadores do tipo "eu não levo jeito pra isso", "devo estar fazendo tudo errado", etc. Deixe-os passar e volte sua atenção para a consciência do corpo. Caso se sinta meio perdido nos pensamentos, é natural, é como a mente funciona. Você pode apoiar-se na respiração, como se ela fosse uma âncora para retornar ao exercício, a qualquer momento, quantas vezes forem necessárias. É o que estamos treinando, não há nada de errado nisso.
8. Consegue sentir o tornozelo, os músculos, tendões, talvez? Agora transfira a atenção para a panturrilha e a canela. Existe contato de algum tecido por aí? Sua roupa ou uma meia? Perceba a respiração e vá conduzindo-a na direção da perna, abaixo do joelho direito. Apenas sinta o máximo que puder nessa região. Consegue perceber os ossinhos da perna, peso da perna sobre o chão? O que mais? Como está seu joelho? Estendido, flexionado levemente? Conduza a respiração até a coxa direita. Perceba as sensações aí, pressão da calça talvez, pressão sobre o chão ou sobre a superfície onde você se encontre.

(continua)

Quadro 1 Descrição da prática guiada do escaneamento corporal (*continuação*)

9. Ao longo da prática pode ser que você perceba que a mente se distanciou do corpo. Apenas reconheça e volte gentilmente sua atenção para o corpo. Direcione agora sua atenção para a perna esquerda, sinta a perna esquerda sobre a superfície e chegue até o pé esquerdo, dedão do pé esquerdo. Veja se consegue levar a respiração até ele ou simplesmente perceba-o. O que você sente aí? Caso perceba algum impulso neste momento, como o de se movimentar, de sair ou de terminar logo esta prática, apenas tome consciência disso, ancore em sua respiração e retorne ao dedão. Expanda agora para os demais dedos do pé e sentindo todos eles, o contato, temperatura e o que mais estiver aí presente. Não precisa se esforçar para sentir nada em especial, somente se dando conta do que já está aí presente.
10. Sua respiração se encontra nesta região? Leve-a até lá. O ar sai das narinas e desce até o pé esquerdo agora. Sentindo a planta do pé, calcanhar, peito do pé. Tornozelo, panturrilha, o que percebe aí?
11. Caso sinta dor ou desconforto em alguma região do corpo, leve sua respiração até lá por alguns instantes, deixando as sensações serem como são. Observe se tem algum impulso no sentido de mudar a posição. Caso haja necessidade de se movimentar, faça isso com consciência, sentindo cada parte do corpo que se movimenta. E conduza sua respiração para o joelho esquerdo. Como o percebe? Estenda sua atenção e leve a respiração para a coxa esquerda agora. Como ela se encontra? Percebe pressão dela sobre a superfície onde você se encontra? O que mais acontece na coxa neste momento?
12. Suba para quadril e cintura, sinta seu peso sobre o chão ou a cadeira e a força que te empurra contra o chão nessa região. Leve o foco para o abdome e perceba ali o movimento advindo da respiração. Mova a atenção para as costelas, perceba o movimento ali, expandindo para as costas. Permita-se respirar em toda a extensão das costas. Região lombar, subindo até chegar aos ombros.
13. Como estão os ombros? Ombro direito? Está tenso, relaxado? Respire no ombro caso encontre aí algum ponto de tensão ou dor. Ombro esquerdo? Faça o mesmo. Respire aí por alguns instantes. Leve a atenção para o peito agora, percebendo-o subir e descer a cada inspiração e expiração.
14. Caso perceba a atenção divagando, gentilmente retome para a respiração e direcione agora para o braço direito. Desça até os dedos da mão direita, sentindo cada um deles, palma da mão, percebendo o peso do braço ao longo do corpo. Perceba seu antebraço, cotovelo, braço, punho e se existe algum impulso aí de movê-los.
15. Leve agora sua atenção para o lado esquerdo. Leve sua respiração a toda a extensão do braço esquerdo. Descendo até a mão esquerda, palma da mão, dedos, observe se sente cada um deles, punho, antebraço, cotovelo e braço esquerdo. Entre em contato com o peso do braço sobre a superfície onde se encontra apoiado. Perceba qualquer tensão, rigidez ou sensação de relaxamento.

(*continua*)

Quadro 1 Descrição da prática guiada do escaneamento corporal (*continuação*)

16. Permita que sua atenção se desloque para o pescoço. Como ele se encontra? Rígido, relaxado, tenso? Onde é mais difícil perceber alguma sensação? Sua nuca, como está? Suba e leve o foco para a cabeça.
17. Parte de trás da cabeça, talvez em contato com o chão: veja se consegue perceber o peso da cabeça sobre a superfície. Veja se consegue respirar dentro da cabeça. Se não, simplesmente direcione sua atenção a essa região do corpo. Parte de trás da cabeça, orelhas esquerda e direita, topo da cabeça: consegue sentir seus cabelos em contato com a cabeça, pescoço ou testa?
18. Respire em toda sua face, começando pela testa, nariz, bochechas. Respire dentro da boca, se possível, percebendo como se encontram a língua e a mandíbula. Estão soltas ou travadas? Caso estejam tensas, talvez você possa soltá-las, observe as sensações e se há diferença.
19. Após ter varrido todo o corpo, veja se consegue senti-lo todo respirando. Ou, simplesmente, tome consciência do seu corpo como um todo neste momento. Permita que a respiração possa fluir livremente, entrando e saindo do corpo. Enquanto ainda preserva a consciência de seu corpo, quando estiver pronto, talvez possa se mover um pouco, de um lado para o outro, devagar, com consciência de cada movimento. Abra os olhos e deixe a sua consciência incluir o ambiente à sua volta.

Fonte: adaptado de Bowen et al.[12].

PERSPECTIVAS, LIMITAÇÕES E CONSIDERAÇÕES FINAIS

Encontramos muitas referências na literatura científica de que abordagens efetivas no tratamento de transtornos mentais, assim como na prevenção e tratamento de doenças somáticas, em geral estão relacionadas ao fortalecimento do autocontrole, assim como da autorregulação, partindo do autoconhecimento.

Em um esforço concentrado de pesquisadores de universidades como Massachusetts Institute of Technology, University of California-San Diego, Chopra Library for Integrative Studies, e Harvard University, o artigo publicado em 2020 pelo *The Journal of Alternative and Complementary Medicine* ressaltou que, apesar do empenho empreendido na direção de se encontrarem vacinas e remédios visando ao enfrentamento da pandemia através do agente externo que é o vírus da COVID-19, não se deveria perder de vista as investigações que vêm sendo feitas no sentido de abordagens integrativas que impactam no aumento da imunidade das pessoas, como forma de prevenção[15].

Em uma perspectiva da Medicina Integrativa, no artigo de revisão de Bushell et al.[15] encontramos a afirmativa: "Certas práticas de meditação, ioga asana (posturas) e pranayama (respiração) podem ser adjuvantes eficazes como meios de tratar e/ou prevenir a infecção por SARS-CoV-2". E, entre as práticas de meditação, a revisão aponta *mindfulness* como uma que induz mudanças na regulação da atenção, na consciência corporal, na regulação da emoção, e na perspectiva do *self*, assim como atuando em mudanças neuroplásticas do cérebro.

Corroborando a afirmação acima, dentre várias evidências encontradas, o artigo ressalta especialmente uma experiência com pacientes tratando câncer, que demonstrou que em 6 semanas de prática regular (20 minutos diários) de *mindfulness* o impacto sobre a ação inflamatória no corpo é expressiva, com regulação negativa significativa de um composto de 19 transcrições de genes pró-inflamatórios e uma redução significativa da atividade do fator de transcrição nuclear pró-inflamatório fator kappa B (NF-kB). Em paralelo, observaram-se aumento da atividade do receptor de glicocorticoide anti-inflamatório e aumento da sinalização de interferon tipo I, uma transcrição do fator ligado ao tratamento com SARS-CoV-2[16].

As investigações envolvendo interocepção também estão avançando. Ainda não são conclusivas, mas já se apresentam como um norte na direção de auxiliar na compreensão sobre o papel da consciência corporal na saúde mental, na medida em que entender como os sinais do corpo são interpretados e integrados à experiência pode servir de mapeamento oferecendo uma espécie de panorama em níveis conscientes e inconscientes para a manutenção da homeostase, regulação corporal e até mesmo da sobrevivência[3].

Estudo de metanálise de Treves et al.[14] envolvendo 15 ensaios clínicos randomizados que investigaram a relação entre *mindfulness* e consciência corporal sugere uma relação pequena, mas estatisticamente significativa e potencialmente detectável, entre atenção plena e precisão de consciência corporal. E aponta na direção de pesquisas futuras, sugerindo maiores investigações no sentido de examinar as diferenças individuais na consciência corporal como um mecanismo dentro das intervenções de atenção plena. Enfim, apesar de *mindfulness* se apresentar como uma importante e eficaz ferramenta no alívio da dor, na recuperação da depressão, ansiedade, de quadros compulsivos, melhora da imunidade, insônia, entre outras, ensaios clínicos randomizados com amostras cada vez mais robustas e metodologia de investigação rigorosa ainda são necessários no sentido de identificar mais precisamente os mecanismos de ação[4].

REFERÊNCIAS BIBLIOGRÁFICAS

1. Kabat-Zinn J. Full catástrofe living: using the wisdom of your body and mind to face stress, pain, and illness. 15. ed. New York: Bantam Dell; 2009. 471 p.
2. Korponay C, Dentico D, Kral TRA, Ly M, Kruis A, Davis K, et al. The effect of mindfulness meditation on impulsivity and its neurobiological correlates in healthy adults. Sci Rep. 2019;9(1):11963.

3. Khalsa SS, Adolphs R, Cameron OG, Critchley HD, Davenport P, Feinstein JS, et al.; the Interoception Summit 2016 participants. Interoception and mental health: a roadmap. Biol Psychiatry Cogn Neurosci Neuroimaging. 2018;3(6):501-13.
4. Hilton L, Hempel S, Ewing BA, Apaydin E, Xenakis L, Newberry S, et al. Mindfulness meditation for chronic pain: systematic review and meta-analysis. Ann Behav Med. 2017;51:199-213.
5. Goleman D. Inteligência emocional. 47. ed. Rio de Janeiro: Objetiva; 1995.
6. Goleman D. Foco: a atenção e seu papel fundamental para o sucesso. 1. ed. Rio de Janeiro: Objetiva; 2014. 294 p.
7. Volkow ND, Michaelides M, Baler R. The neuroscience of drug reward and addiction. Physiol Ver. 2019;99(4):2115-40.
8. Black DS, Slavich GM. Mindfulness meditation and the immune system: a systematic review of randomized controlled trials. Ann N Y Acad Sci. 2016;1373(1):13-24.
9. Bravo C, Skjaerven LH, Sein-Echaluce LG, Catalan-Matamoros D. Effectiveness of movement and body awareness therapies in patients with fibromyalgia: a systematic review and meta-analysis. Eur J Phys Rehabil Med. 2019;55(5):646-57.
10. Courtois I, Cools F, Calsius J. Effectiveness of body awareness interventions in fibromyalgia and chronic fatigue syndrome: a systematic review and meta-analysis. J Bodyw Mov Ther. 2015;19(1):35-56.
11. Weiss de Souza IC, organizador. Mindfulness e terapia cognitivo-comportamental. 1. ed. Barueri: Manole; 2020. 208 p.
12. Bowen S, Chawla N, Marlatt GA. Prevenção de recaída baseada em mindfulness para comportamentos aditivos: um guia para o clínico. 1. ed. Rio de Janeiro: Cognitiva; 2015. 212 p.
13. Weiss de Souza IC, Noto R. Tratamentos em grupo baseados em mindfulness. In: Neufeld CB, Rangé BP, organizadores. Terapia cognitivo-comportamental em grupos: das evidências à prática. Porto Alegre: Artmed; 2017. p. 283-300.
14. Treves IN, Tello LY, Davidson R, Goldber SB. The relationship between mindfulness and objective measures of body awareness: a meta-analysis. Scientific Reports. 2019;9(1):1-12.
15. Bushell W, Castle R, Williams MA, Brouwer KC, Tanzi RE, Chopra D, et al. Meditation and yoga practices as potential adjunctive treatment of SARS-CoV-2 infection and COVID-19: a brief overview of key subjects. J Altern Complement Med. 2020;26(7):547-56.
16. Bower JE, Crosswell AD, Stanton AL, Crespi CM, Winston D, Arevalo J, et al. Mindfulness meditation for younger breast cancer survivors: a randomized controlled trial. Cancer. 2015;121(8):1231-40.

SEÇÃO II

CONFLITOS ENTRE MENTE E CORPO: CONCEITOS E PRÁTICAS CLÍNICAS/ COMO EU TRATO

5

Transtorno dismórfico corporal e dismorfia muscular

Maria José Azevedo de Brito
Celso Alves dos Santos Filho

"A ilusão nos engana justamente fazendo-nos passar por uma percepção autêntica."
Maurice Merleau-Ponty

TRANSTORNO DISMÓRFICO CORPORAL

O transtorno dismórfico corporal (TDC) é um transtorno neuropsiquiátrico caracterizado por preocupação extrema com defeitos percebidos no corpo, observáveis ou não, envolvendo comportamentos compulsivos, sofrimento clínico e comprometimento psicossocial[1]. Sem uma percepção clara e em razão de disfunções no processamento da informação visual e perceptual[2], indivíduos com esse transtorno mental se voltam a diferentes profissionais de saúde, principalmente cirurgiões plásticos[3], dermatologistas e odontólogos, em busca de tratamento estético que possa dirimir seu desconforto[4]. De fato, não é incomum para esses indivíduos as solicitações de novos procedimentos, reintervenções cirúrgicas, supostas correções com risco de vida e, no limite, litígio e ações judiciais contra o profissional[5].

O TDC afeta a apreciação do corpo e pode comprometer a satisfação com o resultado estético, mas alguns indivíduos com TDC podem ser operados e melhorar[6,7]. Ou seja, o diagnóstico de TDC é importante, porém não é condição por si só suficiente para prognosticar a satisfação e o impacto positivo da cirurgia plástica.

Ainda não existe a possibilidade de excluir a parcela de indivíduos com TDC que não pode ser beneficiada por qualquer procedimento estético de intervenção no corpo. A observação clínica, e novas evidências sobre o processamento da informação visual[2], sugerem que, em pacientes com essa disfunção mais proeminente, a correção cirúrgica teria menos possibilidade de produzir satisfação. Mais estudos são necessários para uma visão mais precisa da psicopatologia envolvida no relacionamento com o corpo que, particularmente no TDC, inclui a predominância, sob a forma de um viés, de mecanismos de processamento visual local e detalhado sobre o processamento global, provocando alterações na percepção visual da aparência física.

Psicopatologia

Quando se fala em insatisfação da imagem corporal no TDC, não é a beleza ou a feiura que se espera descrever, mas a reação subjetiva intensa à aparência física que, muito frequentemente, envolve emoções e memórias de imagens.

Os indivíduos acometidos referem uma preocupação e insatisfação muito grandes com a aparência física e uma incapacidade de resposta inibitória às reações de aversão e ansiedade em relação às falhas e defeitos percebidos no corpo. A preocupação excessiva e a sobrevalorização do corpo potencializam graus de convicção em relação ao defeito percebido, que se assemelha ao pensamento delirante, quando esses indivíduos não apresentam crítica do estado mórbido e seus sintomas assumem caráter egossintônico. Os pensamentos são sentidos como naturais e menos intrusivos, ainda que provocadores de extremo sofrimento subjetivo, e aceites com graus de convicção. A egossintonia é uma fratura que diz respeito ao desconhecimento simbólico do sujeito em relação ao sintoma da dismorfia, uma falha no saber sobre o próprio corpo e que, por isso, não manifesta desejo de saber o que significa, tornando difícil o seu tratamento. A ausência de crítica do estado mórbido e o *insight* pobre afetam a percepção corporal, causando sofrimento emocional e alterações comportamentais, como a esquiva, que revela a gravidade dos sintomas em indivíduos acometidos.

Trata-se de um produto mental deslocado para o corpo que o transforma em um problema físico, o qual precisa ser urgentemente alterado ou transformado. Surge então o medo de que qualquer distração que diminua a preocupação com o defeito percebido possa piorá-lo; portanto, atentar para o problema seria a única garantia para a mudança corporal. As preocupações podem estar focadas em uma região específica do corpo, ou estender-se a mais áreas de insatisfação corporal, ou ainda apresentar-se como uma sensação generalizada de feiura e de inadequação social.

O tempo gasto em comportamentos excessivos e repetitivos ou atos mentais, em resposta às preocupações com a aparência física, revela a intensidade da preocupação e a gravidade dos sintomas do TDC. Alguns indivíduos relatam que ficam em frente ao espelho por mais de 3 horas seguidas. Preocupados com a imagem que não reconhecem no corpo – ora evitam olhá-la, ora se examinam longa e frequentemente diante do espelho à espera de algo que possa mudar –, expressam a percepção angustiante da instabilidade da própria imagem e identidade.

Comportamentos de checagem podem incluir a comparação com os outros (p. ex., a observação da foto ou do vídeo de alguém, ao transitar pelas redes sociais, pode disparar a busca obsessiva pela comparação da própria aparência física com a dos outros e intensificar o grau de ansiedade e a atenção do defeito). Indivíduos com TDC relatam ser invadidos por imagens, para as quais é voltada, sobretudo, a percepção seletiva, como relatam pacientes com sintomas mais graves. Talvez por essa razão, o defeito percebido na aparência tenha sido inicialmente classificado no manual diagnóstico e estatístico de transtornos mentais como "imaginado". Nesse sentido, é importante apontar que a demanda estética de pacientes com TDC grave tem como referência um padrão imaginário que, de tão idealizado, torna-se inatingível.

São também exemplos de comportamentos de checagem: comportamentos de autocuidado exagerado; inspeção de áreas corporais, que pode ser cutucar a pele em razão da percepção de imperfeições; uso do espelho e reasseguramento de preocupações, que nada mais é do que a expressão de muitas dúvidas em relação às falhas percebidas no corpo e que traduz a dor subjetiva de não se ter certeza da própria imagem. A busca incessante por procedimentos estéticos e/ou cirúrgicos pode ser um tipo de reasseguramento do defeito.

Comportamentos de esquiva, que revelam a gravidade dos sintomas em indivíduos acometidos, também são observados na utilização do espelho; nas estratégias de camuflagem e mudanças de postura, para esconder ou desviar a atenção do defeito percebido, em situações públicas e sociais, no contato físico, ou em atividades ao ar livre.

Déficits cognitivos, associados aos sistemas de processamento da informação visual e seletiva, podem afetar a memória e a concentração, o planejamento de tarefas, a flexibilidade do pensamento e a abstração. A atenção focada no defeito e a autoavaliação negativa, bem como a interpretação distorcida das expressões faciais e emocionais, o grau de vulnerabilidade e a baixa autoestima[8] potencializam ideias de autorreferência. Essa dinâmica neurofuncional pode resultar em sentimentos e manifestações de isolamento e agressividade[4].

Etiologia e epidemiologia

Apesar das influências genética e ambiental, recentes pesquisas de avaliação neurocognitiva e comportamental sugerem que anormalidades em mecanismos do processamento da informação visual e perceptual estão também implicadas na fisiopatologia do TDC, como um viés em direção ao processamento local em detrimento de uma representação mais global e gestáltica do estímulo. Disfunções na organização topológica estrutural do cérebro que afetam sistemas de processamento visual, de memória e emoções foram identificadas em exames de imagem de pacientes com TDC[9].

Essas disfunções de processamento visual e das emoções podem contribuir para a impossibilidade de extração da informação visual de configuração holística em imagens inalteradas e de alta resolução (com muitos detalhes) em relação à forma. Ao não conseguir fazer essa associação, indivíduos com TDC também não conseguem saber se estão bem apresentados para o olhar do outro (e de si mesmos) quanto à sua imagem e aparência física. A sua implicação clínica pode ser a vivência angustiante da falta de referências e busca de reasseguramento da percepção da própria imagem que, por sua vez, dispara pensamentos obsessivos com a aparência física e percepções de autorreferência.

Um estudo com adolescentes que não tinham diagnóstico para TDC, mas que apresentavam níveis elevados de insatisfação corporal, identificou que o processamento visual anormal apenas nesse grupo sugere preceder e contribuir para o desenvolvimento do TDC, mais do que pode ser considerado como resultado da doença. Os autores do estudo apontaram ainda a possibilidade de um desenvolvimento neural atípico que pode estar associado a um comportamento aprendido resultante da atenção constante para características do corpo. No entanto, mais estudos são necessários para saber se o processamento da informação visual pode ser usado como marcador cognitivo ou como fator de risco para TDC[10].

O TDC geralmente tem início na adolescência. O início precoce, com média de idade de início da doença de 16,7 anos (SD = 7,2 anos), foi associado à cronicidade, história de tentativa de suicídio e maior comorbidade nos grupos avaliados[11]. Alguns estudos mencionaram a ocorrência do TDC em crianças muito jovens (5 anos) e até em pessoas bastante idosas (80 anos)[12]. Outros evidenciaram um segundo pico de incidência da doença após a ocorrência da menopausa[3,13].

Estudos de prevalência indicaram que cerca de 1 a 6% da população, dependendo da metodologia adotada, preenche critérios diagnósticos para TDC. Identificou-se que até 16% dos pacientes em atendimento psiquiátrico preencheram critério pelo DSM-IV de TDC. Em indivíduos que buscaram atendimentos dermatológicos a prevalência dessa condição pode chegar a 14%. Em cirurgia plástica, a maioria dos autores relatou um percentual de 6 a 15%[4]. Outros apontaram percentuais maiores entre 16 e 24% e acima de 50% de indivíduos com quadro clínico de TDC[3,4,14]. Em populações específicas, encontraram-se prevalências relevantes do TDC entre 7,5 e 8% em pacientes adultos de ortodontia[15] e 10% nos que buscavam cirurgia facial ou maxilofacial[16].

O TDC acomete ambos os gêneros[2]. Não foram encontradas diferenças quanto à apresentação dos sintomas entre os gêneros, áreas corporais de maior preocupação e grau de estresse emocional relacionado à aparência física[17]. No entanto, embora existam muitas similaridades na apresentação do TDC em ambos os gêneros, algumas diferenças quanto às regiões de insatisfação corporal e comorbidades foram assinaladas[4,18].

Curso e evolução

O TDC tem um caráter crônico que se expressa de forma flutuante em localização (áreas do corpo) e intensidade. Estudos também têm assinalado que o TDC impacta de forma significativa na qualidade de vida de seus portadores[3,11]. Um estudo que avaliou 141 adultos com diagnóstico de TDC verificou que 39% deles faltaram ao trabalho e, dos que foram trabalhar, 79,7% referiram prejuízo no funcionamento laboral associado à doença. Aqueles que não trabalhavam revelaram o aspecto crônico do TDC e apresentaram maior gravidade sintomatológica[19].

Indivíduos portadores desse transtorno mental reportam maiores taxas de ideação suicida (31% *vs.* 3,5%) e tentativas de suicídio devido a preocupações com a aparência (22,2% *vs.* 2,1%) quando comparados a indivíduos sem o diagnóstico[20]. Considerando-se a suicidabilidade, observou-se ideação suicida em 57,8% dos pacientes com TDC por ano (10 a 25 vezes maiores do que as taxas encontradas na população geral norte-americana), uma média de 2,6% de tentativas de suicídio por ano (3 a 12 vezes maiores), e dois desses pacientes (0,3%) completaram o suicídio no período estudado, resultando em uma taxa de suicídio 45 vezes maior do que a encontrada na população geral. O aumento da suicidabilidade mostrou-se associado a fatores como: maior número de internações psiquiátricas, ser solteiro ou divorciado, presença de transtornos psiquiátricos comórbidos, suporte social pobre, baixa autoestima e altos índices de ansiedade, depressão e hostilidade[4,18].

Apesar de sua gravidade evidente, o TDC é facilmente banalizado por confundir-se com vaidade e aparente futilidade. Muitas vezes, subestimado por profissionais da saúde mental, pode ser confundido como consequência de outro transtorno mental, quando frequentemente é o oposto. Talvez por isso, apesar de taxas altas em prevalência e cronicidade, o TDC segue relativamente negligenciado.

Estudos retrospectivos na área da psiquiatria, falhas cirúrgicas e apresentação mais grave do TDC foram um viés na avaliação e na abordagem do TDC ao longo do tempo. Na prática clínica o que se verifica são eventos adversos que revelam a natureza e o curso do TDC, mas que podem não estar associados à intervenção cirúrgica em si[4].

Recentemente, estudos têm trazido evidências preliminares para resultados positivos em termos de satisfação com os procedimentos estéticos e cirúrgicos e redução dos sintomas do TDC, apontando a cirurgia plástica como uma possibilidade de tratamento coadjuvante para alguns casos. De acordo com a literatura científica, indivíduos com sintomas leves a moderados e preocupações localizadas com a aparência física não podem ser totalmente excluídos e podem ser beneficiados com a cirurgia plástica[4,6,7].

Quadro 1 Critérios diagnósticos para o transtorno dismórfico corporal (TDC)

A. Preocupação com um ou mais defeitos ou falhas percebidas na aparência física que não são observáveis ou aparecem leves para os outros

B. Em algum momento durante o curso do transtorno, o indivíduo já apresentou comportamentos repetitivos (p. ex., verificação no espelho, preparação excessiva, *skin picking*, busca de reasseguramento) ou atos mentais (p. ex., comparação da sua aparência com a de outros) em resposta às preocupações com aparência

C. A preocupação causa sofrimento clinicamente significativo ou prejuízo nas áreas social, ocupacional ou outras áreas importantes de funcionamento

D. A preocupação com a aparência não é mais bem explicada por preocupações com gordura ou peso corporal em um indivíduo cujos sintomas satisfazem os critérios de diagnóstico para um transtorno alimentar

Especificar se:

- Com dismorfia muscular: o indivíduo está preocupado com a ideia de que sua constituição física é muito pequena ou apresenta insuficiência muscular. Esse especificador é usado, mesmo se o indivíduo está preocupado com outras áreas do corpo, o que é frequentemente o caso

Especificar se:

- Indique grau de percepção sobre crenças relacionadas ao TDC (p. ex., "Eu pareço feio" ou "Eu pareço deformado")
- Com crítica do estado mórbido (*insight*): o indivíduo reconhece que as crenças relacionadas ao TDC são definitivamente ou provavelmente falsas ou que elas podem ou não ser verdade
- Com pouca crítica do estado mórbido (pobre *insight*): o indivíduo pensa que as crenças relacionadas ao TDC são provavelmente verdadeiras
- Ausência de crítica do estado mórbido (sem *insight*)/presença de ideias fixas – crenças delirantes: o indivíduo está completamente convencido de que as crenças relacionadas ao TDC são verdadeiras

Fonte: DSM-5[1].

Embora 76% de indivíduos com TDC procurem procedimentos estéticos e cirúrgicos, não há muitos estudos prospectivos para avaliação desses resultados[6,7]. Isso significa que essa população não está sendo identificada e adequadamente diagnosticada. A maioria dos acometidos (79%) não foi diagnosticada nem tratada e apresenta comorbidade psiquiátrica frequente[21], que, além do próprio TDC, pode ser em si um fator a se considerar na indicação de procedimentos estéticos. Por isso, a triagem e a avaliação de risco do TDC no pré-operatório de procedimentos estéticos e cirúrgicos é de suma importância uma vez que 84% dos cirurgiões plásticos identificam a condição só após a cirurgia[22].

É também frequente a comorbidade entre TDC e transtornos de personalidade, sendo mais comuns os subtipos paranoide, esquivante e anancástico. Transtornos de personalidade narcisista, histriônica e *borderline* são frequentes e agravam o quadro clínico do TDC, uma vez que se sobrepõem ao TDC e tornam a evolução e tratamentos mais difíceis. Sem tratamento, o TDC está associado a altos níveis de sofrimento clínico expresso no comprometimento do funcionamento afetivo, social e ocupacional, e ideação suicida[23].

O Quadro 1 apresenta os critérios diagnósticos para TDC, segundo o DSM-5[1].

O espectro dos transtornos da consciência corporal

O TDC compartilha com outros transtornos mentais uma variedade de sintomas associados ao corpo, cujo eixo central são sintomas cognitivos e comportamentais reveladores de uma relação de grande sofrimento psíquico com o corpo, configurando o espectro dos transtornos da consciência corporal que exacerbam o conflito entre a mente e o corpo[24].

Nesse contexto, o TDC parece ser o elo entre o transtorno obsessivo-compulsivo (TOC), transtorno alimentar (TA) e o transtorno de escoriação (TE) e tricotilomania (TTM), revelando associação com todos. Em todos os casos, o comportamento ritual e repetitivo com foco no corpo tem como objetivo apaziguar as preocupações e corrigir as irregularidades corpóreas percebidas, frequentemente superestimadas[24].

O TDC mostra relação com o TOC nos comportamentos de evitação e nos comportamentos repetitivos procedentes de pensamentos obsessivos, mas com a aparência física. As vivências de incompletude que precedem certos comportamentos repetitivos no TOC ocorrem de forma semelhante no TDC, no sentido de gerar uma sensação incômoda constante de que algo não está "em ordem" ou "como deveria estar". Em 30% dos casos, o TOC é referido como prevalente durante a vida do paciente com TDC.

Alterações da percepção de formas e atributos corporais e sobreposição de sintomas clínicos e insatisfação com partes do corpo, como o tamanho da região supraumbilical, quadris e coxas, mostram similitudes do TDC com TA[25]. Ao descontar os sintomas de desconforto com o corpo relacionados à preocupação com o peso corporal, 15% dos pacientes apresentaram histórico compatível com diagnóstico pregresso de TDC e 12% com diagnóstico atual[24].

O TA ocorre com alguma frequência em indivíduos que desejam submeter-se a cirurgias do contorno corporal, como a lipoaspiração e a abdominoplastia, sendo a anorexia nervosa (AN) e a bulimia nervosa (BN) comuns nessa população[26]. O desejo da remoção cirúrgica de gordura pode ser uma variante do comportamento recorrente de purgação, observado em alguns pacientes com BN[27]. Estudos recentes têm sugerido uma mudança na expressão da insatisfação corporal[3,25] e, por isso, preocupações com o peso e comportamento alimentar alterado podem ser um desafio para o diagnóstico do TDC[28]. A preocupação com o peso[25] sugere a possibilidade de que o fenótipo do TDC possa incluir preocupações ou queixas com o peso[29].

Já na esteira dos comportamentos de inspeção corporal, a busca de alterações, irregularidades e imperfeições no corpo compartilha semelhanças entre o TDC, TTM e TE. Além disso, há uma forte correlação entre TE e TDC, com prevalência de comorbidade de 44,9% de indivíduos com presença de TE ao longo da vida, e 29,1 a 36,9% com TE atual[24]. A presença concomitante das duas condições está associada à piora dos sintomas do TE, com agravamento da intensidade das escoriações, dos aspectos psicossociais e da flexibilidade cognitiva[30]. A manipulação e a escoriação da pele para melhorar a aparência, especialmente em partes do corpo específicas que são percebidas como defeituosas ou mesmo quando há crença de que a pele toda é defeituosa, são sintomas do TDC[24]. Por isso, escoriações na pele podem não preencher os critérios para TE, ou o comportamento de arrancar o cabelo para TTM, e podem ser considerados sintomas secundários ao TDC.

Muitas vezes, comportamentos autoagressivos em pacientes com sintomas mais graves para TDC, como o TE, TTM, ou até mesmo fazer cirurgias em si mesmo (*do it your self* – DIY), ou ferir-se propositalmente, pode ter como finalidade submeter-se a uma cirurgia plástica.

Envolvendo o corpo, o afeto e a identidade, o TDC é uma condição mental complexa e que gera sofrimento emocional intenso. Abre-se, portanto, a possibilidade de uma linha de pesquisa para a compreensão das intrincadas relações entre corpo, afeto e identidade e seus desvios, ao aprofundar as alterações de imagem corporal observadas no TA, os comportamentos repetitivos com foco no corpo dos TE e TTM e o TDC, que podem assim revelar as bases empíricas do espectro dos transtornos da consciência corporal e melhorar as abordagens terapêuticas do sofrimento mental com o corpo.

Práticas clínicas/como tratar

Os corpos, ao exibir os seus excessos musculares, esqueléticos, adiposos, plastificados, tatuados, perfurados, transgressivos, abusados, intoxicados, não são corpos que portam um sintoma que pede decifração. São corpos mudos. Na dismorfia corporal, o regime estético é rigidamente quantitativo e desumanizado, orientado por um corpo que, ao ser fabricado e/ou modelado, oferece uma identidade sólida para seus portadores.

Os pacientes vivenciam esse fenômeno como uma dissociação entre imagem e corpo. Assim, essa falha no saber sobre o próprio corpo, que por sua vez leva ao desconhecimento em relação à sua doença, faz com que os pacientes não manifestem desejo de saber o que significa, tornando difícil a transferência – como base de tratamento em uma análise –, que comporta essencialmente o desejo de saber. Por isso, na perspectiva desses pacientes, é a medicina, e particularmente a cirurgia plástica, que poderá tratar o defeito ou a deformidade do corpo.

Nesses indivíduos está presente uma insatisfação não relacionada com o desencontro esperado entre corpo e imagem, mas associada a uma falha, ou impedimento entre duas fases do desenvolvimento subjetivo, que levam à impossibilidade de passagem do eu ideal para o ideal de eu, afetando a regulação e a percepção da autoimagem. O que se verifica então é um aumento do registro imaginário, uma inflação excessiva, narcísica, do eu ideal. Esses indivíduos não têm ideal de eu, mas vivem em um constante eu ideal (ser bonito, ser simétrico, ser magro, ser como esse ou aquele que é culturalmente valorizado). Parecem ter sido capturados com a satisfação narcísica da imagem desejada e idealizada de si mesmos que, contudo, não conseguem ver em seu reflexo. Assim, o sujeito ao contemplar-se obsessivamente no espelho, vendo um outro que é ele mesmo, o que busca é o preenchimento de uma imagem de si e o que encontra é o desencontro da imagem com o eu que refere ser o próprio corpo.

O estádio do espelho é um modelo de relação presente ao longo da vida, representando a relação essencial com a imagem corporal, e ilustrando o aspecto de conflito presente na relação dual. No entanto, o encontro com o espelho será sempre marcado por uma falha, em menor ou maior grau, o que explica a dimensão humana de insatisfação permanente com a sua própria forma.

A dismorfia corporal está localizada nessa relação profundamente afetada com o espelho, com a alteridade e com o excesso de angústia na imagem. O excesso de angústia na imagem (ser feio, esquisito) é o resultado da falha de simbolização do corpo. A presença e a intensidade do olhar – inequívoca e onipresente – denuncia a falta de um regulador simbólico eficaz nesses indivíduos que, por sua vez, leva à vivência de uma insatisfação avassaladora e cega porque sem limites e sem referências desse corpo – o desespero de ser quem se enxerga e, principalmente, de quem não tem certeza dessa percepção.

Em seu intenso sofrimento subjetivo, esses sujeitos são puro objeto, puro olhar, mancha de horror, na medida em que a mancha tem a função de tornar aparente o ponto do olhar em que o sujeito não é quem olha, mas é olhado. A mancha que revela o ponto do olhar é o detalhe na aparência, sinal de feiura, que aparece como ponto de angústia, aniquila e anula o sujeito[31].

Só quando a imagem adquire um valor simbólico, na medida em que está integrada no Outro (articulador da ordem simbólica, lugar da linguagem), é que é possível ao ser humano reconhecer-se na própria imagem e aceitar o corpo como próprio, impossibilidade vivida no TDC. Por isso, indivíduos com TDC ficam por longas horas diante do espelho uma vez que o Outro não está lá para ser o espelho. Por outro lado, é o medo de reduzir-se ao próprio corpo, pela falta de um suporte adequado no plano simbólico, que leva o portador de TDC a literalmente modificá-lo.

Como tratar

Do ponto de vista da psicanálise, a dismorfia corporal é vista como uma manifestação sintomática muito específica, tratada na estrutura clínica. Nesse contexto, a psicanálise permite a escuta privilegiada caso a caso, com ênfase em como o sujeito lida com seus sintomas, de um lugar singular que utiliza o corpo como evidência e recurso para a expressão do seu mal-estar. A escuta facilita ao sujeito a saída da posição de sofrer com e no corpo para que seus medos, angústias e o seu desejo ganhem significados.

Por meio da fala, da repetição, o sujeito tem a chance de elaboração, de ressignificar e retificar a memória do trauma e, como consequência, um novo posicionamento diante da vida. Ou seja, mudam-se as formas de subjetivação transformando o campo da memória, aspecto essencial no TDC.

Durante o tratamento, observam-se assim as relações e as falhas entre o imaginário (representado pela imagem e seus ideais), o simbólico (afetado pela linguagem com seus ideais) e o real (que impede a simbolização da dor) do corpo da dismorfia, na medida em que interferem na constituição da identidade corporal, na falha entre o sujeito e seu ideal e culminam com a apercepção do corpo.

Estando diante das formações psíquicas do fazer – em que o corpo é elemento ativo –, ou com comportamentos em que predomina uma parte do corpo – que age ou padece –, no início do tratamento é preciso compartilhar de falas objetivas e concretas, antes de incluir sentimentos e abstrações já que há dificuldades por parte desses indivíduos em compreender a própria condição.

Investiga-se o objeto olhar, que é alheio ao corpo, autônomo e autossuficiente. Na dismorfia corporal, o olhar é por si só ameaçador e sentido como desempenhando duas funções: o de observador (1ª pessoa) e de observado (3ª pessoa) em seu defeito.

Assim, na relação dialética com o analista o indivíduo pode começar a relativizar aspectos da própria vida e diminuir a rigidez cognitiva do defeito percebido no corpo, ou a modificação da posição do olhar.

O enquadre analítico facilita que o imaginário seja incorporado ao mundo dos sentidos. Dessa forma, a escuta psicanalítica poderá introduzir um Outro diverso do Outro falho e insuficiente que o sujeito encontrou em sua própria história. Esse "novo Outro", ou esse outro Olhar, por não excluir, não anular, não refutar, não silenciar, não preencher, não sufocar e não atormentar, pode ser a chave para a recuperação do funcionamento simbólico, da reestruturação narcísica e da imagem corporal.

Além disso, a predominância do processamento visual local sobre o global que afeta a percepção do defeito é também considerada e avaliada ao longo do tratamento por meio de diferentes posições de desenhos do próprio corpo do paciente. É um recurso que pode ajudar a aliviar a percepção visual das áreas corporais de maior insatisfação e a diminuir o grau de ansiedade de alguns pacientes em relação à própria imagem.

A dismorfia corporal desafia o analista e atualiza as intrincadas relações entre corpo, afeto, identidade e seus desvios e excessos.

Entretanto, o corpo que sofre também pode ser cuidado e o encaminhamento para outras especialidades como a cirurgia plástica ou a dermatologia pode ser realizado, além do cuidado medicamentoso para as comorbidades associadas quando necessário.

DISMORFIA MUSCULAR

A dismorfia muscular (DM) – popularmente conhecida como vigorexia[32] – é uma condição mental e comportamental que foi oficialmente validada pela American Psychiatric Association (APA) como uma entidade nosológica em 2013 ao ser incluída como um especificador do TDC no DSM-5[1] (ver Quadro 1). Trata-se de um quadro caracterizado pela presença de preocupação inadequada por parte do indivíduo em relação à sua forma física que é percebida erroneamente como muito pequena ou insuficientemente muscular e/ou esbelta e que costuma estar associada a comportamentos disfuncionais típicos, causando-lhe sofrimento mental importante ou prejuízos substanciais nas atividades do dia a dia.

Histórico

A primeira descrição desse fenômeno ocorreu em 1993 quando Pope et al.[33] avaliavam os efeitos psiquiátricos do uso de esteroides anabolizantes entre fisiculturistas do sexo masculino. Entre os 55 participantes usuários dessas substâncias, nove relataram vivenciar seus corpos como pequenos e fracos apesar de eles serem visivelmente grandes e musculosos. Essa alteração da vivência corporal não foi relatada entre os fisiculturistas não usuários de esteroides anabolizantes. Ainda nesse estudo, observou-se que, entre aqueles que apresentavam essa percepção corporal inexata, dois relatavam terem sofrido de AN no passado. Na ocasião desses achados, os autores entenderam esse fenômeno como uma variante da AN na qual a preocupação patológica estava "invertida", ou seja, ao invés de temerem possuir corpos grandes e gordos como ocorre tipicamente entre os portadores desse TA, esses participantes específicos temiam ser possuidores de formas físicas pequenas e perder massa muscular. Por conta do exposto, os autores desse estudo nomearam inicialmente essa condição como "anorexia reversa".

Em 1997, Pope et al.[34] publicaram novo artigo com informações adicionais acerca dessa nova condição. Os autores identificaram que mulheres ou fisiculturistas não usuários de esteroides anabolizantes também poderiam ser acometidos pela preocupação patológica de serem insuficientemente grandes ou musculosos. Além disso, essa alteração da percepção corporal foi reclassificada como uma forma de TDC, afastando-se do entendimento prévio dessa preocupação como uma variante da AN. Com base nessas observações, os autores renomearam o quadro descrito como "dismorfia muscular" e apresentaram os primeiros critérios operacionais para o seu diagnóstico (Quadro 2). A nova nomenclatura e os critérios diagnósticos sugeridos pelos autores tornaram-se referência para a literatura científica publicada acerca dessa condição a partir de então.

Critérios diagnósticos e psicopatologia

O DSM-5 não apresenta critérios operacionais específicos para o diagnóstico da DM em seu texto. Essa condição é descrita nesse manual como um especificador do TDC que deve ser aplicado quando "o indivíduo está preocupado com a ideia de que sua forma física é muito pequena ou insuficientemente muscular". Por sua vez, Pope et al.[34] propuseram critérios para o diagnóstico da DM que são considerados parâmetros por uma parcela importante dos estudos acerca do tema.

O sintoma central da DM é a preocupação por parte do acometido com a ideia de ser possuidor de uma constituição corporal pouco musculosa e pouco esbelta. A APA ressalta que esse temor ocorre quase que exclusivamente em homens que possuem um corpo de aspecto normal ou que são até mesmo muito musculosos[1],

Quadro 2 Critérios operacionais diagnósticos para dismorfia muscular de acordo com Pope et al.[34]

1. A pessoa tem uma preocupação com a ideia de que seu corpo não está suficientemente esbelto e musculoso. Comportamentos característicos associados incluem longas horas de levantamento de pesos e atenção excessiva à dieta
2. A preocupação causa sofrimento clinicamente significativo ou prejuízo nas áreas social, ocupacional ou outras importantes do funcionamento, como demonstrado por pelo menos dois dos quatro critérios a seguir: • O indivíduo frequentemente desiste de atividades social, ocupacional ou recreacional importantes por conta da necessidade compulsiva de manter seus exercícios e regime dietético • O indivíduo evita situações em que seu corpo é exposto a outros ou enfrenta essas situações somente com sofrimento importante ou ansiedade intensa • A preocupação acerca da inadequação do tamanho corporal ou musculatura causa sofrimento clinicamente significante ou prejuízo nas áreas social, ocupacional ou outra área importante de funcionamento • O indivíduo continua a se exercitar, a restringir a alimentação ou usar substâncias ergogênicas apesar do conhecimento das consequências físicas ou psicológicas negativas
3. O foco primário da preocupação e comportamentos é em ser muito pequeno ou inadequadamente musculoso, diferente do medo de ser gordo, como na anorexia nervosa, ou uma preocupação primária somente com outros aspectos da aparência, como em outras formas de transtorno dismórfico corporal.

o que evidencia a presença de distorção da autoimagem corporal no fenômeno da vigorexia. Esse temor costumeiramente se apresenta como um pensamento obsessivo, ou seja, é ansiogênico, intrusivo e consome um tempo considerável da atividade mental (p. ex., até 5 horas/dia), mesmo o indivíduo estando ciente de sua irracionalidade. Entretanto, de acordo com Olivardia et al.[35], 42% dos que sofrem de DM podem ser ambivalentes em relação à falta de lógica desse pensamento, enquanto 8% não apresentam nenhuma crítica quanto à morbidez dessa ideia. Nesse último caso, a preocupação pode ser considerada delirante.

Ainda em relação a esse aspecto psicopatológico da DM, ressalta-se que o ideal de corpo que os portadores dessa condição almejam para si (mesmo quando já o possuem) é aquele marcado por uma musculatura avantajada associada a um percentual baixo de gordura corporal (esbelteza) que permita a visualização dessa massa musculosa. Ser esbelto não é sinônimo de ser magro ou de pesar menos em uma balança: se um portador de DM estiver acima do peso, mas esse sobrepeso for devido a uma constituição física marcada por musculatura desenvolvida com pouca percentagem de gordura corpórea, não haverá sofrimento psicológico significativo (ao contrário do que ocorre entre os portadores de TA cujo foco do pensamento é o peso). De acordo com Cafri et al.[36], a preocupação com a esbelteza do próprio corpo pode prevalecer sobre aquela relacionada à própria musculatura em alguns casos em que a insatisfação muscular parece menor.

A vivência constante de ser insuficientemente musculoso, esbelto e pequeno (mesmo quando o indivíduo é maior, mais forte e mais definido do que a maioria das pessoas) conduz frequentemente a comportamentos cujo objetivo é reverter essa escassez inadequadamente percebida. Entre os comportamentos ditos compensatórios característicos, destacam-se as longas horas dedicadas ao levantamento de peso. O portador de DM se sente compelido emocionalmente a se engajar nessa atividade física de maneira compulsiva pelo temor fantasioso de perder de uma vez a forma física almejada ou conquistada caso deixe de fazê-lo em uma única ocasião. O abuso de substâncias ergogênicas (que aumentam a capacidade de se exercitar) e de esteroides anabolizantes (derivados sintéticos do hormônio testosterona que promovem ganho de massa muscular) é bastante frequente entre os acometidos por essa condição. Em uma amostra de levantadores de peso do sexo masculino, observou-se a prevalência de uso de esteroides anabolizantes de 46% entre os participantes que satisfaziam os critérios diagnósticos para DM (contrastando com a prevalência de 7% entre os participantes não diagnosticados com vigorexia)[35].

Outro comportamento característico associado à preocupação de ser inadequadamente musculoso e esbelto é a atenção excessiva a uma dieta hiperproteica e pobre em gordura, gerando um comportamento alimentar marcado pela rigidez e pouca variabilidade. A ingesta proteica por dia pode ser de tal monta que se aproxima do limite diário de consumo de proteínas capaz de promover sobrecarga no funcionamento dos rins[34].

Tanto o temor intenso e constante de perder ou não atingir a forma física desejada quanto os comportamentos compulsivos compensatórios causam sofrimento psicológico significativo e prejuízo em diversas áreas do dia a dia do portador de DM. Pela dificuldade de manter a rotina compulsiva de levantamento de peso e a rígida restrição dietética, é comum os acometidos pela vigorexia não terem uma vida social satisfatória (p. ex., deixam de ir a um encontro com amigos por não conseguirem prever o conteúdo nutricional de uma refeição em um jantar), problemas na carreira profissional (p. ex., não aceitarem uma promoção pela incompatibilidade da maior responsabilidade com a rotina de levantamento de pesos), etc. Esses indivíduos, em geral, têm consciência do impacto negativo que essa preocupação e esses comportamentos têm na sua rotina, mas o medo de estar insuficientemente musculoso e esbelto prevalece. Ainda em relação à psicopatologia da DM, destaca-se a ansiedade relacionada ao corpo que deriva do receio de ter sua aparência física negativamente avaliada pelos demais, a chamada ansiedade física social[37]. Devido a esse sintoma, é comum os portadores de vigorexia se envolverem em comportamentos de checar compulsivamente seus corpos em superfícies refletoras (p. ex., espelho) ou de indagarem pessoas em relação à sua forma física no intuito de se certificarem de que não estão ficando menos fortes ou menores (checagem corporal). Outros comportamentos secundários à ansiedade física social é o de evitar superfícies refletoras pela angústia de ver seu próprio corpo percebido como insuficientemente musculoso (evitação corporal) ou usar roupas folgadas ou em várias camadas para parecerem maiores (camuflagem). Em alguns casos, o indivíduo pode se isolar totalmente pela vergonha de não ter a musculatura e a esbelteza que ele julga serem necessárias.

Pouco se sabe sobre o curso clínico da DM pela escassez de estudos longitudinais[38]. A idade média de início costuma ser em torno dos 19 anos e parece anteceder o começo do uso dos esteroides anabolizantes na maioria dos casos[35].

Etiologia e epidemiologia

A etiologia da DM ainda não se encontra totalmente esclarecida, mas entende-se que essa condição seja o resultado da interação de múltiplos fatores de natureza distinta (genético, psicológico, familiar, social, demográfico). Entre esses elementos, destacam-se: o sexo masculino, a maior importância dada ao corpo masculino musculoso e esbelto pela sociedade, maior insatisfação corporal entre os homens (especialmente entre aqueles abaixo do peso), história familiar de parentes de primeiro grau do sexo masculino com AN[39], traços de perfeccionismo e de baixa autoestima, participação em esportes que valorizam a forma física associada à força[40], dentre outros. O principal grupo de risco para a vigorexia são homens fisiculturistas, ou seja, que levantam pesos no intuito de esculpirem seus corpos. Essa constatação não é surpreendente uma vez que o fisiculturismo permite que os indivíduos do sexo masculino alcancem a forma física que lhes é imposta como ideal pela sociedade (ao contrário das mulheres, para as quais o corpo ideal é o magro). Entretanto, é importante destacar que, nos últimos anos, um ideal de corpo feminino alternativo, marcado por musculatura tonificada associada à esbelteza, vem gradativamente influenciando a preocupação e o comportamento relacionados ao físico de algumas mulheres na sociedade[41]. Estas, por sua vez, podem representar um novo grupo de risco para a DM. Por fim, Murray et al. chamam a atenção para o risco de jovens do sexo masculino em recuperação de quadro de AN poderem eventualmente desenvolverem sintomas parciais ou completos de DM como uma espécie de transição da busca por magreza para a busca por tamanho[42].

A prevalência da vigorexia costuma divergir significativamente entre os estudos. Por exemplo, entre homens levantadores de peso, a presença ao longo da vida dessa condição varia entre 13,6 a 44%[38]. Já em pacientes do sexo masculino portadores de TDC, a DM pode ser diagnosticada entre 22,2 a 28,6% destes[43]. De acordo com a APA, o mais comum é que o portador de vigorexia apresente preocupações patológicas com outras partes do corpo além de sua musculatura/esbelteza[1].

Como tratar

Não existem diretrizes específicas para o tratamento da DM. As recomendações baseiam-se naquelas já existentes para os TA e o TDC[44]. Como uma parte significativa dos portadores dessa condição apresenta crítica prejudicada em relação à irracionalidade e à morbidez dos seus sintomas, é importante iniciar o processo terapêutico evitando o confronto e demonstrando empatia, reforçando os pontos fortes do paciente e promovendo psicoeducação[45]. Por exemplo, o acometido por vigorexia deve ser orientado quanto aos efeitos deletérios para a saúde física e mental em médio e longo prazo do uso dos esteroides anabolizantes, da ineficácia de manter um treinamento muscular extenuante e sem repouso entre as sessões para a obtenção de uma musculatura avantajada e quanto ao fato de que cada indivíduo possui um tipo físico próprio que varia quanto à maior ou menor probabilidade de adquirir musculatura e de perder gordura corporal.

A intervenção medicamentosa se faz necessária, seja na atenuação do funcionamento obsessivo-compulsivo característico dessa condição, seja no tratamento de transtornos psiquiátricos concomitantes (transtorno depressivo maior, transtornos de ansiedade, etc.). Dá-se preferência aos inibidores seletivos da receptação de serotonina[44].

É importante ter em mente, ao acompanhar pacientes com DM, que a diminuição da compulsão por levantar pesos, a menor rigidez dietética e a suspensão do uso de esteroides anabolizantes (que deve ser uma condição para a continuação do tratamento por conta dos riscos à saúde) podem inevitavelmente levar a algum grau de perda de musculatura e ganho de gordura corporal[44]. Essas consequências são temidas por esses indivíduos que devem ser preparados para vivenciá-las de modo a evitar o abandono do tratamento que costuma ser comum nessa população.

REFERÊNCIAS BIBLIOGRÁFICAS

1. American Psychiatric Association. Diagnostic and statistical manual of mental disorders, 5. ed. Arlington: American Psychiatric Association; 2013.
2. Beilharz F, Castle DJ, Grace S, Rossell SL. A systematic review of visual processing and associated treatments in body dysmorphic disorder. Acta Psychiatr Scand. 2017;136(1):16-36.

3. de Brito MJ, Nahas FX, Cordás TA, Tavares H, Ferreira LM. Body dysmorphic disorder in patients seeking abdominoplasty, rhinoplasty and rhytidectomy. Plast Reconstr Surg. 2016;137(2):462-71.
4. Brito MJA, Cordás TA, Ferreira LM. Transtorno dismórfico corporal: a mente que mente. São Paulo: Hogrefe; 2018.
5. Silva DB, Nahas FX, Bussolaro RA, De Brito MJ, Ferreira LM. The increasing growth of plastic surgery lawsuits in Brazil. Aesthetic Plast Surg. 2010;34(4):541-2.
6. Felix GA, de Brito MJ, Nahas FX, Tavares H, Cordás TA, Dini GM, et al. Patients with mild to moderate body dysmorphic disorder may benefit from rhinoplasty. J Plast Reconstr Aesthet Surg. 2014;67(5):646-54.
7. Bowyer L, Krebs G, Mataix-Cols D, Veale D, Monzani B. A critical review of cosmetic treatment outcomes in body dysmorphic disorder. Body Image. 2016;19:1-8.
8. Buhlmann U, Glaesmer H, Mewes R, Fama LM, Wilhelm S, Brähler E, et al. Updates on the prevalence of body dysmorphic disorder: a population-based survey. Psychiatry Res. 2010;178(1):171-5.
9. Grace A, Buchanan BG, Maller JJ, Toh WL, Castle JC. Reduced cortical thickness in body dysmorphic disorder. Psychiatry Res Neuroimaging. 2017;259:25-8.
10. Mundy ME, Sadusky A. Abnormalities in visual processing amongst students with body image concerns. Adv Cogn Psychol. 2014;10(2):39-48.
11. Bjornsson AS, Didie ER, Grant JE, Menard W, Stalker E, Phillips KA. Age at onset and clinical correlates in body dysmorphic disorder. Compr Psychiatry. 2013;54(7):893-903.
12. Bjornsson, AS, Didie, ER, Phillips, KA. Body dysmorphic disorder. Dialogues Clin Neurosci. 2010; 12(2):221-32.
13. Pavan C, Simonato P, Marin M, Mazzoleni F, Pavan L, Vindigni V. Psychopathologic aspects of body dysmorphic disorder: a literature review. Aesthetic Plast Surg. 2008;32(3):473-84.
14. Ramos TD, de Brito MJA, Suzuki VY, Sabino Neto M, Ferreira LM. High prevalence of body dysmorphic disorder and moderate to severe appearance-related obsessive-compulsive symptoms among rhinoplasty candidates. Aesthetic Plast Surg. 2019;43(4):1000-5.
15. Hepburn S, Cunningham S. Body dysmorphic disorder in adult orthodontic patients. A J Orthod Dentofacial Orthop. 2006;130(5):569-74.
16. Vulink NC, Rosenberg A, Plooij JM, Koole R, Bergé SJ, Denys D. Body dysmorphic disorder screening in maxillofacial outpatients presenting for orthognathic surgery. Int J Oral Maxillofac Surg. 2008;37(11):985-91.
17. Schneider, SC, Mond J, Turner CM, Hudson JL. Sex differences in the presentation of body dysmorphic disorder in a community sample of adolescents. J Clin Child Adolesc Psychol. 2019; 48(3):516-28.
18. Phillips KA, Menard W. Suicidally in body dysmorphic disorder: a prospective study. Am J Psychiatry. 2006;163(7):1280-2.
19. Didie ER, Menard W, Stern AP, Phillips KA. Occupational functioning and impairment in adults with body dysmorphic disorder. Compr Psychiatry. 2008;49(6):561-9.
20. Phillips KA, Menard W, Fay C. Gender similarities and differences in 200 individuals with body dysmorphic disorder. Compr Psychiatry. 2006;47(2):77-87.
21. Grace SA, Labuschagne I, Kaplan RA, Rossell SL. The neurobiology of body dysmorphic disorder: A systematic review and theoretical model. Neurosci Biobehav Rev. 2017;83:83-96.
22. Sarwer DB. Awareness and identification of body dysmorphic disorder by aesthetic surgeons: results of a survey of American Society for Aesthetic Plastic Surgery members. Aesthetic Surg J. 2002;22(6):531-5.
23. Brito MJA, Tavares H, Cordás TA. Transtorno dismórfico-corporal. In: Miguel EC, Lafer B, Elkis H, Forlenza OV (eds.). Clínica psiquiátrica, 2a ed. Volume 2: As grandes síndromes psiquiátricas. Barueri: Manole; 2021.
24. De Oliveira ECB, Toledo EL, Gulassa DCR, Tavares H. Comportamentos repetitivos com foco no corpo – transtorno de escoriação e tricotilomania. In: de Brito MJA, Cordás TA, Ferreira LM. Transtorno dismórfico corporal – a mente que mente. São Paulo: Hogrefe; 2018. p. 267-87.

25. de Brito MJ, Nahas FX, Cordás TA, Gama MG, Sucupira E, Ramos TD, et al. Prevalence of body dysmorphic disorder symptoms and body weigh concerns in patients seeking abdominoplasty. Aesthet Surg J. 2016;36(3):324-32.
26. Algöz MS, Basterzi AD, Uysal AC, Tüzer V, Unlü RE, Sensöz O, et al. The psychiatric view of patients of aesthetic surgery: self-esteem, body image, and eating attitude. Aesthetic Plast Surg. 2003;27(5):345-8.
27. Willard SG, McDermott BE, Woodhouse LM. Lipoplasty in the bulimic patient. Plast Reconstr Surg.1996;98(2):276-8.
28. Phillips KA, Wilhelm S, Koran LM, Didie ER, Fallon BA, Feusner J, et al. Body dysmorphic disorder: some key issues for DSM-V. Depress Anxiety. 2010;27(6):573-91.
29. Kittler JE, Menard W, Phillips KA. Weight concerns in individuals with body dysmorphic disorder. Eat Behav. 2007;8(1):115-20.
30. Grant JE, Redden SA, Leppink EW, Odlaug BL. Skin picking disorder with co-occuring body dysmorphic disorder. Body Image. 2015;15:44-8.
31. Greco MG. Declinações da dismorfofobia: estudo psicanalítico da distorção da imagem corporal. Tese de doutorado. Universidade Federal de Minas Gerais: Belo Horizonte, 2010.
32. Mosley PE. Bigorexia: bodybuilding and muscle dysmorphia. Eur Eat Disord Rev. 2009;17(3):191-8.
33. Pope HG Jr, Katz DL, Hudson JI. Anorexia nervosa and "reverse anorexia" among 108 male bodybuilders. Compr Psychiat. 1993;34(6):406-9.
34. Pope HG Jr, Gruber AJ, Choi P, Olivardia R, Philips KA. Muscle dysmorphia: an underrecognized form of body dysmorphic disorder. Psychosomatics. 1997;38(6):548-57.
35. Olivardia R, Pope HG Jr, Hudson JI. Muscle dysmorphia in male weightlifters: a case control study. Am J Psychiat. 2000;157(8):1291-6.
36. Cafri G, Blevins N, Thompson JK. The drive for muscle leanness: a complex case with features of muscle dysmorphia and eating disorder not otherwise specified. Eating and Weight Disorders. 2006;11(4):117-8.
37. Chandler CG, Derryberry WP, Grieve FG, Pegg PO. Are anxiety and obsessive-compulsive symptoms related to muscle dysmorphia? International Journal of Men's Health. 2009;8(2):143-54.
38. Santos Filho CA, Tirico PP, Stefano SC, Touyz SW, Claudino AM. Systematic review of the diagnostic category muscle dysmorphia. Aust N Z J Psychiatry. 2016;50(4):322-33.
39. Raevuori A, Hoek HW, Susser E, Kaprio J, Rissanen A, Keski-Rahkonen A. Epidemiology of anorexia nervosa in men: a nationwide study of finnish twins. PLoS One. 2009;4(2):e4402.
40. Grieve FG. A conceptual model of factors contributing to the development of muscle dysmorphia. Eat Disord. 2007;15(1):63-80.
41. Gruber AJ. A more muscular female body ideal. In: Thompson JK, Cafri G, editores. The muscular ideal: psychological, social, and medical perspectives. 1. ed. Washington: American Psychological Association; 2007. p. 229.
42. Murray SB, Griffiths S, Mitchison D, Mond JM. The transition from thinness-oriented to muscularity-oriented disordered eating in adolescent males: a clinical observation. J Adolesc Health. 2017;60(3):353-5.
43. Pope CG, Pope HG, Menard W, Fay C, Olivardia R, Phillips KA. Clinical features of muscle dysmorphia among males with body dysmorphic disorder. Body Image. 2005;2(4):395-400.
44. Assunção SSM. Muscle dysmorphia. Rev Bras Psiquiatr. 2002;24(3):80-4.
45. Greenberg ST, Schoen EG. Males and eating disorders: gender-based therapy for eating disorder recovery. Prof Psychol-Res Pr. 2008;39:464-71.

6
Transtornos alimentares

Graziela Dassoler
Táki Athanássios Cordás

INTRODUÇÃO

O *Manual diagnóstico e estatístico de transtornos mentais* (DSM-5) descreve e classifica como transtornos alimentares a anorexia nervosa (AN), a bulimia nervosa (BN), o transtorno de compulsão alimentar (TCA), o transtorno de ruminação, a pica e o transtorno alimentar restritivo/evitativo (TARE)[1]. São transtornos psiquiátricos caracterizados por uma inadequação no consumo de alimentos, por padrões e comportamentos alimentares que ocasionam piora progressiva na saúde física, nutricional e psicossocial.

As causas desses transtornos são multifatoriais, envolvem aspectos psicológicos, biológicos e socioculturais e são responsáveis pelo desencadeamento do quadro e pela manutenção e perpetuação dos sintomas. Os principais fatores de risco incluem etnia, sexo, preocupações com peso e corpo, problemas alimentares na infância, autoavaliação negativa, história de abuso sexual e/ou presença de outros transtornos psiquiátricos[2].

Os transtornos alimentares são mais prevalentes em jovens do sexo feminino com idade entre 18 e 30 anos e são menos comuns em pessoas do sexo masculino. A gravidade nos dois sexos é a mesma e homens homossexuais têm uma maior predisposição a desenvolver o transtorno do que homens heterossexuais[2].

O diagnóstico e o tratamento devem ser feitos através de uma abordagem multidisciplinar com equipes de saúde capacitadas para lidar com as complicações clínicas e comportamentos suicidas que comumente levam os pacientes diagnosticados com transtornos alimentares à morte[3].

ANOREXIA NERVOSA

A AN é um transtorno alimentar que se caracteriza por um medo intenso de ganhar peso, por distúrbios da imagem corporal e perda de peso intencional e voluntária. Os comportamentos do indivíduo levam a um peso significativamente baixo e também ao comprometimento físico, psíquico e social[1,4].

Na AN há uma negação do apetite e um controle obsessivo sobre o peso e a forma do corpo, mas não ocorre uma perda real do apetite, ao menos nos estágios iniciais do transtorno. Por isso, o termo anorexia não é o mais adequado do ponto de vista psicopatológico[5]. Entre as motivações da busca pela magreza estão o medo mórbido de engordar, a insatisfação com o próprio corpo, com a forma corporal e distorção da imagem corporal[6].

A prevalência de AN é estimada entre 0,5 e 1% da população, sendo que cerca de 90% dos pacientes são do sexo feminino e faixa etária mais atingida é dos 15 aos 25 anos. Profissões ligadas à estética e ao corpo apresentam maiores chances para o desenvolvimento da AN, como bailarinas, atletas, profissionais da moda, atrizes e atores, estudantes de nutrição, medicina e psicologia[1,2,6]. A taxa de prevalência de homens e mulheres é de 1:4 incluindo dados dos indivíduos que não buscam tratamento, o que é muito comum na população masculina[7].

As causas da AN estão relacionadas à complexa interação entre fatores ambientais, psicológicos e fisiológicos: esses múltiplos fatores predispõem, mantêm e perpetuam o comportamento alimentar disfuncional. A compreensão da relação entre eles facilita e melhora a prevenção e o tratamento[2,8-10]:

Os fatores biológicos podem ser precipitantes do transtorno, como as mudanças hormonais da puberdade, e podem ser mantenedores, como o efeito da desnutrição no estado mental dos pacientes[9].

Algumas características psicológicas são comuns nos pacientes com AN, como a acentuada autocrítica, perfeccionismo, sensibilidade a críticas, baixa autoestima e ansiedade interpessoal aumentada, além dos distúrbios perceptuais e da imagem corporal e preocupação excessiva com o peso. Abuso físico e sexual na infância também são comuns[9].

Fatores socioculturais como os padrões de beleza e de saúde são vinculados à magreza, o que leva a pressões sociais por ideais estéticos cada vez mais esguios. Ser magro acaba por significar ser feliz, bem-sucedido, respeitado, aceito e desejado[2,8].

Atualmente as mídias sociais têm uma grande influência nos padrões de beleza. Manter uma participação ativa nessas redes está relacionada a maiores taxas de comportamentos desadaptativos, como seguir dietas restritivas, pular refeições, induzir vômitos e realizar atividades físicas em excesso com o objetivo de perder peso[11].

A influência da família e o entendimento de sua dinâmica são importantes tanto para a prevenção quanto para o tratamento e prevenção de recaídas dos pacientes com AN. Pais excessivamente preocupados com os filhos, a inflexibilidade familiar, relações parentais disfuncionais e a grande importância dada às aparências, tanto na questão física quanto no desempenho de diversos setores da vida, são possíveis fatores que influenciam o aparecimento da AN[12].

O DSM-5, publicado em 2013, distingue dois subtipos de AN[1,4]:

- AN restritiva: caracterizada por restrição da ingestão calórica, aumento do gasto energético, jejum e outros comportamentos compensatórios não purgativos, como atividade física em excesso e sem compulsão alimentar.
- AN purgativa: caracterizada por episódios de compulsão alimentar e/ou comportamentos purgativos como vômitos autoinduzidos ou uso de laxantes, diuréticos ou enemas.

O transtorno começa quase sempre após uma dieta restritiva, em que inicialmente são evitados alimentos considerados "proibidos", e gradativamente o paciente passa a restringir sua alimentação, chegando a eliminar o consumo de grupos alimentares específicos e a reduzir o número de refeições[8]. A "dieta" pode se apresentar como uma mudança para padrão vegetariano, vegano ou o desejo de ser mais "saudável". O consumo excessivo de café e de refrigerantes de baixas calorias pode ser uma estratégia para mascarar a fome[13,14].

Na AN diversos comportamentos e crenças ligados à alimentação podem ser observados[6,15]:

- Esconder alimentos no armário, no banheiro ou em roupas.
- Dividir as refeições em pequenas porções.
- Preparar alimentos para os outros.
- Mastigar lentamente pequenas quantidades de comida.
- Ruminação do alimento (mastigação seguida de descarte do alimento ou deglutição seguida de regurgitação).
- Evitar comer na presença de outras pessoas.
- Interessar-se por tudo o que está relacionado à culinária e a dietas.
- Ter grande conhecimento sobre as calorias dos alimentos e sobre nutrição.
- Acreditar que alimentos consumidos se transformam imediatamente em gordura corporal.
- Evitar grupos alimentares específicos, muitas vezes com justificativas ideológicas (vegetarianismo, veganismo, macrobiótica, etc.).
- Crenças rígidas e perfeccionismo em relação a modelos estéticos e "saudáveis".

A distorção da imagem corporal é a principal psicopatologia da AN: apesar do peso consideravelmente baixo, o paciente mantém a restrição alimentar e/ ou comportamentos compensatórios e purgativos com propósito de ficar ainda mais magro.

As complicações clínicas geralmente são decorrentes da desnutrição e dos métodos compensatórios inadequados, como a indução de vômitos, uso de laxantes e diuréticos, fórmulas para emagrecer, realização de exercício físico excessivo, etc.[6] Essas alterações usualmente normalizam com a recuperação e a manutenção da melhora nutricional[9].

A comorbidade entre os indivíduos com transtornos alimentares é mais regra do que exceção, sendo a depressão, os transtornos de ansiedade e transtorno obsessivo-compulsivo (TOC) as psicopatologias mais comuns. O surgimento precoce e a frequente cronificação de muitos desses quadros tornam difícil diferenciar doença principal, comorbidade e traços de personalidade do indivíduo[8].

É importante ressaltar cuidado no diagnóstico da depressão nesses indivíduos com AN, já que algumas das alterações, como cansaço, irritabilidade, humor disfórico, perda de libido, insônia e dificuldade de concentração, podem ser resultantes do estado nutricional alterado que tende a desaparecer com o ganho de peso progressivo[8].

As taxas de recuperação completa são em torno de 50% dos pacientes, 30% evoluem com alternância entre períodos de melhora e recidiva e o restante apresenta curso grave e refratário, com complicações físicas e psicológicas mais sérias[2,8]. Indivíduos com AN têm risco alto para recaída e mais de 50% recaem dentro do primeiro ano após alta no tratamento hospitalar[16]. A distorção da imagem corporal tende a permanecer em grande parte dos pacientes com AN, sendo um desafio na prática clínica e em futuros estudos[5,6].

Fatores como peso muito baixo no início do tratamento e a demora na sua procura, aparecimento tardio do transtorno, presença de comorbidades psiquiátricas, utilização de métodos purgativos, baixo peso na alta hospitalar e relações familiares comprometidas são preditivos de mau prognóstico[8].

O diagnóstico precoce pode prevenir comportamentos suicidas e reduzir a probabilidade de desenvolver comorbidades psiquiátricas, melhorando o prognóstico e o resultado do tratamento em longo prazo. Aproximadamente 50% dos pacientes adultos com AN referem ideação suicida e até 26% tentam suicídio, sendo que o índice de mortalidade atinge mais de 18% dos pacientes[16,17].

Há uma relação entre os transtornos alimentares, pois alguns dos pacientes com anorexia progridem para a BN e para o TCA. O movimento contrário não é comum, porém alguns pacientes com AN têm histórico de obesidade na infância ou adolescência[18].

BULIMIA NERVOSA

A BN caracteriza-se por episódios recorrentes de compulsão alimentar acompanhados de comportamentos compensatórios inadequados como vômitos autoinduzidos, dietas restritivas, exercícios físicos exagerados e uso de medicamentos como laxantes, diuréticos e inibidores de apetite. O episódio de compulsão se define por uma ingestão de grande quantidade de alimentos, maior que a maioria dos indivíduos comeria, em um curto espaço de tempo, acompanhado de sentimentos de perda de controle e incapacidade de parar de comer[1]. Indivíduos com BN apresentam distorção da imagem corporal, e a preocupação com o peso e a forma do corpo são temas centrais, afetando sentimentos e comportamentos do paciente[1].

A prevalência de BN é de 1 a 1,5% da população, sendo maior no sexo feminino, com cerca de 90 a 95% de mulheres para 5 a 10% de homens. O início do transtorno é mais comum no final da adolescência ou no início da vida adulta e costuma ser um pouco mais tardio do que na AN. Atinge diferentes classes sociais, e algumas profissões apresentam mais risco, como modelos e outros profissionais da moda, jóqueis e atletas[1].

As causas da BN compreendem uma complexa interação entre fatores biológicos, psicológicos, socioculturais, familiares e genéticos[1,2,10].

As características psicológicas comuns dos pacientes com BN são o perfeccionismo, aversão a conflitos, medo de abandono, baixa autoestima, autoavaliação negativa e dificuldade em verbalizar sentimentos. A insegurança a respeito da identidade e de como que são avaliados por outras pessoas, reforça a manutenção na aparência física como forma de estabelecer a identidade[19,20].

A família tem grande importância e influência nos pacientes com BN, e um dos fatores desencadeantes do transtorno são comentários negativos que pais fazem a respeito do peso dos filhos, comportamento alimentar restritivo dos pais e encorajamento para que seus filhos façam dieta[21]. A existência de conflitos intrafamiliares, dificuldade de comunicação com outros membros da família, alterações nas relações interpessoais, distanciamento afetivo e falta de coesão no núcleo familiar são características comuns de relacionamento[22,23].

O paciente com BN tem o peso normal ou discretamente elevado e descreve grande preocupação com o peso e com a forma corporal. É comum que o quadro se inicie após uma dieta restritiva autoimposta, porém sem a rígida restrição observada em pacientes com AN. No momento do descontrole, o paciente ingere uma grande quantidade de alimentos em curto espaço de tempo, geralmente em cerca de 2 horas. Esses episódios levam à ingestão de variados tipos de alimentos, doces ou salgados, frios ou à temperatura ambiente, e que muitas vezes não são mastigados. Logo após a ingesta, o paciente se sente culpado, induzindo o vômito ou utilizando outro mecanismo compensatório. A compensação é realizada para evitar o ganho de peso e para aliviar a sensação de desconforto físico e emocional. A dieta é retomada após esses comportamentos, instituindo um ciclo vicioso de novos episódios de compulsão alimentar e de mecanismos compensatórios[2].

Outros métodos compensatórios incluem o uso abusivo de laxantes (que ocorre em até 60% dos pacientes com BN), diuréticos e inibidores de apetite com o objetivo de induzir o gasto calórico e inibir o apetite[1,2].

O uso abusivo de laxantes está relacionado com maior gravidade do transtorno, grande insatisfação com imagem corporal, maior hostilidade e presença de sintomas depressivos[24].

As comorbidades mais observadas na BN são os transtornos do humor (principalmente a depressão), seguidos pelo uso de substâncias psicoativas, pelos transtornos ansiosos, TOC e transtornos de personalidade. Aproximadamente 90% dos indivíduos com BN terão um outro diagnóstico psiquiátrico ao longo da vida[25].

A demora até início de tratamento, o tempo de doença, a frequência de vômitos no início do tratamento, as comorbidades associadas, os tratamentos anteriores com pouca resposta, a maior gravidade sintomatológica, o início tardio da doença e os relacionamentos interpessoais conturbados são preditivos de mau prognóstico[18].

TRANSTORNO DE COMPULSÃO ALIMENTAR

O TCA é caracterizado por episódios recorrentes de compulsão alimentar, na ausência de comportamentos compensatórios inadequados para promover a perda ou evitar o ganho de peso, comuns na AN e na BN[1,26]. Diferentemente dos quadros de AN e BN, não ocorrem mecanismos compensatórios para promover a perda ou evitar o ganho de peso, como uso de laxantes e diuréticos ou atividade física extenuante[1]. A migração do TCA para outros transtornos alimentares é incomum[1].

No episódio de compulsão ocorre a ingestão de uma quantidade de alimento definitivamente maior do que a maioria das pessoas consumiria na mesma circunstância, acompanhada da sensação de perda de controle. Alguns indivíduos descrevem uma qualidade dissociativa durante ou depois dos episódios de compulsão alimentar e a incapacidade de evitar comer ou parar de comer depois de começar, além de desistirem de tentar controlar a ingestão. Apesar de ser um ato impulsivo, a compulsão alimentar pode ser planejada, com a escolha de alimentos preferenciais para esse consumo[1].

O TCA tem uma prevalência estimada de 1,9% no mundo, sendo cerca de 32% dos pacientes com sobrepeso e 36% com obesidade. O TCA é mais comum em mulheres do que em homens, com proporção aproximada de 2:1, e é mais prevalente entre indivíduos que buscam tratamento para emagrecer.[1,27] É mais comum em indivíduos com sobrepeso e obesos, mas pode ocorrer também em pessoas com peso normal[28].

As causas do TCA são multifatoriais, composta por aspectos biológicos, psicológicos, socioculturais, familiares e genéticos[1,29,30].

As taxas de herdabilidade e contribuição genética para TCA são estimadas em 57% e os fatores psicológicos que contribuem para o desenvolvimento do TCA incluem uma autoavaliação negativa do indivíduo e vivências de experiências traumáticas na infância, como o abuso físico e sexual e a obesidade.

A influência da família para o desenvolvimento e manutenção do transtorno se dá através da presença de sintomas depressivos nos pais, de problemas de comunicação e problemas no relacionamento familiar, na exposição recorrente a comentários negativos de familiares relacionados ao peso, forma corporal ou comportamento alimentar e a presença de obesidade nos pais.

Os episódios de TCA geram sofrimento psíquico significativo para os pacientes. As percepções e sensações que acompanham a compulsão alimentar são de que se come com uma velocidade maior do que o normal, até se sentir desconfortavelmente cheio, ingerindo grandes quantidades de alimento mesmo sem a sensação física de fome. O indivíduo come sozinho por sentir vergonha e sente-se frustrado, deprimido ou muito culpado[2]. Os fatores emocionais desencadeantes do TCA geralmente são o humor depressivo, fatores estressores interpessoais e sentimentos negativos relacionados ao peso e à forma corporal[1].

As comorbidades clínicas mais frequentes no TCA são as fobias específicas, fobia social, depressão, transtorno de estresse pós-traumático, abuso ou dependência de álcool e transtorno de déficit de atenção e hiperatividade (TDAH) [28].

TRANSTORNO DE RUMINAÇÃO

O transtorno de ruminação caracteriza-se pelo processo de ingestão do alimento seguida pela regurgitação repetida em que o alimento é levado de volta à boca sem sensações de náusea, ânsia de vômito ou repugnância. Quando o alimento volta para a boca, ele pode ser remastigado e expelido ou novamente deglutido[1].

O comportamento deve ocorrer pelo menos várias vezes por semana, normalmente todos os dias. Para fechar o diagnóstico, o transtorno não deve ser mais bem explicado por uma condição gastrintestinal ou outra condição médica associada[1].

PICA

Define-se pica (ou picacismo) a ingestão persistente de uma ou mais substâncias não nutritivas e não alimentares, e que não englobem um conteúdo nutricional mínimo[1]. Essas substâncias são bastante variadas e incluem giz, talco, gelo, papel, tinta, cabelos/pelos, detergente, metal, carvão vegetal ou mineral, cinzas, sabão, fósforos, cimento, cinza de cigarro, fezes, terra ou argila, pedras.

Para fechar o diagnóstico de pica, o comportamento alimentar deve ser considerado suficientemente grave para merecer atenção clínica específica. A ingestão de substâncias não alimentares pode estar associada a outros transtornos mentais como deficiência intelectual e transtorno do espectro autista[1]. Entre todos os outros transtornos alimentares, é o único que pode ser atribuído na presença de um outro transtorno.

TRANSTORNO ALIMENTAR RESTRITIVO/EVITATIVO

O TARE caracteriza-se pela esquiva ou a restrição da ingestão alimentar que resulta em comprometimento nutricional ou ingestão energética insuficiente[1]. Esse comportamento ocasiona uma perda de peso e deficiência nutricional significativa com impactos relacionados à saúde e ao funcionamento psicossocial dos indivíduos[31].

A baixa ingestão e a evitação alimentar ocorrem por três fatores[32]:

- Pelas características sensoriais dos alimentos como a textura, a aparência, a cor, o odor, a temperatura ou o paladar.
- Pelo medo de consequências aversivas da ingesta alimentar como engasgo, sufocamento ou vômitos.
- Pela falta de interesse ou de apetite ou pela saciedade precoce.

Estudos recentes sugerem que essas três categorias não ser mutuamente excludentes e podem se sobrepor[32].

A principal diferença do TARE com outros transtornos alimentares é que a evitação e a restrição alimentar não são motivadas por preocupações com o peso ou forma do corpo. Os indivíduos com TARE relatam infelicidade com a perda de peso e motivados e felizes com aumento do peso. Além disso, os alimentos mais calóricos, gordurosos e os carboidratos são os alimentos preferidos dos indivíduos com TARE, e as frutas e vegetais são os mais difíceis de se ingerir[33].

Transtornos ansiosos representam a comorbidade mais comum, seguidos dos transtornos de humor, TDAH e transtorno do espectro autista[32].

OUTRO TRANSTORNO ALIMENTAR ESPECIFICADO

Quando o indivíduo não preenche todos os critérios diagnósticos, mas possui um transtorno alimentar, com prejuízo significativo funcional, social ou em qualquer outra área importante da vida, ele recebe o diagnóstico de outro transtorno alimentar especificado.

No quadro de AN atípica, todos os critérios são preenchidos exceto que o indivíduo ainda está dentro ou acima da faixa de peso normal para idade e altura, apesar da perda de peso significativa.

No quadro de BN, de baixa frequência e/ou duração limitada, todos os critérios são preenchidos exceto que os episódios de compulsão alimentar e comportamentos compensatórios ocorrem menos de uma vez por semana e/ou por menos de 3 meses.

No quadro de TCA, de baixa frequência e/ou duração limitada, todos os critérios para TCA são atendidos exceto que os episódios de compulsão alimentar ocorrem, em média, menos de uma vez por semana e/ou por menos de 3 meses.

No quadro de transtorno de purgação, ocorrem comportamentos de purgação recorrentes com finalidade de influenciar o peso ou a forma corporal, como vômitos autoinduzidos, uso inapropriado de laxantes, diuréticos, porém não há episódios de compulsão alimentar.

A síndrome do comer noturno caracteriza-se por episódios recorrentes de consumo excessivo de alimentos ao despertar do sono noturno e há consciência e recordação da ingestão. Não pode ser devida a uso de medicações ou influências externas, como alteração do ciclo sono-vigília[1].

TRANSTORNO ALIMENTAR NÃO ESPECIFICADO

Essa categoria diagnóstica é utilizada quando não há uma especificação da razão pela qual os critérios não são preenchidos ou quando não há informações suficientes para um diagnóstico mais preciso[1].

Nessas situações, o paciente apresenta sintomas de transtorno alimentar clinicamente relevantes ou que causam impacto funcional e social, porém não satisfazem critérios de transtornos alimentares específicos.

ORTOREXIA E VIGOREXIA NERVOSAS: NOVOS TRANSTORNOS ALIMENTARES

A ortorexia nervosa caracteriza-se por um padrão obsessivo e exagerado pelo consumo de alimentos saudáveis e por comportamentos alimentares relacionados às preocupações com a saúde física e bem-estar. Esses comportamentos podem levar a deficiências nutricionais graves, perda de peso, complicações clínicas e a prejuízos psicológicos, sociais e funcionais[34,35].

O conceito de alimentação saudável é amplamente promovido na sociedade atual através das mídias sociais e até por alguns profissionais da saúde que valorizam a capacidade de autocontrole e a capacidade de seguir uma dieta rígida e restrita[35].

A ortorexia nervosa não faz parte do capítulo de transtornos alimentares do DSM-5 e não está ainda claro se constitui de fato um transtorno alimentar independente. Os poucos trabalhos até o momento que trabalham com esse conceito não conseguem delimitar suas características clínicas em relação à AN. Preocupação excessiva voltada para a perda de peso, medo mórbido de engordar e distorção da imagem corporal não estão ainda adequadamente pesquisados nos pacientes que recebem esse diagnóstico. Veganismo e vegetarianismo são comuns, bem como é encontrado na AN, sendo o objetivo declarado o de manter uma alimentação saudável[34]. Algumas características clínicas dos pacientes diagnosticados como ortoréxicos, como atenção excessiva a tópicos relacionados a alimentos, dietas restritivas, perfeccionismo, necessidade de controle, rigidez cognitiva, sintomas ansiosos, rigidez de comportamento e rituais relacionados à preparação de refeições, são comuns nos transtornos alimentares[34].

A vigorexia nervosa é classificada no DSM-5 como uma forma de transtorno dismórfico corporal, chamada de dismorfia muscular e classificado entre as doenças do espectro obsessivo-compulsivo.

A vigorexia nervosa consiste na preocupação do tamanho do próprio corpo, considerando-o muito pequeno ou insuficientemente musculoso mesmo que a aparência corporal seja normal ou até mais musculosa que a população geral. Na grande maioria são homens que fazem dieta, exercícios físicos excessivos e/ou levantamento de pesos. Alguns utilizam esteroides anabolizantes ou outras substâncias com objetivo de deixar o corpo maior e mais musculoso[1].

Por ser inicialmente descrita como "anorexia reversa", a vigorexia ainda é considerada erroneamente por alguns como um transtorno alimentar, não compartilhando, porém da psicopatologia central dos transtornos alimentares[36].

REFERÊNCIAS BIBLIOGRÁFICAS

1. American Psychiatric Association. Feeding and eating disorders. In: Diagnostic and statistical manual of mental disorders (DSM 5). 5. ed. Arlington: American Psychiatric Publishing; 2013. p. 338-54.
2. American Dietetic Association. Position of the American Dietetic Association: Nutrition intervention in the treatment of anorexia nervosa, bulimia nervosa, and other eating disorders. J Am Diet Assoc. 2006;106(12):2073-82.

3. Crow SJ, Peterson CB, Swanson SA, Raymond NC, Specker S, Eckert ED, et al. Increased mortality in bulimia nervosa and other eating disorders. Am J Psychiatry. 2009;166(12):1342-6.
4. Wade TD, Treasure J, Schmidt U, Fairburn CG, Byrne S, Zipfel S, et al. Comparative efficacy of pharmacological and non-pharmacological interventions for the acute treatment of adult outpatients with anorexia nervosa: study protocol for the systematic review and network meta-analysis of individual data. J Eat Disord. 2017;5(1):24.
5. Cordás TA. Transtornos alimentares: classificação e diagnóstico. Rev Psiquiatr Clin. 2004;31(4):154-7.
6. Louzã MR, Elkis H, et al. Transtornos alimentares. In: Psiquiatria básica. 2. ed. Porto Alegre: Artmed; 2007.
7. Strobel C, Quadflieg N, Naab S, Voderholzer U, Fichter MM. Long-term outcomes in treated males with anorexia nervosa and bulimia nervosa: a prospective, gender-matched study. Internat J Eating Disord. 2019;52(12):1353-64.
8. Salzano FT, Aratangy EW, Azevedo AP, Pisciolaro F, Maciel AMB, Cordás TA. Transtornos alimentares. In: Miguel EC, Gentil V, Gattaz WF. Clínica psiquiátrica: a visão do departamento e do instituto de psiquiatria do HCFMUSP. 1. ed. Barueri: Manole; 2011. p. 931-52.
9. Steinhausen HC. The outcome of anorexia nervosa in the 20th century. Am J Psychiatry. 2002;159(8):1284-93.
10. Hilbert A, Pike KM, Goldschmidt AB, Wilfley DE, Fairburn CG, Dohm FA, et al. Risk factors across the eating disorders. Psychiatry Res. 2014;220(1-2):500-6.
11. Wilksch SM, O'Shea A, Ho P, Byrne S, Wade TD. The relationship between social media use and disordered eating in young adolescents. Internat J Eating Disord. 2020;53(1):96-106.
12. McCallum K, Bermudez O, Ohlemeyer C, Tyson E, Portilla M, Ferdman B. How should the clinician evaluate and manage the cardiovascular complications of anorexia nervosa? Eat Disord. 2006;14:73-80.
13. Philippi ST, Alvarenga M. Transtornos alimentares: uma visão nutricional. Barueri: Manole; 2004. p. 1-240.
14. Fairburn CG, Harrison PJ. Eating disorders. Lancet. 2003;361:407-16.
15. Alvarenga M, Larino MA. Terapia nutricional na anorexia e bulimia nervosas. Rev Bras Psiquiatr. 2002;24(Suppl III):39-43.
16. Khalsa SS, Portnoff LC, McCurdy-McKinnon D, Feusner JD. What happens after treatment? A systematic review of relapse, remission, and recovery in anorexia nervosa. J Eat Disord. 2017;5(1):20.
17. Bühren K, Schwarte R, Fluck F, Timmesfeld N, Krei M, Egberts K, et al. Comorbid psychiatric disorders in female adolescents with first-onset anorexia nervosa. Eur Eat Disord Rev. 2014;22(1):39-44.
18. National Collaborating Centre for Mental Health. Eating disorders: core interventions in the treatment and management of anorexia nervosa, bulimia nervosa and related eating disorders. Leicester: British Psychological Society; 2004.
19. Striegel-Moore R. Etiology of binge eating: a developmental perspective. In: Fairburn CG, Wilson GT. Binge eating: nature, assessment, and treatment. New York: Guilford; 1993. p. 144-72.
20. De Krom M, Bauer F, Collier D, Adan RA, la Fleur SE. Genetic variation and effects on human eating behavior. Annu Rev Nutr. 2009;29:283-304.
21. Capasso A, Putrella C, Milano W. Recent clinical aspects of eating disorders. Rev Recent Clin Trials. 2009;4(1):63-9.
22. Neumark-Sztainer D, Bauer KW, Friend S, Hannan PJ, Story M, Berge JM. Family weight talk and dieting: how much do they matter for body dissatisfaction and disordered eating behaviors in adolescent girls? J Adolesc Health. 2010;47(3):270-6.
23. Ordman AM, Kirshenbaum DS. Bulimia: assessment of eating, psychological adjustment, and family characteristics. Internati J Eating Disord. 1986;5:865-78.
24. Mitchell JE, Crow S. Medical complications of anorexia nervosa and bulimia nervosa. Curr Opin Psychiatry. 2006. 19(4):438-43.

25. Donnelly B, Touyz S, Hay P, Burton A, Russell J, Caterson I. Neuroimaging in bulimia nervosa and binge eating disorder: a systematic review. J Eat Disord. 2018;6(1):3.
26. Kessler R, Berglund P, Chiu W, Deitz A, Hudson J, Shahly V, et al. The prevalence and correlates of binge eating disorder in the World Health Organization World Mental Health Surveys. Biol Psychiatry. 2013;73(9):904-14.
27. Fairburn CG, Doll HA, Welch SL, Hay PJ, Davies BA, O'Connor ME. Risk factors for binge eating disorder: a community-based, case-control study. Arch Gen Psychiatry. 1998;55(5);425-32.
28. Tanofsky-Kraff M, Bulik CM, Marcus MD, Striegel RH, Wilfley DE, Wonderlich SA, et al. Binge eating disorder: the next generation of research. Internat J Eating Disord. 2013;46(3):193.
29. Mitchison D, Hay PJ. The epidemiology of eating disorders: genetic, environmental, and societal factors. Clin Epidemiol. 2014;6:89-97.
30. McElroy SL, Arnold LM, Shapira NA, Keck PE Jr, Rosenthal NR, Karim MR, et al. Topiramate in the treatment of binge eating disorder associated with obesity: a randomized, placebo-controlled trial. Am J Psychiatry. 2003;160(2):255-61.
31. Kambanis PE, Kuhnle MC, Wons OB, Jo JH, Keshishian AC, Hauser K, et al. Prevalence and correlates of psychiatric comorbidities in children and adolescents with full and subthreshold avoidant/restrictive food intake disorder. Internat J Eating Disord. 2020;53(2):256-65.
32. Cooney M, Lieberman M, Guimond T, Katzman DK. Clinical and psychological features of children and adolescents diagnosed with avoidant/restrictive food intake disorder in a pediatric tertiary care eating disorder program: a descriptive study. J Eat Disord. 2018;6(1):7.
33. Thomas JJ, Eddy KT. Cognitive-behavioral therapy for avoidant/restrictive food intake disorder: children, adolescents, and adults. New York: Cambridge University Press; 2019.
34. Simpson CC, Mazzeo S. E. Attitudes toward orthorexia nervosa relative to DSM-5 eating disorders. Internat J Eating Disord. 2017;50(7):781-92.
35. Donini LM, Marsili D, Graziani MP, Imbriale M, Cannella C. Orthorexia nervosa: validation of a diagnosis questionnaire. Eat Weight Disord. 2005;10(2):e28-e32.
36. Gordon R. An operational classification of disease prevention. In: Steinberg J, Silverman M, editores. Preventing mental disorders: a research perspective. Rockville: US Department of Health and Human Services. National Institute of Mental Health. 1987;20-6.

7
Autolesão não suicida (automutilação)

Edson Luiz de Toledo
Hermano Tavares

INTRODUÇÃO

Autolesão refere-se a infligir propositalmente danos corporais inaceitáveis sem intenção suicida e não socialmente aceita dentro de sua própria cultura, nem para exibição ou finalidade estética ou religiosa[1-5].

O termo "automutilação" ocorreu primeiramente em um estudo de L. E. Emerson em 1913 que considerou a autolesão uma substituição simbólica para a masturbação[6]. O termo reapareceu em um artigo em 1935 e a tentativa de descrever esse comportamento pode ser vista no livro *Homem contra si mesmo*, de Menninger[7], no qual o autor definiu o comportamento autolesivo como uma espécie de "suicídio parcial". Ao longo dos anos, diferentes termos têm aparecido na literatura para definir os comportamentos autolesivos[8-12].

A falta de consenso quanto à terminologia e à definição dificultou muito a compreensão desses comportamentos disfuncionais. O fato é que a autolesão é um fenômeno comum, mas, até agora, mal compreendido[4].

Porém, foi só no final dos anos 1990 que essa condição passou a chamar a atenção dos profissionais de saúde e pesquisadores. A forma mais comum de autolesão não suicida (ALNS) sugere ser o de cortar a pele[4], e a maioria dos indivíduos que se envolvem com ela tipicamente cortam seus antebraços, embora não esteja necessariamente restrito a essa área[3]. A ALNS também pode tomar outras formas, incluindo arranhões graves na pele, cutucar feridas, inserir objetos no corpo ou bater a cabeça contra algum objeto[13]. Este último comportamento é menos frequente, já que é também observado entre indivíduos com alguma deficiência no desenvolvimento[14].

O termo autolesão é a designação amplamente utilizada e aceita para esses comportamentos[5,13,15], porém neste capítulo será chamada de autolesão não suicida, conforme proposto pelo DSM-5[1].

CLASSIFICAÇÃO E CRITÉRIOS DIAGNÓSTICOS

Não é recente a intenção de pesquisadores e clínicos em transformar a ALNS em um transtorno psiquiátrico. Algumas das primeiras tentativas de definir tal condição foram realizadas por Graff e Mallin[16], Pao[8] e Rosenthal et al.[17]. Porém essas primeiras tentativas falharam[18] devido à inclusão de tentativas de suicídio nas definições. Kahan e Pattison[19] diferenciaram comportamentos autolesivos do suicídio e propuseram um transtorno com diagnóstico separado: a síndrome da automutilação deliberada. Mais tarde, Favazza e Rosenthal[18] sugeriram que o comportamento habitual e repetitivo autolesivo poderia ser considerado como um transtorno de controle de impulso: a síndrome repetitiva de automutilação. Muehlenkamp[20] também propôs que a automutilação repetitiva deveria ser considerada como um transtorno diagnóstico separado. Contrapondo, Wilkinson e Goodyer[21] propuseram que dar à ALNS sua própria categoria diagnóstica melhoraria a comunicação e aumentariam as pesquisas sobre a etiologia, seu tratamento e resultados.

Houve muitos argumentos sobre a ALNS, mas dada a alta prevalência dos comportamentos autoinfligidos entre amostras clínicas com adolescentes[22,23] e comprometimento clínico e funcional associado, o grupo de trabalho dos transtornos da infância e humor do DSM-5 propôs a inclusão da ALNS como um transtorno diagnóstico separado[24].

Apesar de seus critérios passarem por várias revisões, devido à falta de pesquisa sobre os critérios propostos, o tamanho amostral inadequado e da baixa confiabilidade *inter-rater*, concluiu-se que nos ensaios de campo para o DSM-5[25] a ALNS seria incluída como "condição para estudos posteriores" na seção 3 do DSM-5[1], fato que representa um importante avanço no reconhecimento da ALNS como um transtorno por si só[26] e promove um direcionamento de novas pesquisas. São apresentados no Quadro 1 os critérios diagnósticos[1].

INTENÇÃO DA ALNS

A intenção das pessoas que fazem uma ALNS não é ter acesso à consciência, mas modificá-la, e relatam que se machucam para aliviar sentimentos dolorosos. O tipo de sofrimento emocional que eles se envolvem para aliviar se enquadram em duas categorias de base. A grande maioria dos que se automutilam relata se machucar para aliviar uma grande carga de emoção[27-33]. Aqueles que relatam

Quadro 1 Critérios dignósticos segundo o DSM-5 para autolesão não suicida

A. No último ano, o indivíduo se engajou, em 5 ou mais dias, em dano intencional autoinfligido à superfície do seu corpo provavelmente induzindo sangramento, contusão ou dor (p. ex., cortar, queimar, fincar, bater, esfregar excessivamente), com a expectativa de que a lesão levasse somente a um dano físico menor ou moderado (p. ex., não há intenção suicida).
Nota: A ausência de intenção suicida foi declarada pelo indivíduo ou pode ser inferida por seu engajamento repetido em um comportamento que ele sabe, ou aprendeu, que provavelmente não resultará em morte.
B. O indivíduo se engaja em comportamentos de autolesão com uma ou mais das seguintes expectativas: • Obter alívio de um estado de sentimento ou de cognição negativos. • Resolver uma dificuldade interpessoal. • Induzir um estado de sentimento positivo.
Nota: O alívio ou resposta desejada é experimentado durante ou logo após a autolesão, e o indivíduo pode exibir padrões de comportamento que sugerem uma dependência em repetidamente se envolver neles.
C. A autolesão intencional está associada a pelo menos um dos seguintes casos: • Dificuldades interpessoais ou sentimentos ou pensamentos negativos, como depressão, ansiedade, tensão, raiva, angústia generalizada ou autocrítica, ocorrendo no período imediatamente anterior ao ato de autolesão. • Antes do engajamento no ato, um período de preocupação com o comportamento pretendido que é difícil de controlar. • Pensar na autolesão que ocorre frequentemente, mesmo quando não é praticada.
D. O comportamento não é socialmente aprovado (p. ex., *piercing* corporal, tatuagem, parte de um ritual religioso ou cultural) e não está restrito a arrancar casca de feridas ou roer as unhas.
E. O comportamento ou suas consequências causam sofrimento clinicamente significativo ou interferência no funcionamento interpessoal, acadêmico ou em outras áreas importantes do funcionamento.
F. O comportamento não ocorre exclusivamente durante episódios psicóticos, *delirium*, intoxicação por substâncias ou abstinência de substância. Em indivíduos com um transtorno do neurodesenvolvimento, o comportamento não faz parte de um padrão de estereotipias repetitivas. O comportamento não é mais bem explicado por outro transtorno mental ou condição médica (p. ex., transtorno psicótico, transtorno do espectro autista, deficiência intelectual, síndrome de Lesch-Nyhan, transtorno do movimento estereotipado com autolesão, tricotilomania [transtorno de arrancar o cabelo], transtorno de escoriação [*skin-picking*]).

Fonte: APA, 2013[1].

muito sofrimento emocional referem sentimentos como: raiva, vergonha ou culpa, ansiedade, tensão ou pânico, tristeza, frustração e desprezos[34-36].

Uma proporção menor de sujeitos com ALNS relata pouca emoção associada ao comportamento autolesivo. Eles afirmam que se sentem "apáticos", "zumbis", "mortos" ou "como um robô". Esses indivíduos com ALNS se autoferem dessa forma para aliviar a ausência de sentimento, como uma paciente adolescente disse uma vez: "Quando eu me cutuco e vejo o sangue, é muito reconfortante, porque eu posso ver por mim mesma que eu ainda estou viva". Muitos desses indivíduos podem estar experimentando estados de dissociação imediatamente antes de se machucarem. O ponto-chave em relação ao momento é que uma pessoa suicida quer eliminar a consciência permanentemente; já uma pessoa com ALNS quer modificar a consciência, reduzir a angústia, como forma de viver mais um dia[30,32].

MÉTODOS AUTOLESIVOS

Não há dados comparáveis de grandes amostras sobre os métodos de ALNS. O estudo de Favazza e Conterio[37] empregou uma amostra de conveniência que respondeu a um pedido de preenchimento de um questionário por e-mail em um total de 250 pessoas, sendo que 96% eram do sexo feminino. Os resultados indicaram que os entrevistados utilizaram os seguintes comportamentos autolesivos: cortar-se (72%), queimar-se (35%), escoriar a cicatrização de feridas (22%), arrancar cabelo (10%) e quebrar um osso do corpo (8%).

Outro estudo relatou outras formas de autolesão[38], em uma amostra com 70 adolescentes que estavam recebendo tratamento intensivo ou participavam de programas educacionais. Destes, 34 tinham histórico de tentativas de suicídio e ALNS, bem como múltiplas formas de automutilação indireta (incluindo abuso de substâncias e transtornos alimentares). Esses adolescentes relataram que suas autolesões foram: cortes (82,4%), esculpir palavras ou símbolos no corpo (64,7%), pancadas na cabeça (64,7%), cutucadas nas cicatrizes (61,8%), arranhões (50%), queimaduras (58,8%), bater-se (58,8%) e autocolocar-se *piercing* (52,9%). Outras formas menos comuns de autolesão para esses jovens foram autotatuarem-se (47,1%), morder-se (44,1%) e arrancar o cabelo (38,2%). Note-se também que quando as categorias de cortar, arranhar e esculpir foram combinadas, a incisão corporal (91,2%) foi de longe o método mais popular de autolesão para essa amostra.

Whitlock et al.[39] relataram resultado um pouco diferente do resultado em estudo com universitários. A autolesão (17%) da amostra de mais de 2.800 alunos consistia de: severos arranhões ou beliscões com as unhas ou objetos com sangramento (51,6%), perfurações com objetos ao ponto de gerarem hematomas ou sangramentos (37,6%), cortes (33,7%), socar a si mesmo ao ponto de contusão ou sangramento (24,5%), escoriar a pele (15,9%), esculpir palavras ou símbolos na pele (14,9%), interferir na cicatrização de feridas (13,5%), queimar a pele (12,9%), esfregar vidro ou objetos afiados na pele (12,0%) e engajar em comportamentos tricotilomaníacos (11,0%).

De forma geral, é possível observar que a literatura sobre a ALNS é farta[3,4,15,27,28,29,33,34,36,40], e pode-se resumir que os métodos mais comuns de ALNS são os seguintes: cortes, arranhões e esculturas (*carving*), escoriação de feridas, autobater, autoqueimar, bater a cabeça na parede ou objetos, tatuagens autoinfligidas, automorder, ingestão de corpo estranho, inserção de objetos no corpo, *piercings* autocolocados, arrancar cabelo.

DIFERENCIANDO A ALNS DE SUICÍDIO

É relevante fazer uma breve distinção entre ALNS e suicídio, pois podem formecer parâmetros para justificar a alegação de que a ALNS e o suicídio devem ser compreendidos, gerenciados e tratados de forma diferenciada. Muitas vezes, a ALNS é inadequadamente rotulada de "suicida", resultando em internações psiquiátricas desnecessárias e outras intervenções malprojetadas.

Um resumo com 10 pontos estão na Tabela 1. Os pontos aqui apresentados fornecem um roteiro prático para determinar se um comportamento autodestrutivo é suicida ou autolesivo. Essa distinção tem implicações importantes para toda a avaliação e tratamento a serem adotados[38].

MOTIVAÇÃO PARA A ALNS

Já se falou sobre a intenção para a ALNS; por outro lado, a motivação para automutilação pode atender a uma série de funções diferentes[41]. Essas funções incluem ser usada como um mecanismo de enfrentamento que traz alívio temporário de sentimentos intensos como ansiedade, depressão, estresse, dormência emocional e sensação de fracasso ou autoaversão. Há também uma correlação estatística positiva entre automutilação e abuso emocional[42,43].

Um estudo realizado no Reino Unido relatou apenas dois motivos: "chamar a atenção" e "por causa da raiva"[42]. Para algumas pessoas a ALNS pode ser um meio de chamar a atenção para a necessidade de ajuda ou pedir ajuda de forma indireta. Também pode ser uma tentativa de atingir outras pessoas e manipulá-las de alguma forma emocionalmente[41,44]. No entanto, aqueles com ALNS crônica muitas vezes não querem atenção e escondem suas cicatrizes e ferimentos cuidadosamente[45].

Tabela 1 Diferenças entre tentativa de suicídio e autolesão não suicida (ALNS)

Foco de avaliação	Tentativa de suicídio	Autolesão
Qual foi a intenção expressa e não expressa do ato?	Para escapar da dor; interromper a consciência	Alívio do efeito desagradável (tensão, raiva, vazios, apagões)
Qual foi o nível de dano físico e potencial letalidade?	Danos físicos graves; meios letais de automutilação	Pequeno dano físico; meios não letais usados
Existe um padrão crônico e repetitivo de atos autoprejudiciais?	Raramente uma repetição crônica; alguma overdose repetidamente	Frequentemente um padrão crônico com alta taxa de reincidência
Vários métodos de autolesão foram usados ao longo do tempo?	Geralmente um método	Geralmente mais de um método ao longo do tempo
Qual é o nível de dor psicológica?	Insuportável, persistente	Desconfortável, intermitente
Existe constrição de cognição?	Constrição extrema; suicídio como a única saída; visão túnel; buscando uma solução final	Pequena ou nenhuma constrição; opções disponíveis; buscando uma solução temporária
Há sentimentos de desesperança e desamparo?	Desesperança e desamparo são centrais	Períodos de otimismo e algum senso de controle
Houve uma diminuição do desconforto após o ato?	Sem melhoria imediata; tratamento necessário para melhoria	Melhoria rápida; retorno rápido ao conhecimento e efeito usuais; bem-sucedida "alteração da consciência"
Restrição de meios	Importante, muitas vezes impraticável	Muitas vezes inadvertidamente provocativo
Qual é o problema central?	Depressão, raiva por dor inevitável e insuportável	Alienação corporal; imagem corporal excepcionalmente pobre em populações clínicas

Fonte: adaptada de Walsh, 2012[38].

Alternativamente, a ALNS pode ser um meio de sentir algo, mesmo que a sensação seja desagradável e dolorosa. Aqueles que se automutilam às vezes descrevem sentimentos de vazio ou dormência (anedonia), e a dor física pode ser um alívio desses sentimentos. O *blog LifeSigns*, do Reino Unido, que oferece suporte a pessoas com ALNS, relata que a autolesão pode ter um efeito calmante imediato, desacelerando a mente, acalmando a respiração e a frequência cardíaca e permitindo que a pessoa lide, recupere o controle e continue com as coisas[46].

Aqueles que se envolvem em automutilação enfrentam a realidade contraditória de se prejudicarem e, ao mesmo tempo, obter alívio desse ato. Pode até ser difícil para alguns realmente iniciar a ALNS, mas eles muitas vezes fazem porque sabem o alívio que virá a seguir. Para alguns sujeitos esse alívio é principalmente psicológico, enquanto para outros essa sensação de alívio vem das β-endorfinas liberadas no cérebro[41]. As endorfinas são opioides endógenos que são liberados em resposta a lesões físicas, agindo como analgésicos naturais e induzindo sentimentos agradáveis, e em resposta à ALNS agiria para reduzir a tensão e o sofrimento emocional[4]. Muitos automutiladores relatam sentir pouca ou nenhuma dor enquanto se automutilam[47] e, para alguns, a automutilação deliberada pode se tornar um meio de buscar prazer.

Nixon et al.[48] relatam que, como mecanismo de enfrentamento, a ALNS pode tornar-se psicologicamente viciante porque para o sujeito funciona, permite que ele lide com o estresse intenso no momento atual. Os padrões às vezes criados por ele, como intervalos de tempo específicos entre atos de ALNS, também podem criar um padrão comportamental que pode resultar em uma vontade ou desejo de realizar pensamentos de automutilação.

EPIDEMIOLOGIA

Uma estimativa feita há 10 anos pela Organização Mundial da Saúde (OMS) era de que ocorreriam 880 mil mortes em decorrência da ALNS[49]. No entanto, estudos baseados apenas em internações hospitalares podem esconder o fato de que a maioria de automutiladores não precisa ou procura tratamento hospitalar para suas lesões[50]. Muitos adolescentes que se apresentam aos hospitais gerais com automutilação deliberada relatam episódios anteriores para os quais não receberam atendimento médico[51]. Nos Estados Unidos, até 4% dos adultos se automutilam com aproximadamente 1% da população se engajando em automutilação crônica ou grave[52].

A prevalência de ALNS em adolescentes varia entre 7,5 e 46,5%, subindo para 38,9% entre universitários e de 4 a 23% entre adultos[39,40,53-58]. Embora o comportamento autolesivo seja um fenômeno generalizado, os dados variam consideravelmente entre as amostras. O início da idade da ALNS ocorre mais frequentemente no começo da adolescência, entre 12 e 14 anos[59,60,61], mas os achados também relataram comportamento da ALNS em crianças menores de 12 anos[62].

O método mais comum foi o de se cortarem (mais de 70%) seguido por bater a cabeça, escoriar (coçar), açoitar e queimar[39,40,63,64]. No entanto, a maioria dos indivíduos que se envolvem na ALNS emprega mais de um método[65], ferindo-se nos braços, pernas, pulsos e barriga[39,54,66,67].

Os resultados de alguns estudos sugeriram que as mulheres apresentaram mais comportamentos de ALNS do que os homens, tanto em amostras clínicas quanto não clínicas[12,22,39,56,60,63,65,67,68,69]. Entretanto, uma metanálise de Bresin e Schoenleber[70] demonstrou que as mulheres são ligeiramente mais propensas do que os homens a se envolverem na ALNS.

As diferenças também dizem respeito ao tipo de método escolhido: o autoespancamento é mais comum entre as mulheres, que também eram mais propensas do que os homens a se envolverem em métodos de ALNS que geralmente envolvem sangue[67], enquanto queimar e bater são mais comuns entre os homens[63,68]. Por outro lado, taxas iguais de ALNS entre gêneros têm sido relatadas em amostras de adolescentes, estudantes universitários e adultos[40,54,55,57,59,61,71,72], bem como amostras clínicas de adultos[40].

Embora não tenham sido observadas diferenças raciais na taxa de ALNS entre adolescentes e amostras universitárias[53,55], os dados sobre grupos étnicos/minoritários são escassos. Dentro da amostra etnicamente diversificada, estudantes universitários multirraciais relataram altas prevalências (20,8%), seguidos por caucasianos (16,8%) e hispânicos (17%)[73]. No entanto, a pesquisa com sujeitos não caucasianos limitou-se a poucos países. Entre os estudantes chineses, as prevalências de ALNS variaram de 24,9 a 29,2%[74,75], da mesma forma Zoroglu et al.[76] relataram que 21,4% dos adolescentes turcos praticam algum tipo de ALNS.

ETIOLOGIA

Os potenciais fatores etiológicos da ALNS podem ser divididos em duas categorias principais: individual (p. ex., desregulação emocional, transtornos psiquiátricos) e ambiental (p. ex., maus tratos na infância, interrupção do apego). A maioria das pesquisas focadas em experiências traumáticas na primeira infância descobriu que os maus-tratos na infância surgiram como um preditor para a ALNS entre adolescentes e estudantes universitários[64,74,77-79]. A exploração da participação do ambiente revelou que o abuso sexual infantil apresentaria forte ligação com o desenvolvimento da ALNS[40,53,64,69,79,80].

No entanto, outros pesquisadores não encontraram uma significativa associação com o abuso sexual[39,76,81]. Em seu estudo entre estudantes universitários do sexo feminino, Gratz[64] descobriu que tanto fatores ambientais quanto individuais estavam fortemente associados a ALNS, bem como sua interação. Gratz et al.[53] enfatizaram o papel da relação parental na etiologia de comportamentos autolesivos. Apego paternal inseguro e negligência emocional materna/paterna foram preditores significativos da ALNS entre as mulheres, enquanto a ALNS nos homens foi predita principalmente pela separação infantil (geralmente do pai). Além disso, a rejeição materna apareceu como o único preditor significativo entre a amostra de internação psiquiátrica[72].

Estudos têm investigado o papel dos eventos de vida por estresse na etiologia da ALNS[61,75]. Entre adolescentes chineses, Tang et al.[75] identificaram que experiências adversas de vida estavam associadas a ALNS de moderada a grave e a um menor risco de engajamento da ALNS em quem tinha uma boa regulação emocional. Examinando fatores individuais, os resultados relataram que a frequência da ALNS foi significativamente associada com a desregulação emocional e afetava a intensidade/reatividade entre os homens[80], e pela inexpressividade emocional entre as mulheres pesquisadas[64].

Baixa expressividade emocional teria um papel importante no engajamento na ALNS[82]. Os resultados de uma análise de regressão mostraram que as dificuldades de identificar e expressar a experiência emocional adequadamente (ou seja, alexitimia) mediaram a relação entre trauma infantil (exceto abuso sexual) e ALNS[77].

ALNS E COMORBIDADES

De acordo com a literatura, a ALNS é frequentemente associada a vários transtornos psiquiátricos. Mais notavelmente, há associação entre ALNS e o diagnóstico de transtorno de personalidade *borderline* (TPB)[40,59,83,84]. Embora listada como critério diagnóstico para TPB[1], a ALNS também pode ocorrer em indivíduos que não recebem diagnóstico de TPB, e nem todos os indivíduos que recebem diagnóstico de TPB se envolvem em comportamentos de automutilação[85]. As diferenças entre o grupo de ALNS e TPB sugerem definir a ALNS como síndrome por si só[86,87]. Embora a ALNS e o comportamento suicida sejam distintos, tentativas de suicídio e ideação suicida foram encontradas em amostras clínicas e não clínicas de adolescentes[56,88].

Explorando a associação entre ALNS e diagnósticos psiquiátricos, vários pesquisadores relataram comportamento autolesivo em uma ampla gama de outros transtornos, como transtorno de estresse pós-traumático (TEPT), transtorno dissociativo, transtorno de conduta, transtorno obsessivo-compulsivo (TOC), transtorno explosivo intermitente (TEI), transtornos de ansiedade e humor, transtorno de uso de substâncias, bulimia nervosa e transtorno de identidade dissociativa[40,59,68,83,84-87,89]. Além disso, aparece frequentemente uma relação entre a ALNS e transtornos alimentares[90-92], embora nem todos os pesquisadores confirmem tal associação[86]. Cerutti et al.[57] descobriram que adultos com histórico de ALNS relataram atitudes negativas em relação ao corpo e menores níveis de cuidado corporal.

Em amostras clínicas e não clínicas, aqueles que apresentam ALNS foram mais propensos a relatar sintomatologia depressiva e ansiosa[12,60,86,93]. Além disso, os resultados proporcionaram taxas significativamente mais elevadas de internalização[83,85,88] e distúrbios externalizadores[88]. Adolescentes que se envolvem na ALNS foram mais propensos a apresentar comportamentos de risco à saúde, como abuso de substâncias, comportamentos sexuais de risco e maus hábitos alimentares[55,93].

TRATAMENTO

Embora o comportamento suicida e a ALNS sejam fenômenos distintos como já mencionado, eles geralmente são associados. Na verdade, os estudos apontam a ALNS como um forte preditor para tentativas de suicídio. Portanto, o tratamento efetivo da ALNS representa um caminho para a prevenção do suicídio, a segunda principal causa de morte entre adolescentes. Revisões de tratamentos empíricos que resumiram intervenções comportamentais e farmacológicas para a ALNS têm se concentrado em grande parte em adultos, embora a adolescência seja um período notável tanto para o surgimento da ALNS quanto para o desenvolvimento cerebral e representa um momento crítico para o tratamento adequado da ALNS. Aqui, serão apresentadas as evidências disponíveis para tratamentos da ALNS, com foco em estudos que incluem não só crianças e adolescentes, mas também adultos jovens.

Tratamento farmacológico

Atualmente, não existem tratamentos somáticos que tenham aprovação da Food and Drug Administration (FDA) para o tratamento específico da ALNS. Assim, ao apresentar alguns tratamentos com potenciais efeitos sobre o comportamento da ALNS por tratamentos somáticos, refere-se ao uso *off label* desses fármacos na maioria das vezes.

Os antidepressivos são comumente utilizados no tratamento de adolescentes com ALNS, pois esse comportamento ocorre frequentemente no contexto de depressão e sintomas de ansiedade. No entanto, nenhum estudo testou formalmente se os antidepressivos reduzem a frequência da ALNS em adolescentes. Além disso, o tratamento combinado com inibidores seletivos da recaptação de serotonina (ISRS) e terapia cognitivo-comportamental (TCC) não tem mostrado eficácia com a ALNS[94,95]. Um relato de caso observou melhora no comportamento da ALNS com tratamento de fluoxetina em um adolescente com deficiência intelectual em que o naltrexona havia falhado anteriormente[96]. Apesar do uso comum em adolescentes de neurotípicos com ALNS, atualmente há limitadas evidências para apoiar a eficácia de medicamentos antidepressivos para a redução especificamente da ALNS.

Antagonistas opioides têm sido investigados como uma intervenção para a ALNS, com a ideia de bloquear opioides endógenos gerados e reforçar o comportamento. Até o momento, a pesquisa se concentrou principalmente em pacientes adultos com transtornos do desenvolvimento. No entanto, há alguns relatos de uso de antagonistas opioides em adolescentes com distúrbios neurodesenvolvimentistas. Uma série de casos relatou que o tratamento com naltrexona esteve associado à redução dos comportamentos da ALNS em 3 dos 6 adolescentes do sexo masculino com profunda deficiência intelectual[97]. Dois estudos cruzados, controlados por placebo, foram somados à evidência de que o bloqueio de opiáceos pode ser útil para diminuir a ALNS em jovens com deficiências de desenvolvimento[98,99].

O uso de buprenorfina, um potente agonista parcial mi-opioide (com baixa atividade intrínseca) e antagonista delta e kappa-opioide, diminuiu a ALNS em 6 pacientes estudados[100].

O lítio é um dos pilares do tratamento do transtorno bipolar e é conhecido por seu efeito antissuicídio em pacientes com transtornos de humor. Uma metanálise com 48 ensaios controlados e randomizados (ECR), que incluiu adultos e crianças, sugeriu que o lítio é mais eficaz do que o placebo na redução do número de suicídios, mortalidade geral e automutilação em pacientes com depressão unipolar[101]. No entanto, até o momento, nenhum estudo investigou o papel do lítio no tratamento da ALNS em adolescentes.

Além do uso para o tratamento de transtornos psicóticos, os antipsicóticos atípicos têm sido prescritos *off label* com crescente frequência para crianças e adolescentes que apresentam questões não psicóticas. Alguns estudos indicam a utilidade desses medicamentos na redução da ALNS em jovens. Um ECR controlado por placebo que examinou adolescentes e adultos (idade média = 22 anos) com TBP descobriu que o tratamento com aripiprazol estava associado a menos episódios de ALNS do que o placebo[102]. Uma revisão retrospectiva dos dados constatou que o tratamento da ziprasidona esteve associado a menor frequência de ALNS em 16 adolescentes do sexo feminino[103]. Em dois estudos de caso (compostos por 3 adolescentes não psicóticos), o tratamento com clozapina esteve associado à redução dos comportamentos de ALNS[104,105]. No entanto, os efeitos adversos dos antipsicóticos atípicos limitam seu amplo uso para o tratamento da ALNS em adolescentes.

Dados os desdobramentos da ALNS em adolescentes, são necessárias intervenções seguras e amplamente acessíveis. O uso *off-label* de N-acetilcisteína (NAC), um suplemento nutricional barato e amplamente disponível, mostrou potencial de tratamento em múltiplos transtornos psiquiátricos[106]. NAC é um precursor na formação da glutationa, um antioxidante primário do cérebro, o que sugere seu potencial para conferir neuroproteção. O NAC também modula receptores de glutamato e dopamina que desempenham um papel na motivação e recompensa, portanto tem relevância no tratamento de comportamentos habituais.

Um estudo aberto de 8 semanas mostrou que a NAC oral estava associada à redução da frequência da ALNS, diminuição dos sintomas depressivos e psicopatologia global[107]. No entanto, não há resultados de ECR por placebo para NAC em adolescentes com ALNS.

Intervenções psicoterápicas

Uma metanálise revelou que a terapia psicológica é eficaz na redução da automutilação. A proporção de adolescentes que se automutilaram no período de seguimento foi menor nos grupos de intervenção (28%) do que nos controles (33%). As terapias psicológicas com maiores tamanhos de efeito foram a terapia dialético-comportamental (DBT), a TCC e a terapia baseada em mentalização (TBM)[108].

Embora a TCC não tenha sido testada diretamente como tratamento para a ALNS em adolescentes, dois grandes ECR que avaliaram a TCC como tratamento adjunto aos ISRS para o tratamento da depressão em adolescentes examinaram alterações na ALNS como desfecho secundário[94,95]. Nenhum dos dois constatou que a adição de TCC reduziu a frequência da ALNS nesses adolescentes de forma significativa.

Mais recentemente a TCC tem se mostrado promissora no tratamento para ALNS. A utilização da terapia de resolução de problemas foi um dos primeiros tratamentos que utilizaram ensaios clínicos randomizados. Ela envolve o treinamento nas habilidades e atitudes necessárias para promover a resolução de um problema[109].

A DBT é uma intervenção baseada em TCC que foi originalmente projetada para adultos com comportamentos suicidas crônicos[110]. DBT inclui componentes individuais e de grupo e ensina habilidades como tolerância à angústia, regulação das emoções, atenção plena e eficácia interpessoal. Uma literatura robusta apoia o uso de DBT em adultos com comportamentos de automutilação (tanto tentativas de suicídio quanto ALNS). Os resultados do estudo mostram que o DBT é útil na redução da ALNS em adolescentes e estudantes universitários[111,112]. Além disso, ECR que abrangem adolescentes e estudantes universitários confirmaram a eficácia do DBT na redução da ALNS e tentativas de suicídio em jovens[113,114].

Um recente estudo na versão *on-line* da terapia individual de regulação emocional para adolescentes (ERITA, em inglês) para tratamento da ALNS em adolescentes apresentou redução de 55% dos sintomas autolesivos da amostra. Os pais também fizeram parte de estudo e receberam a orientação de um terapeuta *on-line*. Os dados apresentaram associação significativa da melhora em relação a comportamentos adaptativos e com melhoras mantidas após 6 meses de acompanhamento. Os autores do estudo concluem que os resultados sugerem que o ERITA *on-line* pode ser um tratamento aceitável para adolescentes com ALNS[115].

Mindfulness (atenção plena) pode ser definido como "direcionar a atenção para o momento presente e sem julgamento" e tem como objetivo definido ajudar a aceitação de experiências desprazerosas e difíceis sem tentar mudar a experiência[116]. Assim, tem sido sugerido como uma abordagem para ajudar adolescentes com ALNS e faz parte do pacote de ferramentas de intervenções da DBT para adolescentes. Há evidências de que essa intervenção reduz a ALNS e melhora o ajuste psicossocial dessa população[117].

O tratamento baseado em mentalização (TBM) promove a compreensão dos estados mentais subjacentes ao comportamento para si e para os outros. Um estudo relatou que o TBM foi mais eficaz na redução da ALNS em adolescentes com ALNS em comparação com o tratamento padrão[118].

Achados de pesquisas preliminares sugerem que a terapia envolvendo as artes expressivas, como a terapia do movimento de voz, pode ter alguma promessa de redução da ALNS em jovens, mas essas abordagens necessitam de mais estudos[119].

Em resumo, a eficácia de várias intervenções comportamentais para abordar a ALNS foi explorada e testada até o momento. Atualmente, a DBT possui a base de evidências mais forte como um tratamento bem estabelecido e apoiado empiricamente para reduzir tanto a ALNS quanto as tentativas de suicídio em adolescentes.

Outras abordagens para tratamento

Abordagens de neuromodulação como a eletroconvulsiva (ECT) e a estimulação magnética transcraniana (EMT) podem ter um papel no tratamento de comportamentos de automutilação. Sabe-se que a ECT tem um importante efeito antissuicídio, e relatos de casos sugerem sua capacidade de reduzir a agressão e a ação em adolescentes com transtornos do espectro autista e deficiência intelectual[120,121]. Não há pesquisas sobre neuromodulação não invasiva, como o EMT para o tratamento da ALNS; isso pode representar um caminho importante para futuras pesquisas.

A acupuntura auricular envolve estimulação de pontos de acupuntura na superfície externa das orelhas. Nove adolescentes em uma unidade de internação com depressão e ALNS foram administrados com acupuntura bilateralmente em cinco locais de ouvido durante 5 dias por semana durante 3 semanas[122]. O tratamento foi bem tolerado, e foi observada uma redução da ALNS e a internalização da raiva.

CONSIDERAÇÕES FINAIS

A ALNS é claramente muito mais do que simplesmente a expressão da dor ou um pedido de ajuda. Embora seja fácil descartar comportamentos perturbadores como as ações hostis e manipuladoras das pessoas enraivecidas, é absolutamente imperativo que familiares e profissionais da saúde entendam os principais motivos como sendo enraizados em conflitos de desenvolvimento saudáveis relacionados à independência, identidade e intimidade.

A ALNS é uma alternativa devido à necessidade de subjugar a dor emocional, comunicar-se com os outros, buscar redenção, ganhar controle e forjar uma identidade que integre novas profundezas de pensamento e sentimento. Para que o comportamento autolesivo não permaneça no campo de batalha entrincheirada sobre o qual essas lutas titânicas são travadas, os significados mais profundos e esforços saudáveis precisam ser descobertos e explicitados. Assim, ALNS é um comportamento perversamente empregado em direção ao objetivo final de sucesso do enfrentamento e desenvolvimento de pessoas que almejam ser bem-sucedidas.

Os avanços trazidos pelo DSM-5 e o crescente número de pesquisas sobre a ALNS esclareceram substancialmente o quadro. A ALNS tem-se mostrado relativamente comum com heterogeneidade notável e complexidade fenomenológica que é frequentemente acompanhada por sequelas comportamentais, emocionais e interpessoais significativas. O entendimento de que a ALNS não é incomum e que induz ao sofrimento tem aumentado os esforços para compreender sua natureza, tratá-la efetivamente e até mesmo impedir sua ocorrência.

Conforme se observa o grau de heterogeneidade e complexidade clínica descrito neste capítulo, sugere-se que a busca para novas possibilidades se justifique, tanto para compreender melhor a natureza da ALNS quanto para auxiliar no desenvolvimento de tratamentos mais eficazes. No estado atual da ciência, parece razoável buscar o desenvolvimento de tratamentos flexíveis o suficiente para agregar as características diversas e idiossincráticas que constituem a ALNS de cada indivíduo.

REFERÊNCIAS BIBLIOGRÁFICAS

1. American Psychiatric Association (APA). Diagnostic and statistical manual of mental disorders. 5. ed. Arlington: American Psychiatric Association; 2013.
2. Nock MK. Understanding nonsuicidal self-injury: Origins, assessment, and treatment. Washington: American Psychological Association; 2009.
3. Nixon MK, Heath NL. Introduction to non-suicidal self-injury in adolescentes. In: Nixon MK, Heath NL, editores. Self-injury in youth: The essential guide to assessment and intervention. New York: Routledge; 2009a. p. 1-6.
4. Klonsky ED, Muehlenkamp JJ. Self-injury: a research review for the practitioner. Journal of Cliical Psychology: In Session. 2007;63:1045-56.
5. Walsh BW. Treating self-injury: A practical guide. New York: Guilford Press; 2006.
6. Emerson LE, White WA, Jelliffe SE, editores. The case of Miss A: a preliminary report of a psychoanalysis study and treatment of a case of self-mutilation. Psychoanalytic Review. 1913;1(1):41-54. Retrieved 2009-06-15.
7. Menninger K. Man against himself. New York: Harcourt and Brace; 1938.
8. Pao P. The syndrome of delicate self cutting. Br J Med Psychol. 1969;42:213-21.
9. Pattison EM, Kahan J. The deliberate self-harm syndrome. Am J Psychiatry. 1983;140:867-72.
10. Tantam D, Whittaker J. Personality disorder and self-wounding. Br J Psychiatry. 1992;161:451-64.
11. Favazza AR, Rosenthal RJ. Diagnostic issue in self-mutilation. Hosp Commun Psychiatry. 1993;44:134-9.
12. Ross S, Heath N. A study of the frequency of self-mutilation in a community sample of adolescents. J Youth Adolesc. 2002;31:67-77.
13. D'Onofrio AA. Adolescent self injury: a comprehensive guide for counselors and health care prefessionals. New York: Springer; 2007.
14. Brock SE, Jumerson SR, Hansen RL. Identifying, assessing, and treating autim at school. New York: Springer; 2006.
15. Nixon MK, Heath NL. Self-injury in youth: The essential guide to assessment and intervention. New York: Routledge; 2009b.
16. Graff H, Mallin R. The syndrome of the wrist cutter. Am J Psychiatry. 1967;124:74-80.
17. Rosenthal R, Rinzler C, Wallsch R, Klausner E. Wrist-cutting syndrome: the meaning of a gesture. Am J Psychiatry. 1972;128:1363-8.
18. Favazza AR, Rosenthal RJ. Varieties of pathological self-mutilation. Behav Neurol. 1990;3:77-85.
19. Kahan J, Pattison EM. Proposal for a distinctive diagnosis: the deliberate self-harm syndrome (DSH). Suicide Life Threat Behav. 1984;14:17-35.
20. Muehlenkamp JJ. Self-injurious behavior as a separate clinical syndrome. Am J Orthopsychiatry. 2005;75:324-33.
21. Wilkinson P, Goodyer I. Non-suicidal self-injury. Eur Child Adolesc Psychiatry. 2011;20:103-8.
22. Muehlenkamp JJ, Claes L, Havertape L, Plener PL. International prevalence of adolescent non-suicidal self-injury and deliberate self-harm. Child Adolesc Psychiatry Ment Health. 2012;6:1-9.
23. Swannell SV, Martin GE, Page A, Hasking P, St John MJ. Prevalence of nonsuicidal self-injury in nonclinical samples: systematic review, meta-analysis and meta-regression. Suicide Life Threat Behav. 2014;44:273-303.
24. Shaffer D, Jacobson C. Proposal to the DSM-V Childhood Disorder and Mood Disorder Work Groups to Include Non-Suicidal Self-Injury (NSSI) as a DSM-V disorder. Washington, DC: American Psychiatric Association; 2009.
25. Regier DA, Narrow WE, Clarke DE, Kraemer HC, Kuramoto SJ, Kuhl EA, et al. DSM-5 field trials in the United States and Canada, part II: test–retest reliability of selected categorical diagnoses. Am J Psychiatry. 2013;170:59-70.

26. Selby EA, Kranzler A, Fehling KB, Panza E. Nonsuicidal self-injury disorder: the path to diagnostic validity and final obstacles. Clin Psychol Rev. 2015;38:79-91.
27. Favazza A. Bodiesunder siege. Baltimore: Johns Hopkins University Press; 1987.
28. Walsh BW, Rosen P. Self-mutilation: Theory, research, and treatment. New York: Guilford Press; 1988.
29. Brown M. The behavioral treatment of self-mutilation. In: Self-mutilation: Treatment and research. Symposium conducted at the XVI Congress of the World Association for Social Psychiatry; Vancouver, British Columbia, Canada. 1998.
30. Brown MZ, Linehan MM, Comtrois KA, Murray A, Chapman AZ. Shame as a prospective preditor of self-inflicted injury in borderline personality disorder: a multi-modal analysis. Behaviour Research and Therapy. 2009;47(10):815-22.
31. Brown M, Contois KA, Linehan MM. Reasons for suicide attempts and nonsuicidal self-injury in woman with borderline personality disorder. J Abnormal Psychol. 2002;11(11):198-202.
32. Klonsky ED. The functions of deliberate self-injury: a review of the evidence. Clinical Psychology Reiew. 2007;27:226-39.
33. Nock MK. Self-injury. Annu Rev Clin Psychol. 2010;6:339-63.
34. Conterio K, Lader W. Bodily harm. New York: Hyperion; 1998.
35. Shapiro S, Dominiak GM. Seual trauma and psychopathology. New York: Lexington Books; 1993.
36. Simeon D, Hollander E. Self-injurious Behaviors: Assessment and treatment. Washington, DC: Americam Psychiatric Association; 2001.
37. Favazza A, Conterio K. The plight of chronic self-mutilators. Commun Mental Health J. 1988;24(1):22-30.
38. Walsh BW, Frost AK. Attitudes regarding life, death, and body image in poly-self-destructive adolescentes. In: Walsh BW. Treating self-injury: a practical guide. 2. ed. New York: Guilford Press; 2012.
39. Whitlock JL, Eckenrode JE. Silverman D. Self-injurious behavior in a college population. Pedriaatric. 2006;117(6):1939-48.
40. Briere J, Gil E. Self-mutilation in clinical and general population samples: prevalence, correlates, and functions. Am J Orthopsychiatry. 1998;68:609-20.
41. Swales M. Pain and deliberate self-harm. The Welcome Trust. 2008.
42. Meltzer H. Non fatal suicidal behaviour among adults aged 16 to 74. Great Britain: The Stationery Office; 2000.
43. Rea K, Aiken F, Borastero C. Building therapeutic staff: client relationships with women who self-harm. Women's Health Issues. 1997;7(2):121-5. CS1 maint: multiple names: authors list (link)
44. Cutter D, Jaffe J, Segal J. Self-injury: types, causes and treatment. HELPGUIDE.org. 11.05.2008.CS1 maint: multiple names: authors list (link)
45. Harmeless. 2020. Disponível em: http://www.harmless.org.uk/faq.php?%20cat_id=2.
46. LifeSIGNS. Precursors to self-injury. LifeSIGNS, 2012.
47. Strong, M. A Bright red scream: self-mutilation and the language of pain. Penguin; 1999.
48. Nixon MK, Cloutier PF, Aggarwal S. Affect regulation and addictive aspects of repetitive self-injury in hospitalized adolescents. J Am Acad Child and Adolescent Psychiatry. 2002;41(11):1333-41.
49. Lozano R. Global and regional mortality from 235 causes of death for 20 age groups in 1990 and 2010: a systematic analysis for the Global Burden of Disease Study 2010. Lancet. 2012;380(9859):2095-128.
50. Fox C, Hawton K. Deliberate Self-Harm in Adolescence. London: Jessica Kingsley; 2004.
51. Rodham K. Deliberate self-harm in adolescents: the importance of gender. Psychiatric Times. 2005;22(1).
52. Kerr PL, Muehlenkamp JJ, Turner JM. Nonsuicidal self-injury: a review of current research for family medicine and primary care physicians. The Journal of the American Board of Family Medicine. 2010;23(2):240-59.CS1 maint: multiple names: authors list (link)
53. Gratz KL, Conrad SD, Roemer L. Risk factors for deliberate self-harm among college students. Am J Orthopsychiatry. 2002;1:128-40.

54. Lloyd-Richardson EE, Perrine N, Dierker L, Kelley ML. Characteristics and functions of non-suicidal self-injury in a community sample of adolescents. Psychol Med. 2007;37:1183-92.
55. Hilt LM, Nock MK, Lloyd-Richardson EE, Prinstein MJ. Longitudinal study of nonsuicidal self-injury among young adolescents: rates, correlates, and preliminary test of an interpersonal model. J Early Adolesc. 2008;28:455-69.
56. Plener PL, Libal G, Keller F, Fegert JM, Muehlenkamp JJ. An international comparison of non-suicidal self-injury (NSSI) and suicide attempts: Germany and the USA. Psychol Med. 2009;39:1549-58.
57. Cerutti R, Presaghi F, Manca M, Gratz KL. Deliberate self-harm behavior among italian young adults: correlations with clinical and nonclinical dimensions of personality. Am J Orthopsychiatry. 2012;82:298-308.
58. Andover MS. Non-suicidal self-injury disorder in a community sample of adults. Psychiatry Res. 2014;219:305-10.
59. Nock MK, Joiner TE, Gordon KH, Lloyd-Richardson E, Prinstein MJ. Nonsuicidal self-injury among adolescents: diagnostic correlates and relation to suicide attempts. Psychiatry Res. 2006;144:65-72.
60. Muehlenkamp JJ, Gutierrez PM. Risk for suicide attempts among adolescents who engage in non--suicidal self-injury. Arch Suicide Res. 2007;11:69-82.
61. Cerutti R, Manca M, Presaghi F, Gratz KL. Prevalence and clinical correlates of deliberate self-harm among a community sample of Italian adolescents. J Adolesc. 2011;34:337-47.
62. Barrocas AL, Hankin BL, Young JL, Abela JR. Rates of nonsuicidal self – injury in youth: age, sex, and behavioural methods in a community sample. Pediatrics. 2012;130:39-45.
63. Laye-Gindhu A, Schonert-Reichl KA. Nonsuicidal self-harm among community adolescents: understanding the whats and whys of self-harm. J Youth Adolesc. 2005;34:447-57.
64. Gratz KL. Risk factors for deliberate self-harm among female college students: the role and interaction of childhood maltreatment, emotional inexpressivity, and affect intensity/reactivity. Am J Orthopsychiatry. 2006;76:238-50.
65. Whitlock J, Muehlenkamp JJ, Purington A, Eckenrode J, Barreira J, Abrams GB, et al. Non-suicidal self-injury in a college population: general trends and sex differences. J Am College Health. 2011;59:691-8.
66. Klonsky ED. Non-suicidal self-injury in United States adults: prevalence, sociodemographics, topography and functions. Psychol Med. 2011;41:1981-6.
67. Sornberger MJ, Heath NL, Toste JR, McLouth R. Nonsuicidal self-injury and gender: patterns of prevalence, methods, and locations among adolescents. Suicide Life Threat Behav. 2012;42:266-78.
68. Claes L, Vandereycken W, Vertommen H. Self-injury in female versus male psychiatric patients: a comparison of characteristics, psychopathology and aggression regulation. Pers Indiv Dif. 2007;42:611-21.
69. Yates TM, Tracy AJ, Luthar SS. Nonsuicidal self-injury among "privileged" youths: longitudinal and cross-sectional approaches to developmental process. J Consult Clin Psychol. 2008;76:52-62.
70. Bresin K, Schoenleber M. Gender differences in the prevalence of nonsuicidal self-injury: a meta--analysis. Clin Psychol Rev. 2015;38:55-64.
71. Kirchner T, Ferrer L, Forns M, Zanini D. Self-harm behavior and suicidal ideation among high school students. Gender differences and relationship with coping strategies. Actas Esp Psiquiatr. 2011;39:226-35.
72. Kaess M, Parzer P, Mattern M, Plener PL, Bifulco A, Resch F, et al. Adverse childhood experiences and their impact on frequency, severity, and the individual function of nonsuicidal self-injury in youth. Psychiatry Res. 2013;206:265-72.
73. Kuentzel JG, Arble E, Boutros N, Chugani D, Barnett D. Nonsuicidal self-injury in an ethnically diverse college sample. Am J Orthopsychiatry. 2012;82:291-7.
74. Wan Y, Chen J, Sun Y, Tao FB. Impact of childhood abuse on the risk of non-suicidal self-injury in mainland Chinese adolescents. PLoS One. 2015;10(6):e0131239.

75. Tang J, Yang W, Ahmed NI, Ma Y, Liu H, Wang J, et al. Stressful life events as a predictor for non-suicidal self-injury in southern Chinese adolescence. Medicine. 2016;95:e2637.
76. Zoroglu SS, Tuzun U, Sar V, Tutkun H, Savaçs HA, Ozturk M, et al. Suicide attempt and self-mutilation among Turkish high school students in relation with abuse, neglect and dissociation. Psychiatry Clin Neurosci. 2003;57:119-26.
77. Paivio SC, McCulloch CR. Alexithymia as a mediator between childhood trauma and self-injurious behaviours. Child Abuse Negl. 2004;28:339-54.
78. Arens AM, Gaher RM, Simons JS. Child maltreatment and deliberate self-harm among college students: testing mediation and moderation models for impulsivity. Am J Orthopsychiatry. 2012;82:328-37.
79. Auerbach RP, Kim JC, Chango JM, Spiro WJ, Cha C, Gold J, et al. Adolescent nonsuicidal self-injury: examining the role of child abuse, comorbidity, and disinhibition. Psychiatry Res. 2014;220:579-84.
80. Gratz KL, Chapman AL. The role of emotional responding and childhood maltreatment in the development and maintenance of deliberate self-harm among male undergraduates. Psychol Men Masculinity. 2007;8:1-14.
81. Goldstein AL, Glett GL, Wekerle C, Wall A. Personality, child maltreatment, and substance use: examining correlates of deliberate self-harm among university students. Can J Behav Sci. 2009;41:241-51.
82. Jacobson CM, Hill RM, Pettit JW, Grozeva D. The association of interpersonal and intrapersonal emotional experiences with non-suicidal self-injury in young adults. Arch Suicide Res. 2015;19:401-13.
83. Glenn CR, Klonsky ED. Nonsuicidal self-injury disorder: an empirical investigation in adolescent psychiatric patients. J Clin Child Adolesc Psychol. 2013;42:496-507.
84. Gratz KL, Dixon-Gordon KL, Chapman AL, Tull MT. Diagnosis and characterization of DSM-5 nonsuicidal self-injury disorder using the clinician administered nonsuicidal self-injury disorder index. Assessment. 2015;22:527-39.
85. In-Albon T, Ruf C, Schmid M. Proposed diagnostic criteria for the DSM-5 of nonsuicidal self-injury in female adolescents: diagnostic and clinical correlates. Psychiatry J. 2013:159208.
86. Selby EA, Bender TW, Gordon KH, Nock MK, Joiner TE. Non-suicidal selfinjury (NSSI) disorder: a preliminary study. Personal Disord. 2012;3:167-75.
87. Turner BJ, Dixon-Gordon KL, Austin SB, Rodriguez MA, Rosenthal MZ, Chapman AL. Non-suicidal self-injury with and without borderline personality disorder: differences in self-injury and diagnostic comorbidity. Psychiatry Res. 2015;230:28-35.
88. Nock MK, Joiner TE, Gordon KH, Lloyd-Richardson E, Prinstein MJ. Nonsuicidal self-injury among adolescents: diagnostic correlates and relation to suicide attempts. Psychiatry Res. 2006;144:65-72.
89. Jenkins AL, McCloskey MS, Kulper D, Berman ME, Coccaro EF. Self-harm behavior among individuals with intermittent explosive disorder and personality disorders. J Psychiatr Res. 2015;60;125-31.
90. Claes L, Vandereycken W, Vertommen H. Self-injurious behaviors in eating-disordered patients. Eat Behav. 2001;2:263-72.
91. Iannaccone M, Cella S, Manzi SA, Visconti L, Manzi F, Cotrufo P. My body and me: self-injurious behaviors and body modifications in eating disorders: preliminary results. Eat Disord. 2013;21:130-9.
92. Eichen DM, Kass AE, Fitzsimmons-Craft EE, Gibbs E, Trockel M, Taylor B, et al. Non-suicidal self-injury and suicidal ideation in relation to eating and general psychopathology among college-age women. Psychiatr Res. 2016;235:77-82.
93. Giletta M, Scholte RH, Engels RC, Ciairano S, Prinstein MJ. Adolescent non-suicidal self-injury: a cross-national study of community samples from Italy, the Netherlands and the United States. Psychiatry Res. 2012;197:66-72.
94. Brent DA, Emslie GJ, Clarke GN, Asarnow J, Spirito A, Ritz L, et al. Predictors of spontaneous and systematically assessed suicidal adverse events in the treatment of SSRI-resistant depression in adolescents (TORDIA) study. Am J Psychiatry. 2009;166:418-26.

95. Goodyer I, Dubicka B, Wilkinson P, Kelvin R, Roberts C, Byford S, et al. Selective serotonin reuptake inhibitors (SSRIs) and routine specialist care with and without cognitive behaviour therapy in adolescents with major depression: randomised controlled trial. BMJ. 2007;335:142.
96. Bass JN, Beltis J. Therapeutic effect of fluoxetine on naltrexone-resistant self-injurious behavior in an adolescent with mental retardation. J Child Adoles Psychopharmacol. 1991;1:331-40.
97. Kars H, Broekema W, Glaudemans-van Gelderen I, Verhoeven WM, van Ree JM. Naltrexone attenuates self-injurious behavior in mentally retarded subjects. Biol Psychiatry. 1990;27:741-6.
98. Walters AS, Barrett RP, Feinstein C, Mercurio A, Hole WT. A case report of naltrexone treatment of self-injury and social withdrawal in autism. J Autism Dev Disord. 1990;20:169-76.
99. Bernstein G A, Hughes JR, Mitchell JE, Thompson T. Effects of narcotic antagonists on self-injurious behavior: a single case study. J Am Acad Child Adolesc Psychiatry. 1987;26:886-9.
100. Norelli LJ, Smith HS, Sher L, Blackwood TA. Buprenorphine in the treatment of non-suicidal self--injury: a case series and discussion of the literature. Int J Adolesc Med Health. 2013;25(3):323-30.
101. Cipriani A, Hawton K, Stockton S, Geddes JR. Lithium in the prevention of suicide in mood disorders: updated systematic review and meta-analysis. BMJ. 2013;346:f3646.
102. Nickel MK, Nuehlbacjer M, Nickel C, Kettler C, Pedrosa Gil F, Bachler E, et al. Aripiprazole in the treatment of patients with borderline personality disorder: a double-blind, placebo-controlled study. Am J Psychiatry. 2006;163:833-8.
103. Libal G, Plener PL, Ludolph AG, Fegert JM. Ziprasidone as a weight-neutral alternative in the treatment of self-injurious behavior in adolescent females. Child Adolesc Psychopharmacol. 2005;10:1-6.
104. Kumar T, Kathpal A, Demer J. Clozapine for treatment of aggression in non-psychotic adolescents. Asian J Psychiatry. 2016;22:102-4.
105. Argent SE, Hill SA. The novel use of clozapine in an adolescent with borderline personality disorder. Ther Adv Psychopharmacol. 2014;4:149-55.
106. Berk M, Malhi GS, Gray LJ, Dean OM. The promise of N-acetylcysteine in neuropsychiatry. Trends Pharmacol Sci. 2013;34:167-77.
107. Cullen KR, Klimes-Douglas B, Westlund Schreiner M, Carstedt P, Marka N, Nelson K, et al. N-acetylcysteine for nonsuicidal self-injurious behavior in adolescents: an open-label pilot study. J Child Adolesc Psychopharmacol. 2018;28:136-44.
108. Ougrin D, Tranah T, Stahl D, Moran P, Asarnow, Rosenbaum J. Therapeutic interventions for suicide attempts and self-harm in adolescents: systematic review and meta-analysis. Journal of the American Academy of Child & Adolescent Psychiatry. 2015;54(2):97-107.
109. Nezu AM, Nezu CM, D'Zurilla TJ. Problem-solving therapy: a treatment manual [internet]. 1. ed. New York: Springer Publishing Company; 2012 [acesso em 28 out. 2019]. Disponível em: http://connect.springerpub.com/lookup/doi/10.1891/9780826109415.
110. Linehan MM, Armstrong HE, Suare, A, Allmon D, Heard HL. Cognitive-behavioral treatment of chronically parasuicidal borderline patients. Arch Gen Psychiatry. 1991;48:1060-4.
111. Goldstein TR, Axelson DA, Birmaher B, Brent DA. Dialectical behavior therapy for adolescents with bipolar disorder: a 1-year open trial. J Am Acad Child Adolesc Psychiatry. 2007;46:820-30.
112. Mehlum L, Ramberg M, Tørmoen AJ, Haga E, Diep LM, Stanley BH, et al. Dialectical behavior therapy compared with enhanced usual care for adolescents with repeated suicidal and self-harming behavior: outcomes over a one-year follow-up. J Am Acad Child Adolesc Psychiatry. 2016;55:295-300.
113. McCauley E, Berk MS, Asarnow JR, Adrian M, Cohen J, Korslund K, et al. Efficacy of dialectical behavior therapy for adolescents at high risk for suicide: a randomized clinical trial. JAMA Psychiatry. 2018;75:777-85.
114. Pistorello J, Fruzzetti AE, Maclane C, Gallop R, Iverson KM. Dialectical behavior therapy (DBT) applied to college students: a randomized clinical trial. J Consult Clin Psychol. 2012;80:982-994.

115. Bjureberg J, Sahlin H, Hedman-Lagerlöf E, Gratz KL, Tull MT, Jokinen J, et al. Extending research on Emotion Regulation Individual Therapy for Adolescents (ERITA) with nonsuicidal self-injury disorder: open pilot trial and mediation analysis of a novel online version. BMC Psychiatry. 2018;11,18(1):326.
116. Perry-Parrish C, Copeland-Linder N, Webb L, Shields AH, Sibinga EM. Improving self-regulation in adolescents: current evidence for the role of mindfulness-based cognitive therapy. Adolesc Health Med Ther. 2016;7:101-8.
117. Miller AL, Rathus JH, DuBose AP, Dexter-Mazza ET, Goldklang AR. Dialectical behavior therapy for adolescents. In: Dialectical behavior therapy for adolescents Dialectical behavior therapy in clinical practice: Applications across disorders and settings. 2007. p. 245-63.
118. Rossouw TI, Fonagy P. Mentalization-based treatment for self-harm in adolescents: a randomized controlled trial. J Am Acad Child Adolesc Psychiatry. 2012;51:1304-13.
119. Martin S, Martin G, Lequertier B, Swannell S, Follent A, Choe F. Voice movement therapy: evaluation of a group-based expressive arts therapy for nonsuicidal self-injury in young adults. Music Med. 2013;5:31-8.
120. Haq AU, Ghaziuddin N. Maintenance electroconvulsive therapy for aggression and self-injurious behavior in two adolescents with autism and catatonia. J Neuropsychiatry Clin Neurosci. 2014;26:64-72.
121. Consoli A, Cohen J, Bodeau N, Guinchat V, Wachtel L, Cohen D. Electroconvulsive therapy in adolescents with intellectual disability and severe self-injurious behavior and aggression: a retrospective study. Eur Child Adolesc Psychiatry. 2013;22:55-62.
122. Nixon MK, Cheng M, Cloutier P. An open trial of auricular acupuncture for the treatment of repetitive self-injury in depressed adolescents. Can Child Adolesc Psychiatr Rev. 2003;12:10-2.
123. Klonsky ED. The functions of self-injury in young adults who cut themselves: clariying the evidence for effect-regulation. Psychiatry Research. 2009;166:260-8.

8

Comportamentos repetitivos com foco no corpo: transtorno de escoriação e tricotilomania

Elen Cristina Batista de Oliveira
Edson Luiz de Toledo
Daniel Carr Ribeiro Gulassa
Hermano Tavares

INTRODUÇÃO

Todos nós apresentamos comportamento de autocuidado com a superfície corporal. A presença desse comportamento, denominado em inglês *grooming*, também é comum alguns animais, como aves e mamíferos, e significa "enfeitar", "arrumar" e "preparar". O comportamento de autocuidado é caracterizado pela inspeção detalhada e manipulação coordenada da superfície do corpo do próprio indivíduo (ou animal) ou de outro. Esse comportamento foi evolutivamente relevante para as espécies, pois quando praticado de maneira não patológica é capaz de promover o cuidado e a higiene da superfície corporal, estimular a pele, garantir a termorregulação e a produção de reações químicas. Além disso, quando praticado em grupo, promove a interação social, a excitação e a redução de estresse[1].

No entanto, o problema surge quando o comportamento de autocuidado com a superfície corporal é praticado de maneira excessiva, sem controle, com tentativas repetidas e frustradas de redução ou interrupção do comportamento sem sucesso, acompanhado de sofrimento e prejuízos nas diversas áreas da vida (social, amorosa, laboral, acadêmica, entre outras). Quando isso ocorre, denomina-se o quadro de comportamento repetitivo focado no corpo (CRFC). Este é um novo conceito desenvolvido nas últimas décadas e empregado oficialmente pela primeira vez na quinta edição do *Manual diagnóstico estatístico de transtornos mentais* (DSM-5)[2].

Os CRFC mais frequentes e mais estudados são o transtorno de escoriação (TE) e a tricotilomania (TTM)[2,3]. Esses quadros compartilham aspectos fenomenológicos, epidemiológicos e clínicos e serão descritos com mais detalhes a seguir.

TRANSTORNO DE ESCORIAÇÃO

O TE foi reconhecido como transtorno apenas em 2013 com a publicação do DSM-5. O quadro é caracterizado pelo comportamento repetitivo, excessivo e sem controle de provocar escoriações na pele acompanhado de sofrimento e prejuízos[2].

Histórico e nomenclatura

A primeira menção do transtorno ocorreu em 1875 pelo professor de dermatologia Erasmus Wilson durante uma palestra para o Royal College de Londres com a nomenclatura escoriação neurótica (*neurotic excoriation*), ainda amplamente utilizada pela dermatologia. Pouco depois (1898), o dermatologista francês Louis Brocq descreveu um quadro peculiar que chamou de acne escoriada (*L'acné excoriée*), de jovens mulheres com acne grave e sinais de manipulação manual. Em 1994, com a publicação do DSM-IV, o transtorno foi contemplado em um manual diagnóstico internacional, sendo denominado "*skin picking*"[1]. Em 2013, no DSM-5 recebeu a nomenclatura oficial transtorno de escoriação[2].

Etiologia

Até o momento não há causa definida para o TE. Ao longo das duas últimas décadas foram desenvolvidas algumas linhas de pesquisa de prováveis etiologias que podem ser consideradas complementares[1].

Segundo teorias sobre a origem psíquica do TE, o transtorno estaria relacionado à inabilidade de lidar com situações de tensão e estresse intenso[1]. O comportamento de cutucar da pele também é associado à reatividade emocional e à dificuldade de regulação emocional. A maioria dos indivíduos acometidos por TE (67%) apresenta algum sentimento negativo, como ansiedade, tédio ou tensão, antes de escoriar a pele, seguido de uma notável redução após o episódio de escoriação. Os achados indicam que os sentimentos negativos, tanto de alta excitação, como ansiedade e tensão, quanto de baixa excitação, como tédio, poderiam desencadear os episódios de escoriação, que o comportamento de escoriação poderia modular tais emoções e que a dificuldade de regulação emocional poderia ser um fator de vulnerabilidade à escoriação da pele[1].

Em relação aos aspectos neurocognitivos, os indivíduos com TE apresentam maior prejuízo no controle de respostas motoras inibitórias quando comparados com os controles saudáveis e com os indivíduos com TTM, evidenciado por um teste neurocognitivo eletrônico (CANTAB *Stop Signal Test*)[1].

Tais achados são congruentes com alterações nos exames de neuroimagem que evidenciaram desorganização de vias neurais em regiões envolvidas na geração e supressão de respostas (redução da fração de anisotropia de tratos de substância branca no córtex cingulado anterior bilaterais, córtex orbitofrontal direito e córtex frontal inferior direito) e subativação funcional significativa evidenciada através de ressonância nuclear magnética funcional durante atividades de planejamento (Torre de Londres) em áreas associadas a geração de hábito, monitoramento de ações e processos de controle inibitório (região dorsal do estriato, no giro do cíngulo anterior bilateral e na região frontal medial direita). Quando comparada à gravidade dos sintomas de escoriação, foi encontrada uma redução da espessura cortical em regiões relacionadas a linguagem e memória (giros supramarginais bilaterais e temporal esquerdo e córtex parietal inferior direito) e aumento da espessura cortical da ínsula, região fundamental no controle emocional, nos indivíduos mais impulsivos. Por fim, a análise de atividades cerebrais durante episódios de escoriação da pele (escoriação do braço) evidenciou redução do volume de substância cinzenta em área relacionadas à atividade motora e funções afetivas e cognitivas (lóbulos cerebelares V e VI) e aumento da atividade em áreas relacionadas a funções afetivas, cognitivas e de controle emocional (crus cerebelar esquerdo e córtex pré-frontal ventrolateral esquerdo)[1].

Uma análise da proximidade genética do TOC e dos seus correlatos evidenciou a presença de um fator de risco genético comum para o desenvolvimento de CRFC. Uma mutação induzida em camundongos *knockout* (com mutações em genes específicos induzidas em laboratório) no gene responsável pela expressão da proteína SAPAP3 (expressa nas sinapses excitatórias glutamatérgicas do estriato) e no gene *Hoxb8* (expresso no giro do cíngulo anterior no estriado e no sistema límbico) foi associada a maior intensidade do comportamento de autocuidado (*grooming*), com produção de lesões cutâneas por escoriação semelhantes ao TE. Também foram encontrados polimorfismos do gene da SAPAP3 associados a pelo menos um CRFC: SNP (*single nucleotide polymorphisms*) SPN1 - roer de unhas, SNP3 e SNP6 - TTM, SNP4 - TE; e os 3 haplótipos (combinações de um grupo de alelos adjacentes do mesmo cromossomo) pesquisados foram associados a pelo menos um CRFC (1 - roer de unhas; 2 - roer de unhas, TE e TTM; 3 - TTM). Curiosamente, não foi encontrada nenhuma correlação dessas variantes gênicas com o TOC[1].

Epidemiologia

A prevalência do TE é de 3,8 a 4,2% entre estudantes universitários e de 1,4 e 5,4% na comunidade geral[1-4]. No Brasil foi encontrada uma prevalência de 3,4%[5]. O pico de incidência ocorre na adolescência, em média em entre 12 e 15 anos[3].

Há uma predominância do gênero feminino em quase todos os estudos. No entanto, a proporção de mulheres varia de acordo com o tipo de amostra estudada. Foi encontrada uma proporção de mulheres de 76 a 87% nos estudos clínicos, 35,7 a 80% de mulheres nos estudos com população universitária e 55,4 a 94,2% de mulheres nos estudos com população comunitária[1-5].

Psicopatologia

O comportamento de provocar escoriações na pele é caracterizado por um ciclo de vontade incontrolável de cutucar, coçar ou comprimir áreas da superfície corporal, seguido de prazer, gratificação ou alívio de sentimentos desagradáveis, como ansiedade, tensão ou tédio, seguido de culpa, arrependimento e autocensura. Os episódios de escoriação podem ocorrer de forma focada, com plena atenção do comportamento, em geral olhando diretamente para a pele no espelho, ou podem ocorrer de forma automática, como em um estado de "transe" em que há perda da noção de tempo, com dedicação de horas ao comportamento, geralmente, durante atividades sedentárias, como assistir televisão. É comum que a mesma pessoa apresente as duas formas de episódios de escoriação, sem diferença de gravidade entre as duas formas de comportamento[1,6].

Os gatilhos mais frequentes para os episódios de escoriações são os sentimentos negativos como ansiedade, tensão e tédio e a percepção visual ou tátil de irregularidades na pele, como nódulos, crostas, cravos ou espinhas. A maior parte das pessoas faz uso das próprias unhas para coçar, comprimir e remover a irregularidades da pele. Quando fazem uso de objetos, utilizam pinças, tesouras, alicates e agulhas[6].

Os indivíduos acometidos também experimentam sobrevalorização e baixa tolerância a pequenos defeitos ou irregularidades da pele, além de prazer e alívio durante os episódios de escoriar, coçar ou cutucar a pele[6]. Em teste de pressor a frio (imersão da mão em água gelada durante 1 minuto para avaliar respostas autonômicas, como taquicardia), indivíduos com TE apresentaram valores de taquicardia em resposta à dor significativamente menores apesar de relatarem a mesma intensidade de dor. Segundo os pesquisadores, a explicação poderia estar em uma maior tolerabilidade à dor relacionada ao relaxamento induzido pelo cutucar da pele e ao reforço positivo do comportamento induzido por essa sensação[7].

Classificação

Atualmente o TE é classificado pelo DSM-5 na categoria dos transtornos obsessivo-compulsivos e correlatos[2]. De fato, TE apresenta uma associação com o transtorno obsessivo-compulsivo (TOC), com características psicopatológicas e perfis de comorbidades semelhantes. Mas também há uma correlação de TE com maior impulsividade, menor controle inibitório e um perfil de comorbidades tanto ligado ao TOC e correlatos quanto aos transtornos impulsivos e adictivos. Tais aspectos sugerem que TE possa ter uma apresentação híbrida com características tanto obsessivo-compulsivas quanto impulsivas e adictivas[1,3,8].

A próxima revisão da Classificação Internacional de Doenças (CID-11) incluirá uma nova classificação denominada transtornos do comportamento focado no corpo, confirmando assim uma categoria específica de transtornos marcados por cuidados excessivos com foco no corpo, incluindo o TE e a TTM[9].

Subtipos de TE

Um estudo recente identificou dois perfis de apresentação clínica do comportamento de escoriação da pele. Os autores sugerem que esta não seja uma classificação categorial, mas sim dimensional[10].

Quadro 1 Apresentação clínica do comportamento de escoriação da pele

Subtipo 1: escoriação por recompensa emocional	Subtipo 2: escoriação funcional
Maioria dos indivíduos (68%)	Minoria dos indivíduos (32%)
• Fissura intensa e ausência de controle	• Pouca fissura
• Gatilhos: emoções negativas	• Sintomas leves
• Episódios automáticos	• Episódios de curta duração
• Maior perfeccionismo	• Pouca tolerância ao estresse
• Menor tolerância ao estresse	• Alguns problemas com sensibilidade sensorial
• Mais comorbidade com transtorno do déficit de atenção com hiperatividade	• Poucos prejuízos
• Mais sintomas ansiosos e depressivos	
• Maior prejuízo	

Comorbidades

Há uma forte correlação entre TE e os demais os transtornos correlatos ao TOC, com prevalência de comorbidade com o TOC de 8,9 a 24%, com o transtorno dismórfico corporal (TDC) de 29,1% na presença de TE ao longo da vida e de 36,9% quando há presença atual TE e prevalência de comorbidade com a TTM de 13,5 a 36,7%[1-6,8].

Outras comorbidades encontradas são transtorno depressivo maior (12,5 a 48%) e transtorno de ansiedade generalizada (8 a 29%). Também foi encontrada comorbidade com abuso e dependência de substâncias (14 a 47,5%), sendo que 25% usavam álcool, 22,8% usavam tabaco e 17,4% usavam drogas ilegais com intenção de aliviar os sentimentos desagradáveis associados à escoriação da pele. Além das comorbidades com dependências químicas, também foram encontradas comorbidades com dependências comportamentais com dependência de jogos de azar (20,0%), dependência de compras compulsivas (12,5%) e sexo compulsivo (5,0%)[1-6,8].

Estudos também encontraram maiores índices de massa corporal (IMC) em homens e mulheres com TE comparados a indivíduos saudáveis e uma maior associação (RC = 2,53 a 95% IC de 1,41 a 4,54) com diabetes tipo II, comparado a controles saudáveis[11].

Critérios diagnósticos

Os critérios descritos pelo DSM-5 para o TE são listados no Quadro 2[2].

Quadro 2 Critérios diagnósticos segundo o DSM-5 para transtorno de escoriação

Descrição
A. Beliscar a pele de forma recorrente, resultando em lesões.
B. Tentativas repetidas de reduzir ou parar o comportamento de beliscar a pele.
C. O ato de beliscar a pele causa sofrimento clinicamente significativo ou prejuízo no funcionamento social, profissional, ou em outras áreas da vida do indivíduo.
D. O ato de beliscar a pele não se deve aos efeitos fisiológicos de uma substância (p. ex., cocaína) ou a outra condição médica (p. ex., escabiose).
E. O ato de beliscar a pele não é mais bem explicado pelos sintomas de outro transtorno mental (p. ex., delírios ou alucinações táteis em um transtorno psicótico, tentativas de melhorar um defeito ou falha percebida na aparência no transtorno dismórfico corporal, estereotipias no transtorno do movimento estereotipado, ou intenção de lesar a si mesmo na autolesão não suicida).

Fonte: APA, 2014[2].

Complicações

As lesões evoluem com frequência evoluem para úlceras (28,3%), infecções (18 a 31,6%) e cicatrizes (21,1 a 45%), com necessidade do uso de antibióticos tópicos e orais (30%) ou até mesmo endovenosos (5%) e hospitalização (3,3%) devido às lesões. Alguns se submetem a procedimentos dermatológicos estéticos (25,9%) e cirúrgicos (6%). A maioria (85%) se esforça para esconder as lesões e as cicatrizes decorrentes das escoriações, dedicando ao menos 15 minutos do seu dia para cobrir as lesões com maquiagem ou cosméticos (60,2%), roupas (20,3%) ou curativos (17,3%)[1].

As feridas também formam cicatrizes e desfigurações, resultando em constrangimento em público (87%), esquiva de eventos sociais (40,2 a 62,5%) e formais (32,6%), atividades em grupo (38 a 57,7%) e de entretenimento (26,1%), restaurantes (20,7%), viagens e passeios de férias (10,9%), com cancelamento compromissos importantes (3,2%), abstenção do envolvimento em relações íntimas (54,3%), faltas (2,27 dias/ano), abandono e demissão do trabalho ou demissão (5%) e perda de progressão promoção ou aumento de salário (12%), dificuldades acadêmicas (36,8%) e faltas à escola (26,7%)[1].

Tratamento medicamentoso

O curso de evolução do TE é crônico, com média de duração de 21 anos. Apesar da longa duração da doença, apenas 30 a 45% dos pacientes procuram tratamento específico, por vergonha em expor seu problema[1]. Existem poucos estudos de ensaio clínico controlados e as amostras utilizadas são pequenas.

Quadro 3 Tratamento medicamentoso do transtorno de escoriação

Ensaios abertos				
Medicamento	Dose	Duração	Amostra	Desfecho
Fluvoxamina[12]	25 a 50 mg [25 a 200 mg]	12 semanas	14	Melhora de 30% em 50% dos indivíduos
Escitalopram[13]	25 mg	18 semanas	29	Remissão total em 44,8% Melhora dos sintomas em 27,6%
Sertralina[14]	95 mg [25 a 200mg]	4 semanas	26	Melhora de 50% em 68% dos indivíduos
Ensaios duplo-cegos placebo-controlados				
Medicamento	Dose	Duração	Amostra	Desfecho
Fluoxetina[15]	55 mg [20 a 80 mg]	10 semanas	17	Sem diferenças se comparada ao placebo em metanálise
Fluoxetina[15] 1ª fase: *open label* 2ª fase: duplo-cego	60 mg	6 semanas	15	Sem diferenças se comparada ao placebo em metanálise
Lamotrigina[15]	300 mg	12 semanas	29	Sem diferenças se comparada ao placebo em metanálise

(continua)

Quadro 3 Tratamento medicamentoso do transtorno de escoriação (*continuação*)

Ensaios duplo-cegos placebo-controlados				
Medicamento	Dose	Duração	Amostra	Desfecho
Citalopram[15]	20 mg	4 semanas	45	Sem diferenças se comparada ao placebo em metanálise
N-acetilcisteína[16]	1.200 a 3.000 mg/dia divididos em 2 tomadas	12 semanas	66	Redução de 38,3% dos sintomas de escoriação e melhora global significativamente superior em 47% dos indivíduos

Tratamento psicoterapêutico

As revisões e metanálises publicadas até o momento sobre o tratamento do TE apontam que o tratamento principal desse transtorno é a psicoterapia, com respostas superiores até mesmo aos medicamentos, como os inibidores seletivos da recaptação da serotonina (ISRS). A abordagem mais estudada e que apresenta resultados mais promissores é a abordagem comportamental de terapia de reversão de hábitos. Esta e as principais abordagens comportamentais utilizadas são apresentadas a seguir[15].

- Terapia de reversão de hábitos: **é** primeira escolha para CRFC. Esse método treina o automonitoramento, a atenção plena e a consciência do comportamento, a execução de comportamentos concorrentes com o comportamento indesejável (cessar as mãos, manipular outros objetos para não se cutucar), a adoção procedimentos de mudança de estímulo (evitar ou cobrir espelhos) e o treino de habilidades sociais. Vem sendo utilizada em associação com a terapia de aceitação e compromisso (ACT, do inglês *acceptance and commitment therapy*, e chamada terapia de aceitação reforçada) e com a terapia comportamental dialética para tratamento dos CRFC[15].
- Terapia de aceitação e compromisso: utiliza estratégias de *mindfulness* (atenção plena), além do manejo de pensamentos e emoções negativas como parte da experiência humana (aceitação) e incentiva formas de responder a esses pensamentos e emoções negativas de uma forma congruente com os valores e objetivos pessoais (compromisso) do indivíduo[15].
- *Mindfulness*: significa "atenção plena" sem julgamentos. É uma abordagem comportamental que utiliza preceitos zen-budistas, como "estar no momento presente" e aceitá-lo, sem julgamentos. Na prática, para quem tem escoriação

da pele o *mindfulness* é um recurso importante para aumentar a consciência do automatismo do comportamento de escoriação e da checagem da pele, bem como da inquietação das mãos, da consciência corporal e da aceitação das imperfeições e das irregularidades da pele e da reatividade emocional dos gatilhos de escoriação da pele[15].

- Terapia comportamental dialética: **é** uma abordagem desenvolvida inicialmente para tratamento de pacientes com transtorno de personalidade *borderline*. Tem como objetivo a regulação emocional, dificuldade presente nos pacientes com CRFC e intimamente relacionada ao comportamento de cutucar a pele. A abordagem inclui também estratégias de aceitação e compromisso e *mindfulness*. O processo terapêutico também inclui identificar e reconhecer as emoções gatilho, desenvolver estratégias para lidar com as emoções negativas, aceitar sentimentos e sensações desagradáveis (aceitação) como parte da existência humana, tomar a consciência do comportamento de cutucar e treinar a atenção plena (*mindfulness*) e o treinar respostas de tolerância ao estresse[15].

De fato, estudos de tratamento psicoterapêutico para TE são constituídos principalmente a partir de métodos e técnicas comportamentais. Os estudos de metanálise e revisão sistemática indicaram que os tratamentos psicoterapêuticos, apesar dos bons resultados, se utilizaram de métodos terapêuticos semelhantes, com escassez de estudos sobre as demais abordagens[15].

A psicoterapia em grupo promove interação e corrige vieses de comunicação nos relacionamentos. É uma abordagem que promove sentimento de pertencimento e a reintegração social, o que é fundamental nesse grupo que sofre muito com o isolamento. Estudos de psicoterapia no TE têm conduzido tratamento em grupo para proporcionar a reintegração social. A psicoterapia psicodramática em grupo utiliza técnicas de ação e dramatização para a criação de personagens ou recriação de cenas temidas envolvendo a escoriação e o relacionamento com pessoas afetivamente próximas para que o indivíduo se perceba agindo e treine respostas novas e mais saudáveis para seus desafios[17].

Apesar de um aumento dos estudos controlados randomizados, mais estudos são necessários com amostras maiores, com investigações profundas fatores psicopatológicos subjacentes ao quadro e não apenas o comportamento manifesto repetitivo de escoriação das lesões na pele.

TRICOTILOMANIA

Nas últimas décadas, a TTM, ou transtorno de arrancar cabelo, tem recebido atenção dos clínicos e pesquisadores. Grande parte dessa atenção está voltada para a classificação da TTM. Seus aspectos fenomenológicos, fisiopatológicos e fundamentos genéticos guardam semelhanças com os transtornos do impulso, mas se aproximam também dos TOC e correlatos e ainda mais intimamente dos comportamentos repetitivos focados no corpo[18].

Histórico

Uma das primeiras referências sobre o hábito de arrancar cabelo para buscar alívio emocional é atribuída ao filósofo grego Epictetus (c.60-c.117 d.C.) em seu livro *Os discursos*, no qual ele relata: "Na verdade, acho que os homens que arrancam seus cabelos fazem o que fazem sem saber por que fazem". Foi o dermatologista François H. Hallopeau que em 1889 contextualizou o comportamento de arrancar tufos de cabelo em um jovem que não resistia a esse impulso mórbido, nomeando essa condição como tricotilomania, do grego *thrix* (cabelo) + *tillein* (arrancar) + *mania* (loucura). Em 1987, a Associação Americana de Psiquiatria reconheceu pela primeira vez a TTM como um transtorno mental[18].

Etiologia

Nas raízes da TTM são encontradas hipóteses de mecanismos fisiológicos para o indivíduo, suas sensações internas, cognições e consequências do comportamento propriamente dito. Esses fatores sofrem uma interação e uma combinação. Portanto, é muito pouco provável que se identifique uma causa única da TTM. Assim como nos outros transtornos mentais, a etiologia da TTM está relacionada a uma interação complexa de fatores biológicos, psicológicos e sociais, que ainda estão em investigação e em estudo. Existem diversas propostas de modelos etiológicos pautados em diferentes perspectivas teóricas, psicanalíticas, biológicas e comportamentais[18].

Greenberg propôs que o arrancar cabelo é uma expressão simbólica de conflitos inconscientes e que resulta de uma relação objetal pobre, assim, arrancar cabelo seria um meio de lidar com a realidade, particularmente com a ameaça de perda do objeto[18,19].

Sob a perspectiva ontológica, baseada em modelos animais, a TTM é entendida como um transtorno de autocuidado, ou *grooming,* excessivo. Gustave Flaubert, no conto "Um simples coração" (*Un cœur simple,* 1876), descreve que o papagaio Loulou tinha o hábito de arrancar suas penas, um quadro descrito pela veterinária com o nome de *feather plucking*, arrancar de penas, que ocorre em aves sob situações de estresse[1,18].

Estudos neuropsicológicos apontam prejuízos em habilidade espacial, memória não verbal e principalmente no controle inibitório e na flexibilidade mental. Análises de neuroimagem evidenciaram alterações da integridade dos tratos de substância branca em regiões relacionadas a emoção e controle inibitório (regiões precuneus, cingulado anterior, córtex temporal e córtex frontal) que foram associadas à gravidade dos sintomas de TTM e aumento da densidade da massa cinzenta em regiões relacionadas a geração de hábitos motores e cognição (região esquerda do estriado, na formação amígdala-hipocampo e giro do cíngulo, área motora suplementar e córtex frontal bilaterais)[18].

Foram identificadas variações genéticas na codificação de duas proteínas associadas a comportamento semelhante à TTM em roedores. Roedores, com gene proteína Homeobox B8 (Hoxb8) suprimido por mutação induzida em laboratório, manifestaram comportamento de *autogrooming* excessivo (remoção de pelos e lesão na pele), com melhora do comportamento após transplante de medula óssea de roedor doador saudável. Também foram encontrados polimorfismos genéticos para o gene da proteína SAPAP3 em humanos portadores de TOC, TTM e outros CRFC. Um fato interessante é que as variantes genéticas só foram encontradas nos portadores de TOC diante da presença de sintomas de CRFC[1,6].

De acordo com a teoria comportamental, o comportamento de arrancar o cabelo seria condicionamento de sensações físicas e emocionais associadas com o ato de puxar cabelo, em processo de condicionamento operante. O ato de arrancar seria reforçado pelo alívio de sentimentos negativos (ansiedade, tédio, tensão, entre outros) que o próprio ato de arrancar o cabelo mesmo propicia, promovendo assim um reforço negativo[18].

Epidemiologia

Os estudos apontam uma prevalência de 0,6 a 2% entre adolescentes e adultos. Nos adultos, o gênero mais afetado é o feminino, com uma relação de 10:1. No Brasil foi encontrada uma proporção de 6:1. No entanto, em crianças, essa diferença entre os gêneros não é observada. A idade média de início é na adolescência, em torno dos 13 anos[2,6,21].

Psicopatologia

O comportamento de arrancar os pelos e cabelos pode acontecer em qualquer região da cabeça ou do corpo e pode ocorrer alternância de locais. Os locais mais comuns são: couro cabeludo (80,6%), cílios (47%), sobrancelhas (43,5%), região púbica (23,7%), extremidades (15,1%) e axila (5,4%)[6,18,20,21].

Os episódios de arrancar o cabelo podem ocorrer em alguma situação e durar de alguns minutos, ou persistir por horas. As situações mais associadas ao comportamento incluem: ler, assistir televisão, falar ao telefone, dirigir ou deitar-se na cama[6,18,20,21].

O comportamento se inicia com a manipulação dos fios, seguido pela seleção de fios com texturas específicas, com predileção por fios com texturas ou qualidades diferentes, como fios mais espessos e/ou com *frizz*. Os fios podem ser removidos forma de ritualística, seguindo uma sequência de comportamentos, que começam desde a seleção, passando pelo arrancar do fio, depois pela manipulação do fio entre os lábios, então com o morder e arrancar o bulbo capilar e a deglutição total ou parcial do fio (tricofagia)[6,18,20,21].

Classificação e comorbidades

O DSM-5 considera a TTM como um transtorno correlato aos transtornos obsessivo-compulsivos. Já próxima revisão da CID-11, prevista para entrar em vigor em janeiro de 2022, classifica a TTM no grupo dos transtornos do comportamento focado no corpo (OMS, 2020), confirmando uma categoria específica de transtornos marcados por movimentos estereotipados com foco no corpo, que inclui não só a TTM como também o TE[2,9].

Quase um terço das pessoas com TTM (31,8%) apresenta ao menos um transtorno comórbido, 29,5% apresentam dois a três diagnósticos psiquiátricos adicionais e 20,5% apresentam mais de três transtornos comórbidos além da TTM. Os transtornos mais correlacionados são os transtornos ansiosos (63,6%), seguidos de TDC (23%), transtornos alimentares (20%), TOC (11,4%) e TE (11,4%)[2,6,18,20,21].

Critérios diagnósticos

Os critérios descritos pelo DSM-5 são listados no Quadro 4[2].

Quadro 4 Critérios diagnósticos segundo o DSM-5 para tricotilomania (transtorno de arrancar cabelo)

Descrição
A. Arrancar o próprio cabelo de forma recorrente, resultando em perda de cabelo.
B. Tentativas repetidas de reduzir ou parar o comportamento de arrancar cabelo.
C. O ato de arrancar cabelo causa sofrimento clinicamente significativo ou prejuízo no funcionamento social, profissional ou em outras áreas importantes da vida do indivíduo.
D. O ato de arrancar cabelo ou a perda de cabelo não se deve a outra condição médica (p. ex., uma condição dermatológica).
E. O ato de arrancar cabelo não é mais bem explicado pelos sintomas de outro transtorno mental (p. ex., tentativas de melhorar um defeito ou falha percebidos na aparência, no transtorno dismórfico corporal).

Fonte: APA, 2014[2].

Complicações

Quando, além de arrancar o cabelo, há também a presença de tricofagia (comportamento de ingerir o cabelo), o paciente pode desenvolver um tricobezoar gástrico intestinal, uma massa formada por um tufo de cabelos, que tende a ser grande e ocupar quase todo o lúmen gástrico. Em alguns casos, essa massa pode se estender até a válvula ileocecal, porção distal do intestino delgado, provocando obstrução intestinal, condição conhecida como "síndrome de Rapunzel". Nesse caso é necessária a remoção cirúrgica, que pode ser feita por via endoscópica. Quando o comportamento de tricofagia está associado ao morder dos fios de cabelo e do bulbo capilar, também pode levar a erosões dentárias[18,20,21].

Outras condições clínicas também podem estar associadas à TTM. Infecções da pele no local onde há repetida remoção de pelos podem ocorrer. O movimento repetitivo de levar a mão à cabeça para inspecionar e remover os fios pode levar lesão por esforço repetitivo (LER)[18,20,21].

A alienação social, a esquiva e o isolamento são muito marcantes na TTM e diretamente associados ao impacto na autoestima que o transtorno e todas as suas consequências provocam na vida do paciente. É frequente a esquiva de atividades como natação, dança, exercícios, esportes ou situações nas quais a perda de cabelo possa ser exposta. Metade das pessoas com TTM relataram ansiedade quando expostas a situações de interação social. Os sentimentos de vergonha e constrangimento são intensos, com uso de perucas, penteados especiais, maquiagem, bonés, chapéus ou lenços, para esconder as falhas de pelos e cabelos, com alto custo financeiro e dedicação de tempo para esconder a falha capilar[18,20,21].

Tratamento medicamentoso

Uma variedade de medicamentos foi proposta para o tratamento de pacientes com TTM, porém existem poucos estudos de ensaios randomizados e controlados. O uso da clomipramina e da fluoxetina foram investigadas, por mostrarem eficácia no tratamento do TOC, porém uma recente metanálise evidenciou a pobre resposta terapêutica dos casos de TTM a esses medicamentos, levantando dúvidas quanto à eficácia dos inibidores seletivos da recaptação de serotonina no tratamento da TTM[22].

O Quadro 5 apresenta um resumo dos principais estudos com medicação para TTM.

Quadro 5 Medicação para tricotilomania

	Medicamento	Dose	Desfecho
Duplo-cego randomizado	Fluoxetina x placebo[22]	20 a 80 mg/dia	Sem diferenças comparado ao placebo em metanálise
	Terapia comportamental x fluoxetina x lista de espera[25]	6 sessões x 60 mg/dia	Melhora significativamente superior no grupo terapia comportamental
	Terapia comportamental x clomipramina x placebo[26]	até 250 mg/dia	Melhora significativamente superior do grupo terapia comportamental comparado aos dois outros grupos Melhor resposta da clomipramina quando comparada somente ao placebo
	Olanzapina x placebo[27]	2,5 a 20 mg/dia	Melhora significativamente superior do grupo Olanzapina (85%) comparado ao placebo (17%) *Cegamento comprometido pelo ganho de peso do grupo Olanzapina
	N-acetilcisteína (NAC) x placebo[28]	1.200 a 2.400 mg/dia	Melhora significativamente superior do grupo NAC (56%) comparado ao placebo (16%)
	Inositol x placebo[29]	6 a 18 g/dia durante 10 semanas	Sem diferenças comparado ao placebo
Ensaios abertos	Naltrexone[23]	50 a 100 mg/dia	80% de resposta
Duplo-cego cruzado (não randomizado)	Fluoxetina x placebo[22]	20 a 80 mg/dia	Sem diferenças comparado placebo em metanálise
	Clomipramina x desipramina x placebo[23]	Clomipramina: 180 [125 a 250 mg/dia] x Desmipramina: 173 [140 a 206 mg/dia] durante 5 semanas em cada grupo	Melhor resposta com clomipramina

Tratamento psicoterápico

Também existem poucos estudos controlados a respeito do tratamento psicoterápico para TTM. Estudos controlados recentes sugerem que terapia de reversão de hábito (TRH), abordagem terapêutica desenvolvida o tratamento de hábitos nervosos e tiques há 50 anos, se mostrou superior a lista de espera, condições de controle mínimo e alguns medicamentos (ISRS e clomipramina), sendo considerado o tratamento psicoterápico de primeira linha para a TTM[18,22,25,26]. O propósito da TRH é aumentar a consciência do comportamento de arrancar os cabelos e introduzir uma resposta comportamental mais adaptável. Os principais aspectos da TRH incluem o automonitoramento, treinamento de atenção plena, treinamento de resposta concorrente e procedimentos de controle de estímulo, ou seja, mudanças no ambiente para reduzir o comportamento de arrancar o cabelo. O número de sessões varia de 4 a 22 sessões, com duração de 50 minutos e intervalos semanais, embora nos casos de maior gravidade possam ser necessárias sessões mais frequentes. A TRH pode ser aplicada pessoalmente ou *online* através do teleatendimento; individualmente ou em grupo, com a vantagem de promover maior apoio social em grupo; e ainda pode ser aplicada através de métodos de autoajuda. A TRH também tem mostrado benefício com a adição de componentes da ACT e terapia comportamental dialética. Os benefícios do tratamento obtidos com a TRH têm sido geralmente mantidos durante 3 a 6 meses[18,20,21].

A ACT é outra forma de terapia para o tratamento da tricotilomania. A ACT difere da terapia cognitivo-comportamental (TCC) na aceitação dos pensamentos e sentimentos desagradáveis, sem tentativa de controle. O processo terapêutico inclui perceber pensamentos, sentimentos, impulsos e sensações desagradáveis através da observação durante a experiência e a aceitação sem autojulgamento. Na terapia, pratica-se a atenção plena para aumentar a consciência e aprender a aceitar os sentimentos negativos experimentados. Então, podem-se escolher comportamentos que apoiem seus valores[30].

É abundante a literatura sobre de modelos de tratamento para TTM utilizando-se de técnicas psicanalíticas. Porém esses textos são baseados descrições de casos, sem parâmetros de controle. Da mesma forma, existem relatos de casos sobre o uso de hipnose no tratamento de TTM. Tais relatos apresentam descrições com pequeno número de sujeitos, sem uso de grupo controle, ou fazendo uso em conjunto com outras técnicas, como estimulação ambiental, terapia comportamental ou terapia de grupo, o que impossibilita a validação da eficácia da técnica para tratamento da TTM[6,18,20].

Um protocolo bem-sucedido de tratamento cognitivo-comportamental para TTM foi publicado em 1992 por Rothbaum contendo técnicas de reversão de hábitos e controle de estímulo para controlar o comportamento tricotilomaníaco, relaxamento, técnicas cognitivas e *role-play* para gerenciar a ansiedade, a depressão e o estresse que muitas vezes exacerbam no puxar do cabelo e estratégias de prevenção da recaída[31]. Shenefelt sugere métodos cognitivos comportamentais (TCC) para tratar as psicodermatoses e a TTM, contemplando os cinco passos a seguir:

- Identificar problemas específicos, ouvindo a verbalização dos pensamentos e sentimentos do paciente e dirigindo a observação para os comportamentos, como aranhar ou arrancar cabelo.
- Estabelecer as metas do tratamento com o auxílio do terapeuta, p. ex., redução de ansiedade prévia ao arrancar cabelo e cessação dos comportamentos associados.
- Formular uma hipótese sobre o processo subjacente ao comportamento problema, as convicções e os eventos ambientais que precedem (estímulos), reforçam ou extinguem esse comportamento.
- Testar a hipótese em uma intervenção pautada na modificação de cognições, comportamento e estímulos ambientais associados.
- Reavaliar o tratamento e reformular a hipótese, caso os resultados desejados não tenham sido alcançados.

Com base nesse modelo, foi desenvolvido e testado um modelo de TCC em grupo para tratamento de TTM no Programa Ambulatorial Integrado dos Transtornos do Impulso do Instituto de Psiquiatria do Hospital das Clínicas da Faculdade de Medicina da Universidade de São Paulo (PRO-AMITI/IPq-HCFMUSP), constituído de 22 sessões e aplicado em 44 pacientes com TTM randomizados em 2 grupos, com 22 pacientes no grupo que recebeu TCC e 22 pacientes no grupo controle que recebeu terapia de apoio. Os resultados apontaram uma melhora significativa no pós-tratamento de ambos os grupos, entretanto, a redução do comportamento de arrancar cabelo foi significativamente maior nos pacientes tratados com TCC[21].

REFERÊNCIAS BIBLIOGRÁFICAS

1. Oliveira ECB. Os aspectos psicopatológicos e fenomenológicos do transtorno de escoriação [tese]. São Paulo: Faculdade de Medicina, Universidade de São Paulo; 2018.
2. American Psychiatric Association. Manual diagnóstico estatístico de transtornos mentais: DSM-5. 5. ed. Porto Alegre: Artmed; 2014. p. 254-7.
3. Grant JE, Odlaug BL, Chamberlain SR, Keuthen NJ, Lochner C, Stein DJ. Skin picking disorder. Am J Psychiatry. 2012;169(11):1143-9.
4. Grant JE, Chamberlain SR. Prevalence of skin picking (excoriation) disorder. J Psychiatr Res. 2020;130:57-60.

5. Machado MO, Köhler CA, Stubbs B, Nunes-Neto PR, Koyanagi A, Quebedo J, et al. Skin picking disorder: prevalence, correlates and associations with quality of life in a large sample. CNS Spectr. 2018;7:1-10.
6. Oliveira ECB, Toledo EL, Gulassa DCR, Tavares H. Comportamentos repetitivos com foco no corpo: transtorno de escoriação e tricotilomania. In: Rocha MJAB, Athanassios TC, Ferreira ML. Transtorno dismórfico corporal: a mente que mente. São Paulo: Hogrefe; 2018.
7. Jon E. Grant JE, Redden S, Chamberlainb SR. Cold pressor pain in skin picking disorder. Psychiatry. Psychiatry Res. 2017;249:35-8.
8. Oliveira ECB, Fitzpatrick C, Kim HS, Gulassa DCR, Amaral RS, Mattos CN, et al. Obsessive-compulsive or addiction? Categorical diagnostic analysis of excoriation disorder compared to obsessive-compulsive disorder and gambling disorder. Psychiatry Res. 2019;281:112518.
9. Organização Mundial da Saúde – OMS. Classificação internacional das doenças mentais e do comportamento (CID-11) [acesso em 27 fev 2020]. Disponível em: http://id.who.int/icd/entity/726494117.
10. Grant JE, Peris TS, Ricketts EJ, Lochner C, Stein DJ, Stochl J, et al. Identifying subtypes of trichotillomania (hair pulling disorder) and excoriation (skin picking) disorder using mixture modeling in a multicenter sample. J Psychiatr Res. 2021;137:603-12.
11. Kwon C, Nishadh Sutaria N, Khanna R, Almazan E, Williams K, Kim N, et al. Epidemiology and comorbidities of excoriation disorder: a retrospective case-control study. J Clin Med. 2020;9(9):2703.
12. Arnold LM, Mutasim DF, Dwight MM, Lamerson CL, Morris EM, McElroy SL. An open clinical trial of fluvoxamine treatment of psychogenic excoriation. J Clin Psychopharmacol. 1999;19(1):15-8.
13. Keuthen NJ, Jameson M, Loh R, Deckersbach T, Wilhelm S, Dougherty DD. Open-label escitalopram treatment for pathological skin picking. Int Clin Psychopharmacol. 2007;22(5):268-74.
14. Kalivas J, Kalivas L, Gilman D, Hayden CT. Sertraline in the treatment of neurotic excoriations and related disorders. Arch Dermatol. 1996;132(5):589-90.
15. Schumer MC, Bartley CA, Bloch MH. Systematic review of pharmacological and behavioral treatments for skin picking disorder. J Clin Psychopharmacol. 2016;36:147-51.
16. Grant JE, Chamberlain SR, Redden SA, Leppink EW, Odlaug BL, Kim SW. N-acetylcysteine in the treatment of excoriation disorder: a randomized clinical trial. JAMA Psychiatry. 2016;73(5):490-6.
17. Gulassa DCR. Estudo randomizado controlado do uso de técnicas psicodramáticas para tratamento ambulatorial de pacientes com transtorno de escoriação [dissertação]. São Paulo: Faculdade de Medicina, Universidade de São Paulo; 2019.
18. Toledo EL, Taragano RO, Cordás TA. Tricotilomania. Rev Psiquiatr. 2010;(37)6.
19. Greenberg HR. Trichotillomania of a hair-pulling symbiosis. Psychiatric Quarterly. 1969;43:662-74.
20. Toledo EL. Tricotilomania. In: Petersen CS, Wainer R et al. Terapias cognitivo-comportamentais para crianças e adolescentes: ciência e arte. Porto Alegre: Artmed; 2011. Cap. 17.
21. Toledo EL, Muniz EDT, Brito AMC, Abreu CN, Tavares H. Group treatment for trichotillomania: cognitive-behavioral therapy versus supportive therapy. J Clin Psychiatry. 2015;76(4):447-55.
22. McGuire JF, Ung, D, Selles RR, Rahman O, Lewin AB, Murphy T, et al. Treating trichotillomania: a meta-analysis of treatment effects and moderators for behavior therapy and serotonin reuptake inhibitors. Psychiatr Res. 2014;0:76-83.
23. Souza A. An open-label pilot study of naltrexone in childhood onset trichotillomania. J Child Adolesc Psychopharmacol. 2008;18(1):30-3.
24. Swedo SE, Leonard HL, Rapoport JL, Lenane MC, Goldberger EL, Cheslow DL. A double-blind comparison of clomipramine and desipramine in the treatment of trichotillomania (hair pulling). N Engl J Med. 1989;321(8):497-501.
25. Van Minnen A, Hoogduin KA, Keijsers GP, Hellenbrand I, Hendriks GJ. Treatment of trichotillomania with behavioral therapy or fluoxetine: a randomized, waiting-list controlled study. Arch Gen Psychiatry. 2003;60:517-22.
26. Ninan PT, Rothbaum BO, Marsteller FA, Knight B, Eccard MB. A placebo-controlled trial of cognitive-behavioral therapy and clomipramine in trichotillomania. J Clin Psychiatry. 2000;61:47-50.

27. Van Ameringer M, Mancini C, Patterson B, Bennett M, Oakman J. A randomized, double-blind, placebo-controlled trial of olanzapine in the treatment of trichotillomania. J Clin Psychiatry. 2010;71(10):1336-43.
28. Grant JE, Chamberlain SR, Redden SA, Leppink ER1, Odlaug BL, Kim SW. N-acetylcysteine in the treatment of excoriation disorder: a randomized clinical trial. JAMA Psychiatry. 2016;73(5):490-6.
29. Leppink EW, Redden SA, Grant JE. A double-blind, placebo-controlled study of inositol in trichotillomania. Int Clin Psychopharmacol. 2017;32(2):107-14.
30. Everett GJ, Jafferany M, Skurya J. Recent advances in the treatment of trichotillomania (hairpulling disorder). Dermatol Ther. 2020;33(6):e13818.
31. Rothbaum BO. The behavioral treatment of trichotillomania. Behavioural and Cognitive Psychotherapy. 1992;20(1):85-90.
32. Shenefelt PD. Biofeedback, cognitive-behavioral methods, and hypnosis in dermatology: is it all in your mind? Dermatologie Therapy. 2003;16:114-22.

9
Transtorno de ansiedade de doença, a antiga hipocondria

Verônica Hühne
Leonardo Franklin Fontenelle

INTRODUÇÃO

O estudo das pessoas que têm preocupação exacerbada com as sensações corporais e com a saúde vem sofrendo grandes mudanças nos últimos anos, porém com poucos consensos. A discussão se inicia no âmbito terminológico. O termo transtorno de ansiedade de doença (TAD) substituiu no DSM-5 a antiga hipocondria do DSM-IV, por ser considerado menos pejorativo, embora esse último ainda seja usado na linguagem coloquial e científica. Diversos autores usam ainda o termo ansiedade com a saúde (*health anxiety*) no lugar de ansiedade de doença, conceito multidimensional em que haveria alteração no afeto (preocupação com a saúde), no comportamento (busca por reasseguramento), na percepção (hipervigilância das sensações corporais) e na cognição (crença de que a preocupação com saúde não é levada a sério por outras pessoas)[1].

Na literatura, os termos ansiedade de doença e a hipocondria são usados como sinônimos. Muitos definem a ansiedade de doença como um transtorno dimensional e cogitam se a diferença entre a ansiedade de doença e a hipocondria não seria apenas a gravidade dos sintomas, maior na última[1]. Outros supõem que a diferença entre ansiedade de doença e hipocondria seria a certeza de possuir uma doença na hipocondria e uma preocupação mais vaga na ansiedade de doença[2]. No DSM-IV, o transtorno hipocondria era definido como a preocupação ou medo de ficar doente ou a certeza de possuir uma doença baseada na interpretação errônea de sinais e sintomas corporais apresentados. O medo era persistente mesmo após investigação médica que descartasse doença[3].

Quadro 1 Critérios de diagnóstico para 300.7 – Hipocondria [F45.2] (DSM-IV-TR)

A. Preocupação com o medo de ter, ou crença de que se tem, doença grave baseada na interpretação errada de sintomas físicos
B. A preocupação persiste apesar de adequada avaliação e tranquilização médicas
C. A crença no critério A não tem intensidade delirante (como no transtorno delirante, tipo somático) e não está circunscrita a uma preocupação com a imagem corporal (como no transtorno dismórfico corporal)
D. A preocupação causa sofrimento clinicamente significativo ou disfunção social, ocupacional ou em outras áreas importantes do funcionamento individual
E. A duração da perturbação é de pelo menos 6 meses
F. A preocupação não é mais bem explicada por transtorno de ansiedade generalizada, transtorno obsessivo-compulsivo, transtorno de pânico, episódio depressivo maior, ansiedade de separação ou outro transtorno somatoforme
Especificar se: Com fraco *insight*: se durante a maior parte do tempo do episódio atual o sujeito não reconhece que a preocupação acerca de ter uma doença grave é excessiva ou não tem fundamento

Na elaboração do DSM-5, houve um grande questionamento sobre como classificar a hipocondria, uma vez que ela apresentava características semelhantes aos transtornos de ansiedade e ao transtorno obsessivo-compulsivo (TOC), que ganharia um capítulo próprio no novo manual de diagnósticos psiquiátricos. Em estudos familiares foram encontradas maiores prevalências de hipocondria nos parentes de primeiro grau de indivíduos com TOC que na população geral, indicando uma possível relação entre os transtornos[4]. No entanto, a hipocondria (ou sua versão mais moderna, como será visto adiante) foi mantida fora do referido capítulo.

No DSM-5 houve mudança em todo o capítulo de transtornos de sintomas somáticos (TSS) e entendeu-se que a hipocondria englobava na verdade dois diagnósticos distintos, i. e., o TSS, que compunha 75% dos indivíduos previamente diagnosticados com hipocondria, e o TAD, sobre o qual se concentrará neste capítulo. Dada a proeminência de sintomas somáticos associados a sofrimento e prejuízo nos dois transtornos, o DSM-5 optou por manter ambos no capítulo de TSS. A presença do TAD junto com os TSS facilita sua divulgação para médicos não psiquiatras, que geralmente têm o primeiro contato com esses pacientes, uma vez que eles costumam se apresentar em contextos médicos e não de saúde mental[5].

No entanto, alguns estudiosos do assunto não concordam com a reclassificação de hipocondria em TAD e TSS, defendendo que não há diferenças psicopatológicas qualitativas entre eles, de cognição, afeto ou comportamento, mas apenas quantitativas. Propõem que TSS seria apenas a forma mais grave de ansiedade de doença, uma vez que esses indivíduos apresentaram mais sintomas somáticos, maiores taxas de comorbidades (transtornos de ansiedade e humor), maior procura por serviços de saúde e maior prejuízo funcional. Alguns autores até sugerem que ambos os grupos sejam tratados da mesma forma, classificados apenas pela gravidade da ansiedade de doença[6].

EPIDEMIOLOGIA

Estudos populacionais encontraram prevalência da hipocondria entre 0,04 a 4,5%. Já estudos em unidades básicas de saúde encontraram prevalências de 0,3 a 8,5%, e outros conduzidos em clínicas especializadas encontraram taxas de 12 a 20%. Por outro lado, devido à mudança recente dos critérios diagnósticos, a prevalência de TAD (como definido no DSM-5) ainda não é clara. A falta de um consenso de nomenclatura e dos critérios diagnósticos dificulta estudos epidemiológicos. Investigações sobre as características sociodemográficas dos afligidos por ansiedade de doença não mostram diferenças marcantes de idade, *status* socioeconômico, etnia ou grau de escolaridade entre esses pacientes e a população geral[7].

CLÍNICA E DIAGNÓSTICO

O TAD é definido no DSM-5 como preocupação excessiva em ter ou contrair uma doença grave, mesmo na ausência de sintomas significativos. O sofrimento é oriundo da ansiedade sobre o significado daquele sintoma e não do sintoma em si. É comum haver autoexame constante, pesquisa sobre o significado dos sintomas, busca por reasseguramento e evitação de situações como visita a familiares doentes ou esforço físico. Esses pacientes costumam assustar-se facilmente ao saber de pessoas doentes ou com notícias relacionadas à saúde. O DSM-5 ainda separou o TAD em subtipos, caso ele curse com busca ou evitação dos serviços de saúde[5].

O paciente que busca por cuidado procura incessantemente o sistema de saúde para consultas, realização de exames e atendimento para checar se de fato ele não apresenta uma doença grave. No entanto, mesmo diante de exames negativos e da explicação dos profissionais, o indivíduo é incapaz de tranquilizar-se. É importante ressaltar que no TAD a convicção na doença não é delirante (i. e., não é uma certeza absoluta), é mais uma dúvida se aquele exame foi um falso-negativo ou não foi feita a investigação necessária. Já o paciente que evita o cuidado foge do sistema de saúde, consultas e exames por medo de ser diagnosticado com uma doença fatal[5].

Quadro 2 Critérios diagnósticos para 300.7 – Transtorno de ansiedade de doença [F45.21] (DSM-5)

A. Preocupação em ter ou contrair uma doença grave
B. Sintomas somáticos não estão presentes ou, se estiverem, são de intensidade apenas leve. Se uma outra condição médica está presente ou há risco elevado de desenvolver uma condição médica (p. ex., presença de forte história familiar), a preocupação é claramente excessiva ou desproporcional
C. Há alto nível de ansiedade com relação à saúde, e o indivíduo é facilmente alarmado a respeito do estado de saúde pessoal
D. O indivíduo tem comportamentos excessivos relacionados à saúde (p. ex., verificações repetidas do corpo procurando sinais de doença) ou exibe evitação mal adaptativa (p. ex., evita consultas médicas e hospitais)
E. Preocupação relacionada a doença presente há pelo menos 6 meses, mas a doença específica que é temida pode mudar nesse período
F. A preocupação relacionada à doença não é mais bem explicada por outro transtorno mental, como transtorno de sintomas somáticos, transtorno de pânico, transtorno de ansiedade generalizada, transtorno dismórfico corporal, transtorno obsessivo-compulsivo ou transtorno delirante, tipo somático
Determinar o subtipo: • Tipo busca de cuidado: o cuidado médico, incluindo consultas ao médico ou realização de exames e procedimentos, é utilizado com frequência • Tipo evitação de cuidado: o cuidado médico raramente é utilizado

COMORBIDADE COM TRANSTORNOS DE PERSONALIDADE

Alguns autores defendem altas prevalências de transtornos de personalidade em pessoas com hipocondria e questionam se ele não seria mais bem classificado como um transtorno do antigo eixo II (transtornos de personalidade). No entanto, um estudo que avaliou a prevalência de transtornos de personalidade em pacientes com hipocondria, TOC e transtorno de ansiedade social (TAS) encontrou comorbidade de 40% de transtornos de personalidade com hipocondria, prevalência menor que no TOC e TAS, que apresentaram taxas de 47,1% e 61,4%, respectivamente[8]. Os transtornos de personalidade mais presentes nos pacientes hipocondríacos foram paranoide, obsessivo-compulsiva (anancástica) e evitativa. Nesse sentido, a hipocondria mais uma vez se aproximou do TOC.

Mesmo que a prevalência de transtornos de personalidade em pacientes hipocondríacos seja mais baixa do que o imaginado anteriormente, a investigação de sua presença é de suma importância para a abordagem desse paciente e para escolha do tratamento (psicoterápico ou medicamentoso)[8]. Outros estudos acharam prevalências mais altas (em torno de 70%) de transtornos de personalidade comórbidos com transtorno de TAD, principalmente em amostras recrutadas de outros ensaios clínicos ou centros de tratamento ao invés de amostras comunitárias como no estudo anterior. Nesses casos houve maior prevalência de transtornos do *cluster* C ou de transtorno de personalidade não especificado[9].

MODELOS PSICOPATOLÓGICOS

Assim como outros transtornos não psicóticos (transtornos ansiosos, do espectro obsessivo-compulsivo, transtornos alimentares, entre outros), que estão fora da psicopatologia clássica de Jaspers, Bleuler e Kraeplin, é difícil definir as alterações presentes na ansiedade com saúde. Uma das teorias é que haveria vieses de percepção e de interpretação das sensações fisiológicas. Em uma tentativa de investigar essas alterações, estudos pesquisaram o poder de detecção de sensações fisiológicas como batimentos cardíacos e estímulos dolorosos das pessoas com sintomas hipocondríacos. A precisão com que as populações clínicas de TAD e não clínicas (que apresentavam ansiedade com saúde subclínicas) identificavam alterações nas sensações fisiológicas não foi diferente de amostras saudáveis. Surgiu, então, o conceito de amplificação sensorial, em que essas pessoas poderiam ter uma percepção aumentada de estímulos sensoriais ou percepção subjetiva exagerada das sensações corporais. Uma teoria é que a amplificação sensorial seria causada por uma maior ativação do sistema límbico nas pessoas com ansiedade de doença[10].

Um outro estudo testou se uma população não clínica, mas com traços de ansiedade com saúde, perceberia sensações fisiológicas melhor ou com mais acurácia. No entanto, o que encontraram foi que eles superestimavam essas sensações, percebendo com maior intensidade sensações inofensivas como perigosas. A analogia que se pode fazer é que essas pessoas teriam maior sensibilidade interoceptiva, mas não maior sensitividade interoceptiva. Os indivíduos percebem mais as sensações corporais, mesmo que elas não estejam aumentadas. Especula-se que haja *feedback* positivo nesse mecanismo, em que maior percepção (errônea) de sensações corporais leva a maior ansiedade com saúde e maior percepção ainda dessas sensações, gerando a cronificação do transtorno[1]. Essas percepções superestimadas são percebidas de forma catastrófica, como sinal de uma doença grave. É interessante que esses indivíduos não se preocupam em padecer de doenças comuns (leves) ou de serem vítimas de acidentes ou violência mais que o restante da população. A preocupação gira em torno de apresentar uma doença grave, distorção cognitiva que parece ser específica da ansiedade de doença, uma vez que não foi compartilhada por indivíduos ansiosos ou saudáveis[11].

As semelhanças observadas entre TAD e TOC têm impulsionado toda uma linha de investigação acerca do papel de pensamentos intrusivos no TAD. De fato, pensamentos intrusivos podem ser vistos como variável transdiagnóstica em diversos outros transtornos (como os transtornos alimentares e o transtorno dismórfico corporal), assim como na população em geral. Um estudo propõe que a diferença entre pensamentos intrusivos em condições clínicas e em pessoas normais seria a interpretação desses pensamentos. Pacientes com pensamentos intrusivos fariam avaliações mal adaptativas, seja por superestimação de suas consequências negativas ou pela crença de que ter esses pensamentos aumentaria a chance de eles se confirmarem (pensamento mágico e fusão pensamento-ação). A avaliação alterada gera maior sofrimento, tentativas de neutralização e consequentemente maiores prejuízos funcionais e emocionais. Dessa forma, a avaliação (errada) de pensamentos teria menos a ver com seu conteúdo do que com sua natureza intrusiva e perturbadora[12].

NEUROBIOLOGIA

Ainda se sabe muito pouco sobre a neurobiologia da ansiedade de doença. A fisiopatologia não é tão bem estudada ou definida como no TOC, e sequer especulam-se teorias como para outros transtornos. Um dos estudos que se propõe a obter essas respostas mediu o volume hipofisário de pacientes com hipocondria comparando-o com o de uma população saudável. Após correção por idade e volume intracraniano, os participantes com ansiedade de doença apresentaram menores volumes pituitários que os controles, permitindo a suposição da existência de anormalidades na atividade do eixo hipotálamo-hipófise-adrenal (HHA) nesses indivíduos[13], uma vez que estudos anteriores observaram que alterações funcionais do eixo HHA podem estar associadas a alterações morfológicas da hipófise[14]. Curiosamente, também foi observada redução do volume de hipófise em indivíduos com TOC virgens de tratamento em comparação com controles saudáveis. Essa alteração do volume hipofisário não se manteve ao comparar pacientes com TOC em uso de inibidores seletivos da recaptação de serotonina (ISRS) e controles saudáveis[15].

Em um estudo de neuroimagem funcional foram comparadas as áreas cerebrais ativadas em pessoas com TOC, transtorno de pânico, hipocondria e população saudável durante atividade de planejamento, a fim de realizar uma avaliação transdiagnóstica. Muitos achados foram compartilhados pelos três transtornos, como ativação única em regiões dorsolaterais e pré-frontais e falta de ativação de núcleo caudado, precúneo, globo pálido e tálamo. As alterações encontradas fortalecem a ideia de que há influências recíprocas entre processos cognitivos e emocionais – compartilhados entre diferentes transtornos –, o que faz cogitar se as alterações frontoestriatais descritas no TOC seriam compartilhadas por alguns grupos de transtornos. Fica a dúvida se esses seriam achados comuns à ansiedade, a todos os transtornos psiquiátricos ou consequência do estresse crônico vivido por pessoas ansiosas[16].

Alguns estudos tentaram estabelecer ligações entre disfunções cognitivas e aspectos neurobiológicos no TAD[17]. Por exemplo, estudos anteriores propuseram que a catastrofização e o viés de atenção característicos do TAD resultariam da ativação da amígdala[18] e da diminuição de mecanismos inibitórios pré-frontais[17,19]. Como a amígdala tem a função de indicar a importância afetiva e emocional de um estímulo, sua hiperativação seria responsável pelo viés atencional do tipo hipervigilância emocional voltado às sensações corporais e catastrofização de seus significados, que caracteriza o TAD. Por outro lado, o córtex cingulado anterior, como modulador da amígdala e responsável pela redução da interferência emocional em condições normais, seria, no contexto do TAD, incapaz de inibir a atividade da amígdala, determinando assim uma incapacidade de desviar a atenção desses sinais corporais proeminentes. Como resultado dessas alterações cognitivas, a pessoa com ansiedade de doença tem sua atenção mais voltada para as sensações fisiológicas, interpreta-as de forma terrível e tem maior dificuldade de focar em outras informações[20].

Comparando a neuroimagem funcional de pacientes com ansiedade patológica com saúde com indivíduos deprimidos e população saudável, encontrou-se maior ativação do giro angular quando eles eram apresentados a palavras ligadas a ameaças à saúde, indicando um viés de atenção. Além disso, esses pacientes, quando apresentados a palavras referentes a sintomas corporais, apresentaram hiperativação da amígdala e do córtex cingulado anterior, regiões fundamentais do sistema central do processamento de emoções que estimulam a resposta ao medo[20].

TRATAMENTO

Psicológico

Nas duas últimas décadas a ansiedade com saúde (englobando a antiga hipocondria e atual TAD pelo DSM-IV e 5, respectivamente) tornou-se alvo de estudos de intervenção psicoterápica, principalmente a terapia cognitivo-comportamental (TCC). Em 2017 Cooper et al. publicaram uma revisão sistemática e metanálise reunindo os ensaios clínicos randomizados (ECR) que comparassem TCC com controles ativos (outras psicoterapias) ou passivos (lista de espera). A TCC mostrou-se mais eficaz na redução de sintomas de ansiedade de doença que os controles, sendo o tamanho de efeito maior quando comparado à lista de espera que ao tratamento usual (*treatment as usual*). Ela também foi eficaz, em menor escala, na redução de sintomas depressivos e ansiosos secundários. Estudos com *follow up* permitiram avaliar que o efeito da terapia é duradouro, uma vez que ansiedade com saúde tem apresentação crônica e esse achado dificilmente corresponderia à remissão espontânea. A análise de subgrupos do estudo indicou que a TCC também é eficaz em casos subclínicos de ansiedade com saúde[21].

Em 2019 Axelsson et al. publicaram uma nova metanálise avaliando a eficácia e o custo-benefício da TCC no tratamento de ansiedade com saúde, atualizando os dados de Cooper et al. Eles continuaram demonstrando a eficácia da TCC para remissão de sintomas de ansiedade de doença, além de sintomas depressivos e ansiosos generalizados secundários, em relação à lista de espera e a outros tipos de psicoterapia. Diferente de Cooper et al., Axelsson et al. também compararam eficácia da TCC individual presencial com TCC administrada pela internet, encontrando a mesma eficácia para ambos, apesar de eles ressaltarem que nenhum estudo de comparação direta foi feito ainda. Quanto à análise de custo-benefício, a TCC mostrou-se um tratamento custo-eficaz para hipocondria, principalmente a feita via internet, que apresenta ainda menos custos e facilita o acesso de pacientes acompanhados pela atenção primária[22].

Farmacológico

O curso crônico, que gera grande sofrimento e altos custos ao sistema de saúde devido à incessante demanda de pacientes com hipocondria/TAD por atendimento, realização de exames e procedimentos, tem estimulado a investigação de diferentes modalidades de tratamento. Além de tratamento psicoterápico, começaram a surgir relatos de casos e ensaios abertos de tratamento farmacológico para esse transtorno.

Devido à proximidade clínica e psicopatológica da hipocondria com os transtornos do espectro obsessivo-compulsivo e ansiosos, as medicações mais estudadas são os antidepressivos, principalmente os inibidores seletivos de recaptação da serotonina (ISRS). Ensaios abertos mostraram eficácia de fluoxetina, fluvoxamina[23] e paroxetina[24] para o tratamento agudo da hipocondria. E assim como no TOC e transtornos ansiosos, caso não haja resposta ao primeiro ISRS, pode haver resposta ao segundo, sendo a troca indicada nesses casos[23].

Alguns ECR compararam ISRS com placebo, comprovando a eficácia de fluoxetina no tratamento da ansiedade de doença, tanto na fase aguda (até 12 semanas) quanto como manutenção em um período mais prolongado. Autores sugerem que a manutenção do tratamento medicamentoso com ISRS por 6 meses é suficiente para remissão de sintomas hipocondríacos, no entanto as amostras pequenas dos estudos dificultam a generalização desse dado[25].

Contradizendo esse dado, um estudo de *follow up* longo (4 a 16 anos de acompanhamento) sugere que talvez seja necessário o uso prolongado da medicação para que possa ser mantida a remissão dos sintomas. Nele, anos depois, 40% da amostra ainda apresentava sintomas de ansiedade com saúde e, desses, nenhum estava em uso de ISRS, indicando que a descontinuação da medicação possa levar a uma recaída dos sintomas de TAD. Dos pacientes que mantiveram a remissão, 40% ainda estavam em uso prolongado de medicação[26].

Uma vez comprovada a eficácia dos antidepressivos no tratamento da hipocondria, os estudos se voltaram a comparar o tratamento farmacológico com o psicoterápico para determinar qual é mais eficaz e deveria ser usado como primeira escolha no tratamento da ansiedade de doença.

Em 2007 foi publicado um ECR comparando a eficácia de paroxetina e TCC com placebo. Esse estudo encontrou que tanto TCC quanto paroxetina foram mais eficazes que o placebo e que não houve diferença de eficácia entre as intervenções, mostrando que tanto TCC quanto paroxetina são tratamentos eficazes para hipocondria[27].

O mesmo grupo, em 2009, realizou o estudo naturalístico de *follow up* para avaliar como esses pacientes ficaram após 18 meses do fim do primeiro ensaio. Nem todos mantiveram o mesmo tratamento do estudo anterior, mas a grande maioria manteve efeito inicial e melhora dos sintomas desde o tratamento agudo. Não houve diferença em taxas de retorno de sintomas entre os que foram tratados com paroxetina ou TCC. No entanto, pacientes que usaram paroxetina buscaram mais tratamentos adicionais, após as 16 semanas do ensaio, que os que foram submetidos a TCC[28].

Com os dados de que ambos os tratamentos teriam a mesma eficácia, restava saber se a adição de ambos seria melhor que eles individualmente. Foi conduzido então um ECR comparando tratamento com fluoxetina, TCC, ambos e placebo. Realmente o tratamento conjunto de fluoxetina com TCC mostrou-se superior em eficácia às outras intervenções. Não houve diferença de eficácia comparando TCC e fluoxetina em monoterapia e ambos foram mais eficazes que o placebo. Parece que a fluoxetina apresentou uma melhora mais rápida dos sintomas e tratou sintomas ansiosos e depressivos comórbidos. No entanto, mesmo que os tratamentos tenham se mostrado mais eficazes que o placebo, 50% da amostra permaneceu sintomática, apontando para a necessidade de novos tratamentos para hipocondria[29].

Além da eficácia, os ensaios avaliaram também preditores de resposta ao tratamento farmacológico, buscando identificar marcadores de pior prognóstico. Alguns dos fatores encontrados foram tempo de duração da doença antes do tratamento (quanto maior o tempo sem tratamento, pior a resposta) e história de trauma na infância, demonstrando a importância do início precoce do tratamento e da investigação de maus tratos na infância[26]. Outro fator associado à pior resposta ao tratamento, tanto farmacológico quanto psicoterápico, foi o uso concomitante de benzodiazepínicos. Esse achado já havia sido demonstrado em estudos de outros transtornos como TAS e transtorno de pânico[27].

CONSIDERAÇÕES FINAIS

O TAD é uma condição comum, frequentemente incapacitante e associada a uma diversidade de desfechos negativos. Sem tratamento, o curso da doença tende a ser crônico, mantendo prejuízos funcionais e emocionais em longo prazo. Entretanto, tanto tratamentos psicoterápicos quanto farmacológicos, combinados ou isoladamente, demonstraram utilidade no manejo desses pacientes.

A divulgação desse conhecimento, principalmente para serviços além da saúde mental, é de suma importância, uma vez que esses pacientes buscam primeiro serviços de atenção primária e muitas vezes recusam-se a serem encaminhados para ambulatórios especializados. O conhecimento sobre TAD por médicos não psiquiatras visa à prevenção de investigações e tratamentos iatrogênicos.

REFERÊNCIAS BIBLIOGRÁFICAS

1. Krautwurst S, Gerlach AL, Gomille L, Hiller W, Witthöft M. Health anxiety - An indicator of higher interoceptive sensitivity? J Behav Ther Exp Psychiatry [internet]. 2014;45(2):303-9.
2. Starcevic V. Hypochondriasis and health anxiety: conceptual challenges. Br J Psychiatry. 2013;202(1):7-8.
3. American Psychiatric Association. Manual diagnóstico e estatístico de transtornos mentais (DSM-IV-TR). 4. ed. rev. Porto Alegre: 1994.
4. Bienvenu OJ, Samuels JF, Riddle MA, Hoehn-Saric R, Liang KY, Cullen BAM, et al. The relationship of obsessive-compulsive disorder to possible spectrum disorders: results from a family study. Biol Psychiatry. 2000;48(4):287-93.
5. American Psychiatric Association. Manual diagnóstico e estatístico de transtornos mentais (DSM-5). Porto Alegre: Artmed; 2013.
6. Bailer J, Kerstner T, Witthöft M, Diener C, Mier D, Rist F. Health anxiety and hypochondriasis in the light of DSM-5. Anxiety, Stress Coping. 2016;29(2):219-39.
7. Scarella TM, Boland RJ, Barsky AJ. Illness anxiety disorder: psychopathology, epidemiology, clinical characteristics, and treatment. Psychosom Med. 2019;81(5):398-407.
8. Fallon BA, Harper KM, Landa A, Pavlicova M, Schneier FR, Carson A, et al. Personality disorders in hypochondriasis: prevalence and comparison with two anxiety disorders. Psychosomatics [internet]. 2012;53(6):566-74.
9. Skjernov M, Bach B, Fink P, Fallon B, Soegaard U, Simonsen E. DSM-5 personality disorders and traits in patients with severe health anxiety. J Nerv Ment Dis. 2020;208(2):108-17.
10. Rodic D, Meyer AH, Lieb R, Meinlschmidt G. The association of sensory responsiveness with somatic symptoms and illness anxiety. Int J Behav Med. 2016;23(1):39-48.

11. Weck F, Neng JMB, Richtberg S, Stangier U. Dysfunctional beliefs about symptoms and illness in patients with hypochondriasis. Psychosomatics [internet]. 2012;53(2):148-54.
12. Arnáez S, García-Soriano G, López-Santiago J, Belloch A. Illness-related intrusive thoughts and illness anxiety disorder. Psychol Psychother Theory, Res Pract. 2020;1-18.
13. Atmaca M, Yildirim H, Sec S, Kayali A. Pituitary volumes in hypochondriac patients. Prog Neuro--Psychopharmacology Biol Psychiatry. 2010;34(2):344-7.
14. Pariante CM. Pituitary volume in psychosis: the first review of the evidence. J Psychopharmacol. 2008;22(2 Suppl.):76-81.
15. Jung MH, Huh MJ, Kang DH, Choi JS, Jung WH, Jang JH, et al. Volumetric differences in the pituitary between drug-naïve and medicated male patients with obsessive-compulsive disorder. Prog Neuro-Psychopharmacology Biol Psychiatry [internet]. 2009;33(4):605-9.
16. Van Den Heuvel OA, Mataix-Cols D, Zwitser G, Cath DC, Van Der Werf YD, Groenewegen HJ, et al. Common limbic and frontal-striatal disturbances in patients with obsessive compulsive disorder, panic disorder and hypochondriasis. Psychol Med. 2011;41(11):2399-410.
17. Witthöft M, Mier D, Ofer J, Müller T, Rist F, Kirsch P, et al. Neuronal and behavioral correlates of health anxiety: results of an illness-related emotional stroop task. Neuropsychobiology. 2013;67(2):93-102.
18. LeDoux JE. Emotion circuits in the brain. Annu Rev Neurosci [internet]. 2000;23(1):155-84.
19. Bush G, Luu P, Posner MI. Cognitive and emotional influences in anterior cingulate cortex. Trends Cogn Sci. 2000;4(6):215-22.
20. Mier D, Bailer J, Ofer J, Kerstner T, Zamoscik V, Rist F, et al. Neural correlates of an attentional bias to health-threatening stimuli in individuals with pathological health anxiety. J Psychiatry Neurosci. 2017;42(3):200-9.
21. Cooper K, Gregory JD, Walker I, Lambe S, Salkovskis PM. Cognitive behaviour therapy for health anxiety: a systematic review and meta-analysis. Behav Cogn Psychother. 2017;45(2):110-23.
22. Axelsson E, Hedman-Lagerlöf E. Cognitive behavior therapy for health anxiety: systematic review and meta-analysis of clinical efficacy and health economic outcomes. Expert Rev Pharmacoeconomics Outcomes Res [internet]. 2019;19(6):663-76.
23. Fallon BA, Qureshi AI, Schneier FR, Sanchez-Lacay A, Vermes D, Feinstein R, et al. An open trial of fluvoxamine for hypochondriasis. Psychosomatics. 2003;44(4):298-303.
24. Oosterbaan DB, Van Balkom AJLM, Van Boeijen CA, De Meij TGJ, Van Dyck R. An open study of paroxetine in hypochondriasis. Prog Neuro-Psychopharmacology Biol Psychiatry. 2001;25(5):1023-33.
25. Fallon BA, Petkova E, Skritskaya N, Sanchez-Lacay A, Schneier F, Vermes D, et al. A double-masked, placebo-controlled study of fluoxetine for hypochondriasis. J Clin Psychopharmacol. 2008;28(6):638-45.
26. Schweitzer PJ, Zafar U, Pavlicova M, Fallon BA. Long-term follow-up of hypochondriasis after selective serotonin reuptake inhibitor treatment. J Clin Psychopharmacol. 2011;31(3):365-8.
27. Greeven A, Van Balkom AJLM, Visser S, Merkelbach JW, Van Rood YR, Van Dyck R, et al. Cognitive behavior therapy and paroxetine in the treatment of hypochondriasis: a randomized controlled trial. Am J Psychiatry. 2007;164(1):91-9.
28. Greeven A, van Balkom AJLM, van der Leeden R, Merkelbach JW, van den Heuvel OA, Spinhoven P. Cognitive behavioral therapy versus paroxetine in the treatment of hypochondriasis: an 18-month naturalistic follow-up. J Behav Ther Exp Psychiatry [internet]. 2009;40(3):487-96.
29. Fallon BA, Ahern DK, Pavlicova M, Slavov I, Skritskya N, Barsky AJ. A randomized controlled trial of medication and cognitive-behavioral therapy for hypochondriasis. Am J Psychiatry [internet]. 2017;174(8):756-64.

10

Somatização: sofrimentos psíquicos e corporais e seus desdobramentos na prática clínica

Bruna Bartorelli
Júlia Catani
Fabienne Yaemi Cutrim Ohki

INTRODUÇÃO

Este capítulo discute a questão das origens, do diagnóstico e do tratamento sobre o que pode ser observado como conflitos entre a mente e o corpo. Embora seja comum o esforço, mesmo que para fins didáticos de separação dicotômica mente e corpo, isso é apenas uma tentativa de melhor compreender o sistema corporal-psicológico. Reconhecer isso é admitir que um interfere no outro constantemente mesmo que não seja possível dar-se conta disso a todo tempo do ponto de vista da racionalidade. O processo de interferência é tão significativo que as doenças corporais aparecem ou se agravam de modo relevante por conta das apreensões mentais. Os medos e ansiedades são tamanhos que podem levar a falsas compreensões da realidade, como a certeza de estar doente, tal como se observa em quadros hipocondríacos, ou levar pessoas a procurarem especialistas sem uma real necessidade orgânica e comprovada do ponto de vista de exames laboratoriais ou por imagens.

Afirmar que esse processo não pode ser identificado por procedimentos clássicos da medicina não é o mesmo que dizer que o paciente não tem nada, que a doença não existe ou que não há sofrimento. Dentre os objetivos do capítulo pretende-se levar o leitor para conhecer os aspectos históricos dos mal-estares nomeados pela psiquiatria como transtornos somáticos, conhecer a origem desse quadro que passou por diversas transformações ao longo de centenas de anos, auxiliar nos modos de identificação precoce dos pacientes e discutir as possibilidades de tratamento.

A conscientização dos médicos e profissionais da saúde e, ainda, dos próprios pacientes e familiares para a detecção precoce desses quadros é fundamental, pois previne iatrogenia e cronificação. O investimento em exames, condutas e procedimentos, frequentemente invasivos, pode resultar em prejuízos, além de retardar o tratamento mais adequado. Sabe-se que, quanto mais cedo as doenças e transtornos recebem atenção e confirmação diagnóstica, maior a chance de um bom prognóstico, pois o paciente ainda não perdeu sua funcionalidade por completo. Profissionais de saúde tendem a pensar em transtorno somático somente após extensa investigação, sem se atentar a sinais clínicos que poderiam predizer esse diagnóstico. Por parte dos pacientes, estes não costumam receber bem a notícia de que o seu sofrimento é um quadro psiquiátrico associado a questões psicológicas, mesmo que ainda exija tratamento. As condições aqui assinaladas evidenciam a complexidade que é cuidar desse tipo de paciente. São pessoas que se apresentam e padecem de forma verdadeira, seu sofrimento é real e eles comparecem a inúmeros especialistas, clínicas ambulatoriais, consultórios médicos e hospitais. Essa informação torna ainda mais relevante a atenção e articulação entre os profissionais.

ALGUMAS DIMENSÕES DO PADECIMENTO CORPORAL HOJE

Outro aspecto que não pode deixar de compor a atenção do leitor pelas páginas a seguir diz respeito ao contexto atual. Tal como se sabe desde 2020, o mundo e a população brasileira enfrentam uma situação bastante atípica em decorrência da alta propagação do vírus SARS-CoV-2, conhecido popularmente como coronavírus e suas variantes. A Covid-19, nome da doença que é transmitida por esse vírus, tornou-se um desafio não apenas para os médicos e epidemiologistas, mas para diversos especialistas, pois a tentativa de conter sua alta proliferação tem exigido medidas sanitárias radicais e isso produz impactos sociais, econômicos, políticos, culturais e históricos.

O fato de não existirem muitas opções de tratamento e a prevenção por meio da vacinação ainda se manter limitada, sobretudo no Brasil, torna ainda mais complexo dimensionar os efeitos em longo prazo. Ainda assim, reconhecer esse processo é admitir que as transformações ocasionadas por essa nova realidade são significativas para todos os indivíduos. Por ora, sabe-se que o uso de máscaras de proteção facial e o distanciamento social são os modos mais eficazes da prevenção da doença. No entanto, essas providências, mesmo quando respeitadas no sentido mais restrito, não ficam sem consequências. A falta de contato com entes queridos e amigos e a restrição quanto às atividades laborais e de lazer têm feito com que sintomas de ansiedade, de depressão e de somatização se tornem ainda mais presentes[1].

No que se referem aos índices e ao reflexo da pandemia para a saúde mental, psiquiatras afirmam que os atendimentos a essa especialidade aumentaram em 47,9%, sendo que, de acordo com os profissionais que colaboraram com a pesquisa, 67,8% receberam novos casos que não teriam tido nenhuma história pregressa de acompanhamento clínico dessa ordem. De acordo com Wang et al.[2], em uma pesquisa realizada com 1.210 colaboradores, os autores afirmam que: 53% apresentaram sofrimento e prejuízos considerados moderados ou severos do ponto de vista psicológico, e esses sintomas puderam ser comprovados com quadros depressivos (16,5%), ansiedade (28,8%) e estresse (8,1%).

Os quadros de hipocondria, hoje nomeados pelos manuais psiquiátricos como "transtorno ansioso de doença", já são descritos há milênios e são caracterizados pelo medo de contrair ou ter uma doença grave. São quadros com diferentes gradientes de gravidade, desde hipocondria transitória, transtorno ansioso por doença, transtorno de sintomas somáticos e, por fim, transtorno delirante persistente hipocondríaco.

Em períodos de pandemia é natural que pessoas apresentem medo de adoecer, assim como chegar a sentir sintomas de forma transitória. Com a pandemia atual não seria diferente. Sabe-se que as manifestações mais comuns da Covid-19 costumam ser: dores de cabeça, sintomas gastrointestinais, febre, dores no corpo e prejuízos e comprometimentos respiratórios. Sentir algum sintoma frustro pode desencadear ansiedade de estar contaminado, que por sua vez pode levar à intensificação de sintomas. Esse quadro tende a se resolver espontaneamente, mas em pessoas mais ansiosas e propensas a somatizar pode cronificar e resultar em apresentações mais graves e incapacitantes. Não cabe adiantar por demais o modo como se faz o diagnóstico de somatização, mas muitos desses fenômenos corporais fazem supor esse quadro, assim como a uma crise de ansiedade (falta de ar, aceleração cardíaca, p. ex.)[3].

O fato de o distanciamento e o isolamento social constituírem alguns dos recursos principais para contenção da pandemia, como já mencionado, torna o sofrimento psíquico ainda maior. As pessoas hoje, por exaustão ou porque se sentem constrangidas ou desanimadas em função dos meses decorridos em isolamento e de todos estarem vivendo a mesma realidade, também tendem a não partilhar seus pensamentos, aflições e receios. Esse silenciamento das emoções pode ser ainda um dos aspectos que contribuem para o prejuízo da saúde mental. As situações tornam-se ainda mais complexas quando se desconhecem as informações a respeito do que está ocorrendo. Mas o contrário também pode ser verdadeiro, e ter conhecimento excessivo pode igualmente gerar ansiedade. Porém, os especialistas, ao alertarem ao máximo quanto aos riscos, acabam por contribuir indiretamente para uma sensação de paranoia, apreensão e medo constante. Essa atenção corporal é o que previne e o que faz padecer, mais uma vez evidenciando a complexidade da questão[4].

A alternativa para enfrentar os fatos e lidar com a circunstância é poder falar a respeito. Se todos estão vivendo a mesma realidade, não é verdadeiro que todos experimentem a situação do mesmo modo. Isso se justifica pela história de vida de cada um, pelo modo como isso interfere social e economicamente na vida das pessoas e pelas condições sanitárias e de saúde que possuem para se manterem preservadas do risco de contrair a doença. A possibilidade de partilhar não se refere apenas a um mero desabafo para o outro, mas é a partir do que se conta e da chance de falar a respeito da experiência que se cria uma atenção ao que se diz, como se diz e a um processo de elaboração. Ou seja, é contando ao outro (seja ele quem for) que se tem a possibilidade de escutar o que é dito.

A diferença em falar a um especialista consiste na ideia de que esse profissional, médico, psiquiatra, psicanalista e psicólogo, tem a chance de abordar os seus conflitos e temores e conduzir a construção de um entendimento de outra forma, diferente da que se tem em conversas entre amigos e parentes. E não ocorre, principalmente, porque as pessoas do convívio tendem a dizer o que se quer ouvir, a proteger de possíveis frustrações e verdades que precisam ser enfrentadas. O sintoma para a psicanálise tem uma função e uma história que precisa ser contada e ouvida[4].

Como se sabe, todos estão sofrendo com a condição atual, pois está sendo necessário algo como a construção de um luto. Luto pelas pessoas que se foram em decorrência da Covid-19 e com relação às condições de vigilância sanitária que impossibilitaram uma despedida, luto pelo trabalho que não pode ser mantido, luto pelos planos que estão tendo que ficar em suspenso ou ser redefinidos. Tudo isso promove alteração física e psicológica: noites mal dormidas, interferência no sono, mau humor, falta de libido, depressão, etc.[2]

O recurso e a alternativa de prevenção e tratamento para o enfrentamento desse período exige atenção ao sofrimento. Caso se perceba uma persistência, a busca por especialistas é recomendada. Uma das formas de prevenção de possíveis descontentamentos é manter elos e conversas com pessoas, mesmo que através de recursos tecnológicos. No entanto, para compreender melhor as especificidades desse mal-estar que se apresenta no corpo, mas tem origem psíquica, é preciso conhecer a história da doença.

TEORIA: CONCEITOS E COMPREENSÕES HISTÓRICAS QUANTO AO QUADRO CLÍNICO

O que é somatização?

Os estudos atuais mostram que a somatização se apresenta de formas diversas e, muitas vezes, de difícil distinção entre hipocondria, neurastenia (atual síndrome da fadiga crônica), transtornos dissociativos, transtornos conversivos e sintomas somáticos, entre outros[3,5]. Ela se caracteriza, basicamente, como uma manifestação de sintomas corporais decorrente de conflitos psicológicos e sentimentos com os quais o indivíduo não consegue lidar. O paciente pode apresentar sintomas como: paralisias funcionais, contraturas e espasmos musculares, além de alterações da sensibilidade; viscerais, queixas de dor, retenção intestinal ou urinária, dispepsia; queixas respiratórias, cefaleias, distúrbios vasomotores[6]. Em geral, esse modo de padecimento não possui evidência patológica, mas causa desconforto e limitação física que se assemelham a uma doença orgânica clássica, o que exige a busca de um médico. As restrições impostas por esse sofrimento, por sua vez, têm grande impacto não só na saúde do paciente, mas também, impactos econômicos e sociais.

O reconhecimento da interação entre psique e soma é de longa data. Registros médicos apontam desde o século XVII, porém, o refinamento dos descritores e dos conceitos, assim como a investigação dessas manifestações, é mais recente, a partir do início do século XX[7]. Isso porque a expressão somatização foi proposta por Stekel em 1923[*]. Mas, na medicina e especificamente na psiquiatria, as mudanças a respeito desse conceito podem ser identificadas por meio das edições dos sistemas classificatórios, a saber, por exemplo, no *Manual diagnóstico e estatístico de transtornos mentais* (DSM).

O termo somatização esteve integrado no quadro clínico da histeria até a 2ª edição do DSM (1968), dessa forma, entender o conceito de histeria traz luz à definição do termo e ao tratamento. Mas antes, convém apresentar um breve histórico para a compreensão desse modo de nomeação.

Thomas Sydenham (1624-1689), médico inglês, conhecido por ter fundado a disciplina de clínica médica e epidemiologia, a partir de seus registros minuciosamente detalhados da observação dos pacientes à beira do leito, publicou em 1682 "Dissertações em cartas", descrevendo, pela primeira vez, o tratamento da varíola e da histeria. Nessa publicação, em que apresenta os sintomas físicos e psicológicos, ele fez a distinção do que seria um relato de histeria e de hipocondria[8]. Sydenham considerava a histeria um quadro agudo caracterizado por rompante de emoções, que ocorria predominantemente em mulheres, enquanto a hipocondria seria um quadro crônico configurado por longo período de tristeza e que acometia, geralmente, os homens[8]. Ambos os diagnósticos, de histeria e de hipocondria, eram entendidos como distúrbios da mente provocados por

---

* O texto utilizado neste artigo para referir-se a Stekel menciona que a expressão "somatização" foi criada pelo autor em 1923. No entanto, convém ressaltar que, na literatura, foram encontradas outras datas, como: 1906, 1921 e 1924. Portanto, não fica claro qual o ano exato de sua criação e tampouco localizou-se o texto original.

problemas com o "espírito animal" e, por isso, eram repercutidos no corpo. Entretanto, as justificativas quanto às suas origens ainda eram insuficientes para compreender a repercussão desse processo no organismo[9].

Já no século XIX, Pierre Briquet (1796-1881), médico psiquiatra, descreveu 430 observações clínicas, para comprovar que as histéricas não eram mulheres sensuais que se entregavam aos prazeres sexuais, como se acreditava na época, mas sofriam exatamente por não serem capazes de experimentarem as satisfações sexuais[8]. Muitos anos depois, Josef Breuer (1842-1925), neurologista vienense, e Sigmund Freud (1856-1939), também vienense, neurologista e fundador da psicanálise, apresentaram novas perspectivas da histeria (posteriormente conhecidas como transtorno conversivo), que foram vistas como a transformação do sofrimento psíquico em sintomas físicos. Os sintomas histéricos passaram a ser entendidos como resultado da dissociação da representação e do afeto, levando à conversão, portanto, como deslocamento da energia psíquica para o corpo com a finalidade de evitar o insuportável para o sujeito[9].

A palavra somatização surgiu[10] a partir da tradução cientificista em inglês do termo alemão *organsprache* ("fala dos órgãos"), originalmente criado por Wilhelm Stekel (1868-1940), um psiquiatra austríaco e discípulo de Freud na psicanálise. Karl Menninger (1893-1990), um dos primeiros psiquiatras e psicanalista norte-americano, seguiu uma abordagem teórica similar e estendeu a definição de "reações somáticas" para "expressão visceral da ansiedade para evitar a consciência". Essa ampliação conceitual ocorreu em 1947, pois até então as "reações somáticas" eram pensadas a partir da psicanálise como neurose, sendo esta entendida como "afecção psicogênica em que os sintomas são a expressão simbólica de um conflito psíquico que tem raízes na história infantil do sujeito e constitui compromissos entre o desejo e a defesa"[11].

É sabido que na história da medicina e da psiquiatria houve vários termos utilizados para descrever os "transtornos somáticos", que compõem hoje o quadro de transtorno de somatização: psicogênico, psicossomático, conversão, somatização, hipocondria, entre outros[9]. A psiquiatria até meados do século XX tinha critérios diagnósticos, na maioria das vezes, inconsistentes e que variavam de acordo com cada hospital e ainda de um profissional para o outro, ainda que por um determinado período perdurasse um reconhecimento quanto às categorias diagnósticas. A dificuldade era ainda maior quando o especialista saía da instituição levando consigo as próprias compreensões classificatórias. Embora existissem esforços de padronização quanto às terminologias, esse processo só obteve êxito com a Classificação Internacional das Doenças (CID) e o DSM, os modernos sistemas de classificações reconhecidos e empregados até hoje no campo da saúde[3].

Seguindo a cronologia, o DSM-I publicado em 1952, apresenta no capítulo "Psicofisiologia autonômica e transtornos viscerais" o sintoma como a representação do afeto impedida de vir à consciência. A descrição aqui referida evidencia uma visão psicanalítica sobre a origem da manifestação corrente na psiquiatria da época. Apesar dessa interpretação, o sintoma também poderia ser entendido na área médica como uma crônica e exagerada expressão fisiológica das emoções, decorrente da repressão dos sentimentos do paciente. A consequência dessa manifestação e seu entendimento, seja ele psiquiátrico ou psicanalítico, apontam, de um modo geral, para a gravidade do quadro clínico que pode levar o paciente a ter prejuízo ou até a perder a funcionalidade, caso o quadro perdure por longo período[12].

Em 1968, na 2ª edição, DSM-II, foi dada mais ênfase na psiquiatria empírica através da abordagem ideográfica e observação clínica. Apesar da semelhança da estrutura e categorias do DSM-I, houve algumas mudanças como exclusão do termo "reações" e adoção de uma nova terminologia: neurose, psicose e transtorno. Convém ressaltar que o conceito de neurose é próprio da psicanálise. Além disso, as alterações trazem outras questões que merecem ser sublinhadas, isto é, as condições psicossomáticas se tornaram transtornos psicofisiológicos, eliminando termos como: "autonômicos" e "visceral", ainda que os critérios diagnósticos permanecessem basicamente os mesmos. Tais alterações de nomenclaturas podem passar despercebidas ou não levarem à compreensão da implicação das escolhas. Nesse caso, essa visão biomédica privilegiada em detrimento da biopsicossocial coincide com uma perspectiva psiquiátrica norte-americana, cada vez mais científica, que enfatiza a medicina baseada em evidências para direcionar o diagnóstico e tratamento[12].

O efeito das transformações aqui assinaladas no interior do manual e que indicam como a somatização fora tratada pela psiquiatria ao longo das décadas fica cada vez mais evidente a partir da publicação do DSM-III (1980), no qual figuram os resultados de pesquisas cada vez mais controladas e voltadas à objetivação da ciência. No entanto, ainda pelas tensões políticas e institucionais da época, o conceito psicanalítico de neurose, em vigor até aquele período e que embasava o diagnóstico psiquiátrico, não é extinto nessa edição. Edward Shorter enfatiza no sétimo capítulo de seu livro *A history of psychiatry* o triunfo da psiquiatria biológica em relação à psicanálise, em um esforço a fim de equiparar aquela às demais especialidades médicas[13]. Esse movimento realizado pelos diretores da terceira edição do manual pode ser entendido como formas de a psiquiatria ganhar respeitabilidade e apoio das instituições financeiras da época. Nessa terceira versão do DSM-III (1980), o manual proclama-se como a-teórico e cada transtorno passa a ser identificado por critérios acessíveis à observação e mensuração empíricas, livres de correntes de pensamentos para a determinação da categoria. O termo somatoforme surgiu aqui também pela primeira vez para determinar um grupo de transtornos caracterizados por sintomas físicos que não são explicados por fatores orgânicos, ou seja, a confirmação desse quadro ocorre a partir da exclusão das demais doenças[12].

A quarta edição, DSM-IV, publicada em 1994, segue a mesma determinação da versão anterior, tornando-se cada vez mais empírica e objetiva, ou seja, o diagnóstico passa a vigorar a partir de uma listagem de sintomas e com um período mínimo predeterminado para a confirmação do transtorno. Vários critérios diagnósticos foram refinados e outros transtornos adicionados, excluídos, renomeados e organizados. A mudança que parece sutil com a retirada do termo "neurose" de origem psicogênica é uma transformação bem mais estrutural que busca apagar os resquícios da psicanálise. A categoria "Outras condições que devem ser foco de atuação" teve como subseção: transtorno de somatização, transtorno conversivo, transtorno doloroso, hipocondria, transtorno dismórfico corporal, transtorno somatoforme e transtorno somatoforme sem outra especificação[12].

Por último, em 2014, foi publicada a quinta edição do manual, o DSM-5, em que foram reduzidos o número de diagnósticos e subdiagnósticos. Convém assinalar também que os sintomas clínicos sem explicação foram igualmente removidos e, com isso, privilegiaram-se os sintomas positivos. Surge nesse processo de reformulação o "transtorno de sintomas somáticos e transtornos relacionados" para classificar os pacientes que sentem dor crônica, ansiedade por desenvolver alguma doença, quadros pseudoneurológicos, entre outros sintomas somáticos que trazem sofrimento ou levam a prejuízos funcionais, por desproporção e excesso na manifestação desses sintomas. Portanto, o "transtorno de sintomas somáticos e transtornos relacionados" é a nova categoria e a mais atual que abrange a somatização[12].

Os casos de pacientes acometidos por esse tipo de sofrimento e de quadro clínico são graves o suficiente para alterar o desempenho laboral, acadêmico e as relações interpessoais, de tal forma que motivam a procura pelo atendimento médico. A importância dessa edição para os transtornos de "sintomas somáticos" diz respeito a uma nova perspectiva diagnóstica em que é dada ênfase no modo como o sujeito lida com seus sintomas e não mais na origem da manifestação. Ou seja, não se busca identificar se sua origem tem relação com um quadro orgânico ou não, inclusive porque há possibilidade de o quadro já existir previamente e ser agravado por condições psíquicas[9]. Diante disso, os autores do DSM-5 (2014) buscaram, nessa nova edição, acabar com a dicotomia entre mente e corpo, compreendendo que um interfere no outro a todo instante e que uma separação para a realização diagnóstica pode produzir equívocos e o tratamento não ter uma evolução positiva.

Muitas reformulações foram realizadas ao longo da história da psiquiatria e nos seus sistemas classificatórios no esforço de melhor apreender o que se passa com o paciente. O intuito é de que com essas construções diagnósticas seja possível, o quanto antes, identificar os sintomas, lidar com o sofrimento psíquico e possibilitar uma melhor qualidade de vida ao paciente. Diante desse breve histórico detido, sobretudo, na história do DSM, observa-se que a categorização por meio de critérios de inclusão e exclusão, como ocorre em algumas áreas da medicina, abre cada vez mais espaço para a neurociência, encaminhando a psiquiatria para uma espécie de "neurologia do comportamento", o que traz grande impacto sobre as descrições dos transtornos psiquiátricos e, portanto, sobre a concepção dos novos manuais diagnósticos.

A reconstrução histórica da somatização dentro da medicina é importante por nortear o entendimento e tratamento desses pacientes, principalmente por ser uma população que tem grande risco de sofrer iatrogenias, por sua vulnerabilidade física e psíquica. Essa possibilidade pode ser intensificada nos tempos atuais em função de uma necessidade de produção de resultados e indicativos que possam levar os profissionais preocupados com a produtividade e com a medicina baseada em evidências a ouvirem menos o sujeito em sofrimento. Difundir o quadro clínico dentro da área da saúde atende a uma expectativa de dar voz para que as queixas dos pacientes sejam ouvidas.

DIAGNÓSTICO

É um grande desafio para os especialistas esse quadro de sintomas físicos que não tem uma condição médica conhecida. Supõe-se que até 20% dos pacientes atendidos na atenção primária à saúde (atenção dividida em quatro níveis progressivos de complexidade) apresentem sintomas somáticos para os quais não há um substrato orgânico que os justifique. O elevado índice apresentado quanto à prevalência desses quadros que chegam em busca de cuidados deve ser considerado, uma vez que sua negligência quanto a uma possível investigação pode acarretar comprometimentos ainda mais sérios[14].

A prática clínica comprova que, em geral, a maioria dos pacientes quando diagnosticado com um transtorno de somatização já apresenta mais de 5 anos de história clínica e intervenções médicas. Esse dado não fica sem consequência e é extremamente relevante, pois, quanto mais cedo os pacientes forem identificados em seu sofrimento corporal, melhor o prognóstico. Apesar disso, observa-se relutância entre os profissionais da área em considerar os diagnósticos do espectro psiquiátrico e psicossomático, como se estes fossem menos relevantes ou merecessem menos atenção. Há, portanto, uma desvalorização quanto a esse tipo de mal-estar, como se a história de suas terminologias, popularmente conhecidas como "pitis", "frescuras", exageros, histeria, não tivessem sido apagados apesar das transformações no que diz respeito a essa categoria diagnóstica[14].

Existem muitas razões para que o diagnóstico não seja feito, entre elas a impopularidade do transtorno entre os médicos os quais se queixam da falta de definição clara dos critérios, o que leva à sobreposição dos transtornos de somatização, hipocondria e de dor, não sendo possível a escolha de um deles. Ainda assim, convém ressaltar que a responsabilidade desse "atraso" ou demora diagnóstica não é apenas por parte dos profissionais. Outra razão diz respeito à desaprovação da parte dos pacientes ao serem classificados como "problemas não explicáveis na medicina" ou como "somatizadores". A fim de propor uma reflexão a respeito do tratamento a ser ofertado a essa população, serão apresentados no Quadro 1 os critérios psiquiátricos de classificação da mais recente edição do DSM-5, onde pousam as críticas e discussões por serem mais descritivos e não se embasarem em uma teoria[15].

Quadro 1 Transtorno de sintomas somáticos, critérios diagnósticos[2]

A. Um ou mais sintomas somáticos que causam aflição ou resultam em perturbação significativa da vida diária
B. Pensamentos, sentimentos ou comportamentos excessivos relacionados aos sintomas somáticos ou associados a preocupações com a saúde manifestados por pelo menos um dos seguintes: 1. Pensamentos desproporcionais e persistentes acerca da gravidade dos próprios sintomas 2. Nível de ansiedade persistentemente elevado acerca da saúde e dos sintomas 3. Tempo e energia excessivos dedicados a esses sintomas ou a preocupações a respeito da saúde
C. Embora algum dos sintomas somáticos possa não estar continuamente presente, a condição de estar sintomático é persistente (em geral mais de 6 meses)
Especificar se: Com dor predominante (anteriormente transtorno doloroso): esse especificador é para indivíduos cujos sintomas somáticos envolvem predominantemente dor
Especificar se: Persistente: um curso persistente é caracterizado por sintomas graves, prejuízo marcante e longa duração (mais de 6 meses)
Especificar a gravidade atual: • Leve: apenas um dos sintomas especificados no critério B é satisfeito • Moderada: dois ou mais sintomas especificados no critério B são satisfeitos • Grave: dois ou mais sintomas especificados no critério B são satisfeitos, além da presença de múltiplas queixas somáticas (ou um sintoma somático muito grave)

Convém assinalar aqui quais são os sintomas mais comuns encontrados no que se refere a esse quadro clínico: dores generalizadas que tendem a não desaparecer nem com o uso de medicações mais eficazes para esse fim (tal como uso de opioides), fraquezas dos membros, náusea, entre outras sensações corporais. O que caracteriza esses pacientes não são os sintomas somáticos em si, mas como estes se apresentam e são interpretados por eles. A ênfase dada aos pensamentos e comportamentos que acompanham os sintomas permite que o diagnóstico seja aplicável, ainda que na presença de uma outra doença clínica associada[16].

Os critérios diagnósticos do "transtorno de sintomas somáticos" são descritos no DSM-5 como um ou mais sintomas somáticos que possam causar aflição ou resultar em perturbação significativa da vida diária[2]. O período estipulado pelo manual deve ser superior a 6 meses. Essas interferências devem ser acompanhadas de pensamentos, sentimentos ou comportamentos excessivos relacionados aos sintomas somáticos ou associados a preocupações com a saúde manifestados de forma desproporcional e persistente. Portanto, é algo que extrapola a força de vontade do paciente em melhorar. Não é raro que esses pacientes sejam capazes de perceber a situação na qual eles mesmos se encontram ou que eles reconheçam que seus medos são irracionais, mas ainda assim não consigam superá-los ou controlá-los[12].

A gravidade dos sintomas pode levar a um nível elevado e persistente de ansiedade acerca da saúde, além de tempo e energia excessivos dedicados às manifestações corporais. Um dado importante que é fundamental para toda especialidade de saúde é a investigação que o médico deve fazer da história de vida do paciente, as suas possíveis doenças prévias e as de seus familiares. Identificar quais são as relações que isso pode ter com a queixa atual é imprescindível, mais ainda em quadros de somatização. A justificativa para isso reside no fato de que os pacientes que desenvolvem somatizações graves frequentemente apresentaram durante a infância alguma doença pela qual foram tratados e/ou, ainda, tiveram que cuidar ou conviver com a moléstia de algum parente ou amigo próximo. O fato de ter passado por isso muitas vezes faz com que um resquício de preocupação e uma memória desse período permaneçam, então o medo de vir a passar por isso novamente ou ter uma condição similar à de um ente querido contribui para a preocupação excessiva com o corpo e com a sua condição de saúde[9].

Ressaltar essa complexa situação, que é involuntária e independente do desejo de quem sofre, é de suma importância para auxiliar os profissionais da saúde a criarem empatia por esses pacientes, pois eles costumam ser repetitivos e, no anseio por alívio, tendem a demandar atenção e/ou, ainda, que os médicos assegurem com frequência de que tudo esteja bem ou possa melhorar. Esse tipo de comportamento por parte dos pacientes também é algo que tende a gerar desgaste na relação médica, pois o profissional costuma estar disponível e empenhado em oferecer as explicações necessárias no início, mas ao perceber a repetição desse movimento, sentimentos como insatisfação, frustração e raiva podem emergir no médico. Ter conhecimento desse processo auxilia o profissional a estabelecer melhor vínculo e ter uma atitude mais empática que pode romper esse ciclo de busca incessante por atendimento médico.

De posse do que foi apresentado acerca de como identificar o quadro clínico de somatização, considera-se imprescindível expor as modalidades possíveis de tratamento a tais pacientes. Vale dizer que a terapêutica existente para essa população configura-se como um aspecto delicado, uma vez que do ponto de vista medicamentoso não existe, até o momento, um fármaco eficaz para esse tipo de manifestação. Algumas medicações são e devem ser prescritas para tratar quadros comórbidos, mais frequentemente depressão e ansiedade. No que se refere às formas de cuidado, elegem-se aqui as contribuições que a psicoterapia e a psicanálise podem ofertar. A escolha desse recurso não é aleatória, mas uma alternativa promissora para a compreensão do quadro clínico e dos conflitos psicológicos, que localizam no corpo forma de exprimirem seu mal-estar.

TRATAMENTO E PERSPECTIVAS DE CUIDADOS

Nos quadros de somatização e mal-estares corporais, a complexidade e os desafios são enormes para os profissionais que deles se ocupam. Sustenta-se aqui que nomear e, portanto, diagnosticar já é tratar. Cabe discutir então: por que apostar nesse processo de nomeação e de que modo isso torna o tratamento possível? Para isso, recorre-se à experiência e ao trabalho clínico das autoras que contabiliza mais de uma década, desde a fundação do serviço no Ambulatório de Transtornos Somatoformes (SOMA) no Instituto de Psiquiatria (IPq) do Hospital das Clínicas da Faculdade de Medicina da Universidade de São Paulo.

A escolha se justifica, ainda, por ser o ambulatório um local de referência no país e que recebe pacientes diagnosticados do ponto de vista psiquiátrico como sintomas somáticos e transtornos relacionados. Nesses casos ficam evidenciados quadros corporais e lesões cujas origens decorrem de condições psíquicas ou que são por elas agravados. Constata-se, com isso, uma dificuldade em estabelecer limites claros entre o psíquico e o corporal, exigindo reflexões constantes acerca dos modos possíveis e férteis das proposições terapêuticas.

O tratamento empregado no ambulatório se baseia em um modelo que utiliza como pilar fundamental, para a transformação dos sintomas e do adoecimento apresentado pelos pacientes somáticos, a articulação entre os campos da psiquiatria, da psicanálise e da terapia corporal. Tais escolhas não são aleatórias, mas respeitam, inclusive, a história da psiquiatria, na qual as formas de compreensão da subjetividade e do sofrimento psíquico e corporal tiveram raízes nas questões psicanalíticas e no inconsciente. O fato de esses entendimentos não serem mais referidos nos critérios diagnósticos não diminui sua importância (convém ressaltar inclusive que ainda constam, mesmo que de modo comedido, nos anexos e apêndices dos sistemas psiquiátricos classificatórios).

O corpo é o recurso utilizado para a comunicação com o mundo e a expressão da individualidade. Ele é o primeiro contato com o outro. Não há, nesse sentido, uma única história do corpo, mas várias que estão em constante transformação, pois se trata do modo como as pessoas se relacionam e isso tem efeitos nas estruturas e nos aspectos sociais. Pode-se, então, falar do corpo biológico, do corpo filosófico, do corpo histórico, do corpo antropológico, do corpo estético, do corpo religioso e ainda do corpo psicanalítico[17].

Nos quadros de somatização, a noção de fronteira e separação entre o que seria de origem corporal e o que seria de origem psíquica deixa de fazer sentido, uma vez que se refere a um mesmo paciente que carrega consigo uma história prévia de medos, anseios e reações: um paciente que vem em busca de alívio, de entendimento e de cuidado para compreender o que o levou àquela condição, seja a dor, a paralisia ou a conversão, entre outras afecções. Considere-se aqui, portanto, a somatização como uma circunstância em que os eventos da vida do paciente produzem interferência sobre o seu corpo a todo instante, afetando por conseguinte a sua mente, tornando-se um movimento constante, cíclico e, por vezes, indiscernível.

A ausência de limites estabelecidos mostra e reforça a necessidade de um trabalho conjunto, no qual os profissionais que assistem um mesmo paciente devem estabelecer uma comunicação estreita e bem articulada. Reconhece-se que isso nem sempre é algo simples de ser realizado. Em contrapartida, admite-se que é a alternativa mais potente para evitar danos e iatrogenias com medicações e terapêuticas invasivas ou discrepantes entre si. Importa também lembrar que esses pacientes que somatizam costumam buscar diversos especialistas ao longo de seu histórico. Seu adoecimento, em geral, persiste por longa data.

As pessoas com quadros de somatização tendem a perambular pelas instituições de saúde em busca de sentido para os fenômenos vividos no corpo. O tratamento multidisciplinar exige que os especialistas encarregados reconheçam que os domínios de cada área são diferentes, podendo se valer de conceitos distintos, linguagens e jargões que não são os mesmos. Sem constituir obstáculo ao trabalho multidisciplinar, esse fato deve merecer atenção para permitir a integração entre as várias "*expertises*" para contribuir na melhora do paciente.

A medicina e as práticas de cuidados hoje exigem dos profissionais que os tratamentos e o controle com o que se passa no corpo alheio sejam feitos no menor espaço de tempo possível. No hospital a noção do tempo se impõe pela urgência e necessidade de cuidado do corpo orgânico e/ou pela possibilidade de receber alta quando sanada a patologia. Ao adoecer o paciente perde a ilusão de imortalidade, ele se percebe frágil e finito. Isso exige uma ressignificação e um novo posicionamento diante da vida. O adoecimento produz uma transformação, seja qual for o quadro clínico em questão[18].

A experiência com pacientes somáticos demonstra que a comunicação e o pedido de ajuda para superar o sofrimento se dá por meio do corpo, um pedido que não está sendo possível verbalizar ou compreender no momento. A relação dos profissionais com os doentes tem que ser consolidada pela aproximação paulatina. A construção do vínculo e da confiança configura-se como um processo que demanda investimento.

Tal como se sabe, são pessoas com histórico de violência física, verbal e sexual. O reflexo disso é que, ao não entenderem os próprios sentimentos, elas acabam por procurar quem possa dizer o que se passa consigo mesma e com o seu próprio corpo. Buscam alguém que possa de algum modo traduzir, colocar em palavras e em diagnósticos as suas sensações. O sofrimento psíquico é a peça que falta na história do sujeito, a lacuna que precisa ser investigada, pois o que "grita" através de um sintoma é justamente essa ausência. Em psiquiatria é comum que esse processo e dificuldade em entender e falar de sentimentos sejam identificados como alexitimia[19].

Se para um médico, um clínico ou psiquiatra, o protocolo a ser seguido nos casos de somatização não parece tão evidente, para o psicanalista que trabalha com a escuta esse processo também não é menos complexo. A renovação e a criatividade devem ser constantes para acessar os pacientes e as equipes que os assistem. "O paciente sofre, logo deve ser escutado." Não se trata aqui de optar por um tipo de tratamento psiquiátrico ou psicanalítico, exclusivamente. Deve-se acrescentar: "mas sim estabelecer parcerias e trabalhos conjuntos de modo a auxiliar o paciente em seus sintomas, seu sofrimento e sua subjetividade"[19].

Quando o profissional não se dispõe a escutar o sofrimento psíquico, é comum se propagar a lógica do encaminhamento, isto é, o médico, ao não ter claro do que se trata, recomenda a um outro especialista, tornando o processo extenso e muitas vezes com alguns fracassos diagnósticos, o que também contribui para a frustração dos profissionais envolvidos. A capacidade de trabalho exige por parte dos médicos uma compreensão e inclusão para observar aspectos que abrangem a perspectiva orgânica/corporal, psíquica (intrapsíquica e intersubjetiva) e coletiva/cultural do sujeito a ser assistido.

O processo abrange mais do que a extinção de comportamentos ou o uso de medicamentos (principalmente ansiolíticos e antidepressivos) e exames que se fazem necessários ao longo da assistência à população. O trabalho a ser desenvolvido pelos profissionais consiste em investigar a biografia daqueles sujeitos, as histórias narradas pelos que sofrem e que utilizam o corpo como evidência e recurso para a expressão do seu mal-estar. As palavras permitem curar o sofrimento e os sintomas com algum tipo de transformação que se faz necessária na vida do paciente. A doença em si tem um curso previsível para os especialistas da saúde, mas o sofrimento e o mal-estar não, pois é algo extremamente singular e precisa ser narrado, colocado em palavras[4].

Com casos graves é preciso produzir um espaço de aliança terapêutica que só se torna possível quando o profissional tem condições de suportar por um longo período inicial os relatos monótonos, objetivos e os ataques que o sujeito precisa fazer. Quando os sintomas no corpo estão muito presentes, é preciso compartilhar de falas objetivas e muitas vezes concretas até que existam condições de o profissional incluir sentimentos e elementos mais abstratos, pois há por parte dos doentes dificuldades de compreender o que se passou até eles chegarem àquela condição. A espera e a paciência constituem-se como um desafio, sobretudo no hospital, mas quando construídos o elo e a aliança, tendem a produzir efeitos transformadores à condição inicial de cada paciente[20].

O psicanalista húngaro Sándor Ferenczi (1873-1933), que trabalhou por muitos anos com Freud, recebia em sua clínica pessoas, sobretudo, com quadros psicossomáticos ou traumatismos muito graves, pois elas retornavam do *front* de guerra. Com isso, ele defendeu que o tratamento exigia a participação do profissional e que ele pudesse sentir empatia e se deixasse afetar pelo que estava sendo relatado. Quando sensibilizado pela história narrada, era importante que o especialista pudesse demonstrar isso. Tratava-se, em seu entender, de uma relação de contágio e de enorme sofrimento que não poderia indicar frieza ou indiferença da parte dos médicos. Era preciso deixar transparecer para o paciente o reconhecimento de que sua dor era verdadeira. Como indica a literatura médica, o que cura é o vínculo, e segundo a psicanálise, o que trata é a figura do médico, a relação.

O processo de reconstrução da origem do mal-estar leva tempo, não é complexo apenas por depender da confiança estabelecida entre o paciente e os profissionais, mas também porque o sujeito, que em geral não sabe a origem do seu mal-estar, resiste a reconhecer que os seus sintomas corporais tenham origem ou agravamento por causas psíquicas. Além disso, o que levou ao sofrimento não tende a ser um único evento. Nesse sentido, a insistência dos especialistas por esses caminhos pode levar ao pior, tanto na produção de mais sintomas quanto no rompimento do tratamento naquele serviço, resultando em uma desistência por parte do doente para buscar novos serviços e exames.

O tratamento consiste, portanto, no processo psiquiátrico que vai além da prescrição medicamentosa por parte do profissional, e implica uma aproximação com possibilidade de diálogos que envolvam mais do que a descrição dos sintomas feita por quem adoece. A terapia individual, quando direcionada para a atenção à subjetividade, tende a produzir efeitos relevantes e novos modos de lidar com os impasses e dificuldades, exigir do paciente que ele se implique com suas escolhas a partir do relato de sua história de vida e do seu sofrimento. Tal estratégia permite reconhecer e dar voz às fragilidades, vulnerabilidades, sentimentos, sensações e estranhezas produzidas no encontro analista-analisando[21].

O ambulatório do SOMA, serviço responsável pelo cuidado a essa população no Instituto de Psiquiatria do Hospital das Clínicas, sofreu ao longo de sua história transformações quanto ao tratamento oferecido. Essas mudanças ocorreram no intuito de que pudesse se adaptar à realidade encontrada na prática clínica. Nesse sentido, foram criadas algumas modalidades de cuidado para a assistência, entre elas a terapia individual e a terapia em grupo. Atualmente, todo paciente admitido no serviço participa do grupo de recepção, realizado semanalmente e que tem a função de acolher os pacientes que iniciam o tratamento, tentando acalmar seus anseios e dúvidas com o diagnóstico, assim como sensibilizá-los para as questões emocionais envolvidas no quadro. É o primeiro espaço onde ele pode se perguntar as razões para a existência de seus sintomas. Constata-se que o grupo facilita esse processo, pois não é raro perceber a relação entre o psíquico e o físico em outros integrantes do grupo, mas não em si próprio. A possibilidade de ver no outro contribui muito no processo terapêutico. Em um segundo momento, a continuidade do tratamento se dá em um grupo terapêutico de duração mais longa ou de forma individual quando a participação grupal não se apresenta como possível.

Há também dentro do coletivo uma outra modalidade que é o grupo dos acompanhantes. Isto porque, ao longo dos anos, constatou-se que os pacientes, em geral, têm alguém importante em seu cotidiano que padece com ele, seja pela exaustiva rotina médica ou porque quando o paciente começa a progredir no tratamento esse acompanhante resiste ou ele mesmo é quem adoece. Frequentemente estabelece-se uma relação de interdependência entre o cuidador e o paciente que interfere no quadro e diminui a funcionalidade. Ambos passam a viver em função dos sintomas e resistem em adotar mudanças na rotina. Em geral essas pessoas são parentes/familiares ou amigos próximos e são convocados a participarem desse encontro semanal que assim como todos as modalidades de grupo é coordenado por uma dupla de psicanalistas. A dupla serve para auxiliar o diálogo entre os integrantes, definir a vez de quem deve falar, trazer temáticas relevantes e mediar os conflitos que possam emergir daquele encontro, agir de maneira que se estabeleçam construções coletivas e formas de levar os pacientes a serem capazes de constatar que há outras pessoas que sofrem como eles.

Nos sintomas encontrados hoje na clínica constatam-se dificuldades em construir narrativas e histórias do que se passa, evidenciando que os sujeitos e protagonistas daquele corpo que padece apresentam poucas condições de compreender o que se passa consigo mesmos. Sobram em seus lugares descrições pormenorizadas dos sintomas. A aposta do profissional é a escuta que faz com que o sujeito possa sair dessa posição de sofrer com o corpo, por meio de sintomas e atuações, e possa refletir e ter condições de conversar, expor as opiniões e as experiências. Deixar de ser apenas uma apresentação e uma atuação, para permitir que os medos, sonhos, desejos e angústias ganhem significados.

Estratégias como convocar a presença de um acompanhante ou familiar para conversar a respeito da realidade de quem sofre é um dos recursos empregados, tanto porque isso permite deslocar para além da figura dos profissionais que poderiam parecer os únicos interessados quanto porque em geral essa outra pessoa que acompanha o doente também já experimentou uma condição semelhante. Para que tudo isso seja viável, é necessário que as consultas e sessões ocorram de modo regular e com o intervalo mais curto possível.

Embora esclarecimentos sejam importantes aos que procuram ajuda, deve-se evitar explicações teóricas, pois elas tendem a servir como âncoras e justificativas às quais os pacientes se agarram para resistirem ou tentarem mudar, pois, evidentemente, assumir uma outra posição requer enfrentar o novo e os desafios. Também é importante que os profissionais reconheçam que o trabalho com essa população não raras vezes leva às sensações de impotência, baixas expectativas, sentimentos hostis, mobilização subjetiva, etc.

Não se pode ignorar ainda que o tratamento vai para além da consideração das causas psíquicas. O corpo que padece também merece cuidado e, sempre que preciso, o encaminhamento para outras especialidades deve ser feito, bem como o cuidado medicamentoso para as comorbidades associadas. O mesmo vale para o reconhecimento e a importância que têm outros tipos de recursos terapêuticos, sobretudo a fisioterapia e a terapia corporal, pois são corpos que muitas vezes se apresentam retorcidos, paralisados, atrofiados, doloridos e que pedem cuidado. Assim, o que se defende aqui não é a eleição de um recurso em detrimento de outro, mas a atenção e a soma para o bem-estar do paciente que sofre pelas experiências psíquicas e pelo corpo. Por fim, convém assinalar ainda que o cuidado nesse momento deve ser redobrado pelos próximos tempos, pois, conforme apresentado, o sofrimento psíquico tem se intensificado no último ano em decorrência da pandemia. Os quadros de somatização ainda devem prevalecer por um período mesmo quando a situação epidêmica estiver mais controlada, pois esses sintomas configuram formas de alívio e tentativas de elaboração do mal-estar. É por essa razão que se farão necessárias articulações entre os profissionais e assistência aos que padecem.

REFERÊNCIAS BIBLIOGRÁFICAS

1. Cespedes MS, Souza JCRP. Sars-CoV-2: a clinical update. Rev AMB. 2020;66(4):547-57.
2. Wang C, Pan R, Wan X, Tan Y, Xu L, Ho CS, et al. Immediate psychological responses and associated factors during the initial stage of coronavirus disease (Covid-19) epidemic among the general population in China. Int J Envir Res Public Health. 2020;17(5):1729.
3. Gracino YLL, Louveira MH, Gaudiosos CE, Souza JC. Transtornos somatoformes durante a pandemia de COVID-19. Pesquisa, Sociedade e Desenvolvimento. 2020;9(9):1-14.
4. Dunker CIL. A arte da quarentena para principiantes. São Paulo: Boitempo; 2020.
5. Fabião C, Fleming M, Barbosa A. Somatização funcional: uma revisão do conceito. Acta Médica Portuguesa. 2011;24(5):757-70.
6. Lipowsky ZJ. Somatization: the concept and its clinical application. Am J Psychiatry. 1988;145(11):1358-68.
7. Arenales L; Botti N, Machado TS. A doença de sofrer de doença. Psychiatry on line Brasil. 2014;19(1).
8. Catani J. Histeria, transtornos somatoformes e sintomas somáticos: as múltiplas configurações do sofrimento psíquico no interior dos sistemas classificatórios. Jornal de Psicanálise. 2014;47(86):115-34.
9. Catani J. O que tratar quer dizer: contribuições da psicanálise diante dos transtornos somatoformes, sintomas somáticos e sofrimentos psíquicos e corporais [tese]. São Paulo: Universidade de São Paulo, Instituto de Psicologia; 2018.
10. Dr. Wilhelm-Stekel. Nature. 1940;146(3691):123.
11. Laplanche J. Vocabulário da psicanálise. São Paulo: Martins Fontes; 1983.
12. Shorter E. A history of Psychiatry: from the era of the asylum to the age of Prozac. New York and elsewhere: John Wiley & Sons; 1997.
13. American Psychiatric Association. Manual diagnóstico e estatístico de transtornos mentais 5ª edição (DSM-5). 5. ed. Porto Alegre: Artmed; 2014.
14. Winfried R, Mewes R, Martin A, Glaesmer H, Brähler E. Evaluating new proposals for the psychiatric classification of patients with multiple somatic symptoms. Psychosom Med. 2011;73(9):760-8.
15. Creed F, Gureje O. Emerging themes in the revision of the classification of somatoform disorders. International Review of Psychiatry. 2012;24(6):556-67.
16. Moldovan R, Radu M, Baban A, Dumitrasçu DL. Evolution of psychosomatic diagnosis in DSM. Historical perspectives and new development for internists. Rom J Intern Med. 2015;53(1):25-30.
17. Fernandes MH. Corpo. São Paulo: Casa do Psicólogo; 2003.
18. Moretto MLT. Abordagem psicanalítica do sofrimento nas instituições de saúde. São Paulo: Zagodoni; 2019.
19. Catani J. Sofrimentos psíquicos: as lutas científicas da Psicanálise e da Psiquiatria pela nomeação, diagnóstico e tratamento. São Paulo: Zagodoni; 2015.
20. Macedo HO. Cartas a um jovem psicanalista. São Paulo: Perspectiva; 2012.
21. Ferenczi S. Análises de crianças com adultos. In: Psicanálise IV. São Paulo: Martins Fontes; 1992. p. 79-95.

11
Transexualidade

Ewerton Henrique Rodrigues Teixeira Lima
Saulo Vito Ciasca

INTRODUÇÃO

Estudar gênero significa transitar pelas mais variadas áreas do conhecimento: sociologia, antropologia, direito, medicina, psicologia, entre outras. A compreensão de gênero é complexa justamente por conta das diferentes lentes pelas quais o termo pode ser analisado.

Segundo a Organização Pan-Americana de Saúde, "gênero se refere às características socialmente construídas de mulheres e homens como normas, papéis e relações existentes entre eles. As expectativas de gênero variam de uma cultura para outra e podem mudar ao longo do tempo. Também é importante reconhecer identidades que não se encaixam nas categorias binárias de sexo masculino ou feminino"[1]. É preciso entender que quando se fala de gênero no âmbito da saúde mental refere-se desde a identidade e a subjetividade que constituem um indivíduo até a maneira como este se expressa e se comporta na sociedade.

O corpo humano caracterizado binariamente como masculino ou feminino não contempla a enorme gama de possibilidades identitárias que uma pessoa pode ter além de simplesmente homem ou mulher. A diversidade quanto à identificação ou expressão de gênero não deve ser entendida como patologia. Em 2010, a Associação Mundial Profissional para a Saúde Transgênero (WPATH, World Professional of Transgender Health) publicou um documento incentivando a despatologização da variabilidade de gênero afirmando que "a expressão das características de gênero, incluindo as identidades, que não estão associadas de maneira estereotipada com um sexo atribuído ao nascer, é um fenômeno humano comum e culturalmente diverso que não deve ser julgado como inerentemente patológico ou negativo"[2].

Para se entender melhor a condição transgênero é preciso se familiarizar a respeito de termos como identidade de gênero, expressão de gênero e sexo biológico. É de suma importância que estudantes e profissionais de saúde se apropriem das especificidades da população transgênero, uma vez que um estudo brasileiro publicado recentemente mostrou que atitudes dos profissionais de saúde podem se tornar barreiras de acesso da população trans ao sistema de saúde. Algumas atitudes citadas foram o desrespeito ao nome social, o desencorajamento à exploração da identidade de gênero e a recusa à realização de exame físico[3].

Portanto, é preciso que cada vez mais os profissionais envolvidos no atendimento à população transgênero se apropriem de conhecimento técnico e informativo para estarem sensíveis às particularidades que envolvem as necessidades de saúde dessa população, incluindo suas vulnerabilidades sociais e demandas específicas de saúde, como hormonização e realização de procedimentos cirúrgicos.

CONCEITOS E DEFINIÇÕES

Sexo biológico

O conceito de sexo biológico se refere a um conjunto e características hormonais, físicas (genitália e caracteres sexuais secundários) e cromossômicas que juntas definem se um indivíduo é do sexo masculino, feminino ou intersexo. Tipicamente, indivíduos do sexo masculino possuem um padrão cromossômico XY, presença de testículos, produção endógena de testosterona e a presença do pênis como genitália típica. Os indivíduos tipicamente femininos, por sua vez, apresentam padrão cromossômico XX, presença de útero e ovários, produção endógena de progesterona e estrógeno e possuem vulva e vagina como genitália. Pessoas intersexo são indivíduos cuja anatomia sexual e/ou reprodutiva não se alinha com as definições típicas do sexo masculino ou feminino[4].

Gênero

O conceito gênero se refere a um construto sociocultural que determina papéis, comportamentos, atividades, atributos e responsabilidades que determinada sociedade considera adequado para homens e mulheres[1,4]. Como dito anteriormente, o termo gênero pode causar confusão por seu uso com significados diferentes pelas mais diversas áreas do conhecimento. Neste capítulo decidiu-se por analisar o termo sob a ótica médica dividindo-se o conceito em identidade e expressão de gênero.

Entende-se por identidade de gênero a convicção subjetiva de pertencimento a um determinado gênero. A identidade de gênero é autodeterminada a partir de suas próprias experiências e não depende do gênero que foi atribuído no nascimento[5]. A identidade de gênero pode ser binária, quando se adequa à expectativa sociocultural de que os seres humanos são divididos em "homem e mulher". A pessoa que se reconhece como fora dessa padronização de categorias dicotômicas pode se reconhecer como não binária[4].

Quando a identidade de gênero coincide com o gênero designado no nascimento de alguém, diz-se que essa pessoa é cisgênero; por exemplo, uma pessoa que foi designada como menina ao nascer e se identifica como pertencente ao gênero feminino é chamada de cisgênero.

A palavra transgênero, por sua vez, é um termo "guarda-chuva" que se refere à identidade de gênero de pessoas que não se reconhecem como pertencentes ao gênero que lhes foi designado no nascimento. O termo transgeneridade/transgênero, por questões históricas, não é muito utilizado pelo movimento social brasileiro. Prefere-se o termo transexualidade/transexual para se referir a pessoas que não se identificam, em algum grau, ao gênero designado no nascimento[5].

Expressão de gênero é um termo utilizado para designar a forma como alguém expressa seu gênero pela aparência física – incluindo roupa, estilo de cabelo, acessórios, cosméticos – maneirismos, fala, padrões comportamentais, nomes e referências pessoais[6].

Orientação afetivo-sexual

É a forma como alguém se identifica em relação aos seus desejos físicos, afetivos e românticos por outras pessoas[7]. A orientação do desejo pode ser sexual, quando se relaciona ao interesse em práticas sexuais com outras pessoas, ou afetiva quando se refere ao desejo de trocar afetos e manter vínculos emocionais[4]. A orientação sexual também é autodeterminada, uma vez que a própria pessoa percebe o padrão de direcionamento dos seus desejos. Considera-se a orientação homossexual/homoafetiva quando a direção do desejo é para pessoas com o mesmo gênero que o seu; heterossexual/heteroafetiva quando a orientação se dá para pessoas de outro gênero; bissexual/biafetiva quando se direciona para mais de um gênero; e pansexual/panafetiva quando se direciona independentemente do gênero[5].

A PROBLEMÁTICA DA QUESTÃO DIAGNÓSTICA

A transgeneridade não deve ser encarada como patologia ou transtorno mental, mas sim como uma questão de diversidade. A WPATH ressalta em seu manual de normas de atenção, publicado em 2007, que a variabilidade de gênero não configura uma patologia[2]. Contudo, este nem sempre foi o entendimento da ciência sobre o tema, uma vez que a condição trans já esteve presente em manuais diagnósticos. A condição trans foi descrita, inicialmente, sob o termo transexualismo, no *Manual estatístico e diagnóstico de doenças mentais* (DSM-I), publicado em 1952[8]. Contudo, sabe-se que o termo é obsoleto e carrega uma carga patologizante devido à presença do sufixo "ismo".

Em junho de 2018 a Organização Mundial de Saúde anunciou a retirada da transexualidade da lista de transtornos mentais da sua 11ª edição da CID (Classificação Internacional de Doenças). Os critérios diagnósticos presentes na décima edição do manual foram revisados e o termo proposto foi Incongruência de gênero, que dessa vez foi retirado da lista de transtornos mentais e listado na seção de "condições relacionadas à saúde sexual"[9]. No entanto, tal termo é criticado por diversos movimentos sociais uma vez que as pessoas trans não possuem uma incongruência com o próprio gênero, mas uma não identificação com o gênero designado em seu nascimento[4].

O DSM-5, por sua vez, utiliza o termo Disforia de gênero para se referir ao sofrimento e prejuízo sentido por uma pessoa devido a "não conformidade de gênero"[10].

Disforia – do sintoma à síndrome

O termo disforia pode causar confusão em seu entendimento, uma vez que pode ser utilizado para descrever fenômenos diferentes para a psicopatologia. A palavra vem do grego – *dysphoros* –, que significa "dificuldade em suportar"[11]. No entanto, o termo é utilizado em diferentes contextos: dentro da sintomatologia do transtorno bipolar e também nos diagnósticos de transtorno disfórico pré-menstrual e disforia de gênero[12]. Para Dalgalarrondo, disforia se refere a uma alteração de humor acompanhada de um tônus afetivo desagradável, mal humorado, que se acompanha de um intenso componente de irritação, amargura ou agressividade[13].

Para Starcevic, disforia pode ser definida como um estado emocional complexo e negativo, caracterizado por um intenso descontentamento ou infelicidade e acompanhado por uma tensão que pode se manifestar através de irritabilidade, hostilidade, raiva, agitação e tristeza[12].

Em 2013 foi lançada a quinta edição do *Manual diagnóstico e estatístico de transtornos mentais* (DSM-5) da American Psychiatric Association. Nele, consta um diagnóstico relacionado a possíveis experiências de pessoas trans: a disforia de gênero[10]. Segundo a WPATH, "a disforia de gênero refere-se ao desconforto ou mal-estar causado pela discrepância entre a identidade de gênero de uma pessoa e o sexo atribuído a ela no nascimento"[2]. Deve-se ressaltar que nem todas as pessoas transgênero irão apresentar disforia de gênero ao longo da vida, portanto, disforia de gênero não é sinônimo de identidade de gênero trans. O diagnóstico de disforia de gênero não diz respeito à identidade de gênero do indivíduo, mas sim ao sofrimento que este pode estar exposto devido a algumas vivências corporais e sociais. Nos Quadros 1 e 2 estão descritos os critérios diagnósticos de disforia de gênero em adolescentes/adultos e crianças, respectivamente, segundo o DSM-5. Os critérios A e B são obrigatórios para o diagnóstico.

Quadro 1 Disforia de gênero em adolescentes e adultos segundo o DSM-5

A. Incongruência acentuada entre o gênero experimentado/expresso e o gênero designado de uma pessoa, com duração de pelo menos 6 meses, manifestada por no mínimo dois dos seguintes:
Incongruência acentuada entre o gênero experimentado/expresso e as características sexuais primárias e/ou secundárias (ou, em adolescentes jovens, as características sexuais secundárias previstas)
Forte desejo de livrar-se das próprias características sexuais primárias e/ou secundárias em razão de incongruência acentuada com o gênero experimentado/expresso (ou, em adolescentes jovens, desejo de impedir o desenvolvimento das características sexuais secundárias previstas)
Forte desejo pelas características sexuais primárias e/ou secundárias do outro gênero
Forte desejo de pertencer ao outro gênero (ou a algum gênero alternativo diferente do designado)
Forte convicção de ter os sentimentos e reações típicos do outro gênero (ou algum gênero alternativo diferente do designado)
B. A condição está associada a um sofrimento clinicamente significativo ou prejuízo no funcionamento social, profissional ou em outras áreas importantes na vida do indivíduo
Especificar se: 1. Com um transtorno do desenvolvimento sexual 2. Pós-transição social

Fonte: American Psychiatric Association, 2013.

Quadro 2 Disforia de gênero em crianças segundo o DSM-5

A. Incongruência acentuada entre o gênero experimentado/expresso e o gênero designado de uma pessoa, com duração de pelo menos 6 meses, manifestada por no mínimo seis dos seguintes (um deles deve ser o critério A1):
Forte desejo de pertencer a outro gênero ou insistência de que um gênero é o outro (ou algum gênero alternativo diferente do designado)
Em meninos (gênero designado), uma forte preferência por *crossdressing* (travestismo) ou simulação de trajes femininos; em meninas (gênero designado), uma forte preferência por vestir somente roupas masculinas típicas e uma forte resistência a vestir roupas femininas típicas
Forte preferência por papéis transgêneros em brincadeiras de faz de conta ou de fantasias.
Forte preferência por brinquedos, jogos ou atividades tipicamente usados ou preferidos pelo outro gênero
Forte preferência por brincar com pares de outro gênero
Em meninos (gênero designado), forte rejeição de brinquedos, jogos e atividades tipicamente masculinos e forte evitação de brincadeiras agressivas e competitivas; em meninas (gênero designado), forte rejeição de brinquedos, jogos e atividades tipicamente femininas
Forte desgosto com a própria anatomia sexual
Desejo intenso por características sexuais primárias e/ou secundárias compatíveis com o gênero experimentado
B. A condição está associada ao sofrimento clinicamente significativo ou a prejuízo no funcionamento social, acadêmico ou em outras áreas importantes da vida do indivíduo
Especificar se: 1. Com um transtorno de desenvolvimento sexual (p. ex., distúrbio adrenogenital congênito, como 255.2 [E25.0], hiperplasia adrenal congênita ou 259.0 [E34.50] síndrome de sensibilidade androgênica)

Fonte: American Psychiatric Association, 2013.

AS NORMAS DE ATENÇÃO DA WPATH

A WPATH é uma associação internacional composta por profissionais de diversas áreas do conhecimento cujo intuito é promover assistência baseada em evidência, incentivar a pesquisa e educação, além de promover a defesa dos direitos das pessoas trans e incentivar a criação de políticas destinadas a essa população. Um dos principais focos da WPATH é a promoção de assistência adequada à saúde das pessoas transgênero através do desenvolvimento de Normas de Atenção (NDA). O objetivo das normas é fornecer orientação clínica para que profissionais de saúde possam auxiliar pessoas trans a alcançarem conforto com sua identidade e expressão de gênero. Essa assistência pode incluir cuidados de saúde primários, tratamentos hormonais, terapias de voz, saúde reprodutiva e sexual, tratamento cirúrgicos e assistência em saúde mental[2]. Em 2012 foi lançada a sétima e mais recente versão das normas de atenção contendo diretrizes específicas para abordagem da disforia de gênero. A assistência proposta pela instituição pode envolver ou não alterações da expressão de gênero ou até modificações corporais que podem incluir feminilização ou masculinização do corpo[14]. Em linhas gerais o tratamento foca na afirmação do gênero com o qual o indivíduo se identifica ou expressa e é um componente essencial do bem-estar mental de pessoas transgênero.

ABORDAGEM DA DISFORIA DE GÊNERO

Inicialmente é preciso entender que a abordagem da disforia de gênero deve ser sempre individualizada, uma vez que, ao passo que alguns indivíduos necessitam de tratamentos hormonais e cirúrgicos para aliviar a disforia de gênero, algumas pessoas vão precisar de apenas uma dessas opções ou até nenhuma delas[2]. A seguir serão abordadas as diferentes opções de abordagem da disforia de gênero.

Saúde mental

A população transgênero apresenta diversos estressores, além dos vivenciados pela população geral, que podem impactar negativamente em sua saúde mental, uma vez que esse grupo está sujeito a altas taxas de discriminação, violência e rejeição devido à sua identidade de gênero[15]. Esse dado é consistente com o trabalho de Meyer que, na época, propôs um modelo para explicar as maiores taxas de transtorno mental na população de gays, lésbicas e bissexuais: o modelo de estresse de minoria[16].

O modelo proposto por Meyer pode ser analisado através de três facetas de preconceito: o percebido, o antecipado e o internalizado. O primeiro diz respeito ao preconceito experimentado, as vivências de discriminação sofridas pelo indivíduo por pertencer a uma minoria de gênero ou sexual. Já o preconceito antecipado é a antecipação de um evento de violência que ainda não aconteceu, ocorre devido à expectativa de rejeição em determinado contexto. Por fim, o preconceito internalizado é aquele que ocorre quando algumas atitudes preconceituosas do ambiente social são internalizadas pelo sujeito[16].

A população trans apresenta frequentemente vivências de preconceito e violência devido à diversidade de gênero, o que contribui ainda mais para a alta prevalência de transtornos mentais nessa população. O Brasil é conhecido por ser o país que mais viola direitos humanos contra a população transgênero.

Um estudo recente realizado no Brasil analisou 378 pessoas trans e demonstrou que 67% delas apresentavam sintomas depressivos, a mesma prevalência foi encontrada para ideação suicida e aproximadamente 43% tinham história de tentativa de suicídio prévia[17].

Portanto, é fundamental investigar a presença de transtornos mentais nessa população, além de questionar sobre possíveis vivências de violência e/ou preconceito dentro do contexto ambiental do indivíduo. Vale ressaltar que a presença de transtornos mentais não configura uma contraindicação absoluta para mudanças corporais. Claro que a gravidade destas pode alterar o *insight* e o juízo crítico do paciente (como quadros psicóticos ou deficiências intelectuais), mas os casos devem ser avaliados de maneira individual e caso possam ser estabilizados as modificações podem ser realizadas[18].

Também é importante atentar-se à presença de alguns quadros psiquiátricos que devem ser considerados como "confundidores". Dentre eles destacam-se o transtorno de personalidade *borderline* grave, transtorno dismórfico corporal e quadros psicóticos que envolvem gênero em sua fenomenologia psicopatológica[18].

O papel da psicologia também é fundamental, mas não se restringe ao cuidado diretamente relacionado ao processo de afirmação de gênero. Muitas vezes os usuários buscam por profissionais da psicologia com o objetivo de explorar questões que podem estar ou não relacionadas ao gênero[5]. A Resolução n. 2.265/2019 do CFM, apesar de citar a psicoterapia, não a configura como obrigatória no processo de seguimento do usuário[19]. O acompanhamento psicológico na transição de gênero não envolve necessariamente a psicoterapia e inclui avaliações periódicas da pessoa em relação à sua saúde mental, não sendo exclusiva do profissional psicólogo ou psiquiatra[18]. Algumas possíveis indicações de psicoterapia (não obrigatórias) são indicadas no Quadro 3.

Garantia de direitos

É importante que os profissionais de saúde sejam aliados da população trans para a manutenção das garantias de direitos sociais como uso do nome social, o nome pelo qual o sujeito deseja ser tratado. Esse nome pode constar ou não em seus registros civis. Mesmo que os documentos não estejam retificados, o uso do nome social é um direito dos usuários do Sistema Único de Saúde (SUS)[20,21]. Portanto, o nome social deve constar em todos os registros dos equipamentos de saúde do sistema, de acordo com a Portaria n. 1.820/2009[20,21]. Um estudo norte-americano realizado em 2018 mostrou uma redução de 29 e 56% nas taxas de ideação e comportamento suicida entre jovens dos Estados Unidos, dado que corrobora a importância do respeito do nome social na garantia de bem-estar mental para essa população[22].

Quadro 3 Possíveis indicações de psicoterapia para pessoas transexuais e travestis
• Presença de psicopatologia psiquiátrica com sofrimento psicológico intenso
• Exposição a comportamentos de riscos
• Vivências de violência, discriminação, estigma e preconceito
• Insatisfação com a imagem corporal
• Questões relacionadas ao corpo e à vida sexual
• Transfobia internalizada (culpa, vergonha, sentimento de menos-valia)
• Impacto negativo no desenvolvimento de outras áreas da vida (escolar, profissional, relacional e amorosa)
• Dificuldades em relacionamentos familiares, amorosos e sociais
• Dificuldades com a transição social de gênero
• Idealização das modificações corporais de forma extrema, a ponto de não entrar em contato com a própria realidade trans ou negá-la a partir dos procedimentos (considerar-se cis)
• Dependências das modificações corporais e seus resultados para o desenvolvimento de outras áreas da vida (escolar, profissional, relacional e amorosa)
• Negligência no autocuidado em detrimento à demanda para modificações corporais
• Dificuldade de lidar com frustrações
• Dificuldade de lidar com o resultado das modificações corporais já realizadas

Fonte: Hercowitz e Ciasca, 2021[18].

Outro direito garantido à população trans é o acesso à saúde. O processo transexualizador no SUS, criado em 2008 e ampliado em 2013, garante o direito da população trans de acessar hormonização e procedimentos cirúrgicos no SUS, caso esse seja o desejo da pessoa[23].

A Portaria ampliada do Ministério da Saúde exige que o paciente tenha idade mínima de 18 anos para realização de hormonização e 21 anos para realização de procedimentos cirúrgicos (este último também exige acompanhamento por equipe multiprofissional por 2 anos)[23]. No entanto, em janeiro de 2020 o Conselho Federal de Medicina (CFM), através da resolução CFM n. 2.265/2019, considera a possibilidade de se realizar hormonização a partir dos 16 anos e a realização de cirurgia a partir de 18 anos, sendo que o tempo de acompanhamento para realização desta última diminuiu para apenas 1 ano[19].

Modificações corporais

Pessoas trans podem ter ou não o desejo de realizar mudanças corporais para se sentirem mais confortáveis com sua identidade e expressão de gênero. É importante lembrar que a realização de mudanças corporais não é uma regra e que não existem objetivos previamente determinados quanto aos procedimentos realizados. Cada pessoa deve ser orientada de maneira individualizada quanto às possibilidades existentes, bem como suas limitações e possíveis situações adversas que podem ocorrer. Nesta seção serão divididas as modificações corporais em modificações não intervencionistas, hormonização e cirurgias. As mudanças corporais geralmente têm o intuito de promover modificações com padrão "masculinizante" ou "feminilizante". Mas é importante lembrar que pessoas não binárias também realizam modificações corporais, contudo apresentam demandas específicas e diferentes, que muitas vezes fogem do padrão binário "masculino e feminino"[24].

Modificações não intervencionistas

Ocultação de pênis e testículos

A ocultação de pênis e testículos é popularmente conhecida como "aquendar" e tem como objetivo de diminuir o volume da região genital. Pode ser realizada de diversas formas, a mais comum é tracionando manualmente o testículo em direção à cavidade abdominal através do canal inguinal e puxando o pênis para trás. Prende-se então pênis e escroto com fita adesiva na região do períneo, coxas ou glúteos[25]. Podem ocorrer lesões de pele no local da fita adesiva. Também é comum que a pessoa diminua a ingesta hídrica para postergar a ida ao banheiro[5].

Ocultação de mamas

A ocultação das mamas tem o objetivo de fornecer um aspecto mais retificado à região torácica através do uso de faixas, fitas adesivas ou compressas elásticas específicas (*binder*)[5]. O uso do *binder* pode ser bastante desconfortável e grande parte dos usuários relatam impactos negativos em sua saúde com o uso do *binder*, sendo eles principalmente dermatológicos e musculoesqueléticos[26].

Packer

São próteses móveis que simulam o formato de um pênis com/sem testículos. Existem próteses de diferentes tamanhos e funcionalidades. Podem ser usados apenas para dar volume à região genital, promover micção em pé e até ser utilizado durante a prática sexual[27].

Hormonização

A hormonização "*cross-sex*" tem sido usada como procedimento pioneiro de afirmação de gênero ou como terapia adjunta às cirurgias em indivíduos trans com disforia de gênero[28]. De acordo com o *National Transgender Discrimination Survey Report*, pelo menos 80% das pessoas trans receberam ou gostariam de receber hormonização em algum momento[29].

Mulheres trans tipicamente recebem estradiol e bloqueadores de androgênio com o intuito de desenvolver caracteres sexuais secundários tipicamente femininos, enquanto homens trans recebem testosterona com o objetivo contrário. Pessoas não binárias também podem optar por receber hormônios com intuito de masculinizar ou feminilizar seus corpos.

O papel da hormonização no tratamento da disforia de gênero está bem consolidado como uma intervenção que marcadamente alivia sintomas psíquicos, permitindo que o corpo do indivíduo se alinhe com o gênero com o qual ele se identifica[14]. Estudos mostraram um aumento da autoestima e melhora de sintomas depressivos entre os pacientes dentro do período de 1 ano do uso de hormônios[30].

Existem alguns pré-requisitos para se iniciar a hormonização. A seguir são descritos os critérios para início do tratamento, segundo as normas de atenção da WPATH[2]:

- Apresentar disforia de gênero persistente e bem documentada.
- Capacidade de decidir e consentir com o tratamento.
- Maioridade no país[19].
- Se existem condições graves de saúde física ou mental, estas devem estar razoavelmente controladas.

Cirurgias

Pessoas trans nem sempre sentem desconforto em relação ao próprio corpo, mas quando isso acontece essas pessoas podem optar pela realização de procedimentos cirúrgicos com objetivo de aumentar autoestima, aliviar o desconforto em relação ao corpo e melhorar a qualidade de vida[2,31].

O CFM, através da Resolução n. 2.265/2019, permite que, na assistência médica especializada, as cirurgias sejam realizadas após 18 anos de idade e que tenha sido realizado um acompanhamento prévio mínimo de 1 ano por equipe multiprofissional. Contudo, o "Processo Transexualizador no SUS" orienta que os procedimentos sejam realizados após os 21 anos e com seguimento multiprofissional prévio de, no mínimo, 2 anos[23].

As intervenções cirúrgicas em genitálias e em mama para alívio da disforia de gênero não devem ser equiparadas com cirurgias eletivas realizadas nesses locais, quando o desejo do usuário pela modificação e o consentimento do cirurgião bastam para a realização do procedimento[2]. É necessário que exista uma documentação que comprove avaliação prévia de equipe multidisciplinar para que seja avaliada a gravidade de transtornos orgânicos ou mentais, quando presentes, bem como seu grau de estabilidade no momento do procedimento.

As cirurgias de redesignação contempladas pelo Processo Transexualizador do SUS são[23]:

- Para mulheres trans e travestis: mamoplastia de aumento; neneocolpoplastia (criação da neovagina), orquiectomia bilateral com amputação de pênis, retirada de cartilagem da tireoide.
- Para homens trans: neofaloplastia e vaginectomia (ambos em caráter experimental)[23]; mastectomia bilateral e histerectomia com anexectomia e colpectomia (retirada de útero e ovários).

Além dos critérios do Ministério da Saúde e do CFM, descritos anteriormente, as normas de atenção da WPATH elegem alguns critérios para o início do tratamento cirúrgico para a disforia de gênero, com intuito de otimizar a assistência das pessoas trans[2]. Em resumo, é necessário documentação da persistência da disforia de gênero por um profissional de saúde mental, capacidade de tomar decisões e consentir, controle de possíveis problemas de saúde física ou mental e maioridade legal no país.

A WPATH também recomenda que as usuárias que desejam realizar mamoplastia de aumento tenham realizado hormonização feminilizante por pelo menos 12 meses com o intuito de maximizar o crescimento da mama. A mesma recomendação de hormonização passa a ser um critério para realização de gonadectomia (histerectomia ou orquiectomia)[2].

Outra recomendação da associação, diferente das descritas anteriormente, é que as pessoas que desejam realizar cirurgias genitais como faloplastia ou vaginoplastia devem, além de receber hormonização "*cross-sex*" por 12 meses, viver continuamente no papel de gênero de acordo com sua identidade pelo mesmo período mínimo de 12 meses. A justificativa da associação para recomendação da vivência integral no gênero identificado é de que essa intervenção pode proporcionar uma oportunidade de vivenciar experiências sociais antes de se submeterem a um procedimento irreversível. Tal recomendação não é preconizada no processo transexualizador do SUS, tampouco no CFM.

CONSIDERAÇÕES FINAIS

Diante da vulnerabilidade da população trans e das inúmeras barreiras dessa população ao sistema de saúde, é preciso reforçar o papel de acolhimento e escuta dos profissionais de saúde dentro e fora dos equipamentos de saúde ao lidar com essa população.

Ser trans não é um problema, contudo, viver em um país que lidera o ranking mundial de assassinatos de pessoas trans e travestis pode causar impactos extremamente negativos na saúde mental dessa população. O papel dos profissionais de saúde mental é muito mais do que apenas diagnosticar uma possível disforia de gênero ou buscar transtornos mentais no sujeito. O papel de profissionais de saúde é identificar as necessidades de saúde dessa população através de um modelo biopsicossocial, advogar pela garantia de direitos dessa população e instrumentalizar-se de recursos teóricos para acolher essa população com excelência técnica e afetiva.

REFERÊNCIAS BIBLIOGRÁFICAS

1. OPAS/OMS Brasil, 2015. Folha Informativa – Gênero [acesso em 2 maio 2020]. Disponível em: https://www.paho.org/bra/index.php?option=com_content&view=article&id=5668:folha-informativa-genero&Itemid=820#:~:text=O%20g%C3%AAnero%20se%20refere%20%C3%A0s,mudar%20ao%20longo%20do%20tempo.
2. Coleman E, Bockting W, Botzer M, Cohen-Kettenis P, DeCuypere G, Feldman J, et al. Standards of care for the health of transsexual, transgender, and gender-nonconforming people, version 7. Int J Transgenderism. 2012;13(4):165-232.
3. Costa AB, da Rosa Filho HT, Pase PF, Fontanari AM, Catelan RF, Mueller A, et al. Healthcare needs of and access barriers for Brazilian transgender and gender diverse people. Journal of Immigrant and Minority Health. 2018;20(1):115-23.
4. Ciasca SV, Hercowitz A, Lopes Jr A. Definições da sexualidade humana. In: Ciasca SV, Hercowitz A, Lopes Jr A. Saúde LGBTQIA+: práticas de cuidado transdisciplinar. 1. ed. Barueri: Manole; 2021.
5. São Paulo. Secretaria Municipal de Saúde. Coordenação da Atenção Básica. Protocolo para o atendimento de pessoas transexuais e travestis no município de São Paulo [acesso em 4 maio 2021]. Disponível em: https://www.prefeitura.sp.gov.br/cidade/secretarias/upload/saude/Protocolo_Saude_de_Transexuais_e_Travestis_SMS_Sao_Paulo_3_de_Julho_2020.pdf.
6. The Yogyakata principles. The second international panel of experts in international human rights law, sexual orientation, gender identity, gender expression and sex characteristics to complement the Yogyakarta Principles. Geneva: [s.n]; 2017 [acesso em 4 maio 2021]. Disponível em: https://yogyakartaprinciples.org/wp-content/uploads/2017/11/A5_yogyakartaWEB-2.pdf.
7. Organização Mundial da Saúde. Sexual Health. 2006 [acesso em 3 maio 2021]. Disponível em: https://www.who.int/health-topics/sexual-health#tab=tab_2.
8. American Psychiatric Association. Diagnostic and statistical manual of mental disorders (1st edition). Washington: American Psychiatric Association; 1952.
9. World Health Organization. International classification of diseases for mortality and morbidity statistics – 11th revision (ICD-11). 2018 [acesso em 3 maio 2021]. Disponível em: https://icd.who.int/en.
10. American Psychiatric Association. Diagnostic and statistical manual of mental disorders (5th edition). Washington: American Psychiatric Association; 2013.
11. Ciasca SV, Gagliotti DAM. Disforia de gênero em crianças adolescentes e adultos In: Ciasca SV, Hercowitz A, Lopes Jr A. Saúde LGBTQIA+ práticas de cuidado transdisciplinar. 1. ed. Barueri: Manole; 2021.
12. Starcevic V. Dysphoric about dysphoria: towards a greater conceptual clarity of the term. Australasian Psychiatry. 2007;15(1):9-13.
13. Dalgalarrondo P. Psicopatologia e semiologia dos transtornos mentais. 3. ed. Porto Alegre: Artmed; 2019.

14. Defreyne J, Motmans J, T'sjoen G. Healthcare costs and quality of life outcomes following gender affirming surgery in trans men: a review. Expert Review of Pharmacoeconomics & Outcomes Research. 2017;17(6):543-56.
15. Hendricks ML, Testa RJ. A conceptual framework for clinical work with transgender and gender nonconforming clients: An adaptation of the Minority Stress Model. Professional Psychology: Research and Practice. 2012;43(5):460.
16. Meyer IH. Prejudice, social stress, and mental health in lesbian, gay, and bisexual populations: conceptual issues and research evidence. Psychological Bulletin. 2003;129(5):674.
17. Chinazzo IR, Lobato MIR, Nardi HC, Koller SH, Saadeh A, Costa AB. Impacto do estresse de minoria em sintomas depressivos, ideação suicida e tentativa de suicídio em pessoas trans. Cien Saude Colet. 2020.
18. Hercowitz A, Ciasca SV. Cuidados no processo de transição transgênero. In: Ciasca SV, Hercowitz A, Lopes Jr A. Saúde LGBTQIA+ práticas de cuidado transdisciplinar. 1. ed. Barueri: Manole; 2021.
19. Conselho Federal de Medicina. Resolução CFM n. 2.265/2019. Dispõe sobre o cuidado específico à pessoa com incongruência de gênero ou transgênero e revoga a Resolução CFM n. 1.955/2010. Brasil, 2020.
20. Ministério da Saúde (BR). Portaria n. 1.820, de 13 de agosto de 2009. Direitos e deveres dos usuários da saúde. Brasília: Gabinete do Ministro da Saúde; 2009. p. 1-6.
21. Presidência da República (BR). Decreto n. 8.727, de 28 de abril de 2016. Uso do nome social e reconhecimento da identidade de gênero de pessoas travestis e transexuais no âmbito da administração pública federal direta, autárquica e fundacional. Brasília: Secretaria-Geral da Presidência da República; 2016. p. 2.
22. Russell ST, Pollitt AM, Li G, Grossman AH. Chosen name use is linked to reduced depressive symptoms, suicidal ideation, and suicidal behavior among transgender youth. Journal of Adolescent Health. 2018(63):503-5.
23. Ministério da Saúde (BR). Portaria n. 2.803, de 19 de novembro de 2013. Processo Transexualizador no Sistema Único de Saúde (SUS). Brasília: Gabinete do Ministro; 2013.
24. Battaglia FP, Nasrallah FA, Hercowitz A, Lopes Jr. A, Ciasca SV. Pessoas não binárias. In: Ciasca SV, Hercowitz A, Lopes Jr A. Saúde LGBTQIA+ práticas de cuidado transdisciplinar. 1. ed. Barueri: Manole; 2021.
25. Ciasca SV, El Khouri JK, Benedito LAP. Mulheres trans e travestis. In: Ciasca SV, Hercowitz A, Lopes Jr A. Saúde LGBTQIA+ práticas de cuidado transdisciplinar. 1. ed. Barueri: Manole; 2021.
26. Peitzmeier S, Gardner I, Weinand J, Corbet A, Acevedo K. Health impact of chest binding among transgender adults: a community-engaged, cross-sectional study. Culture, Health & Sexuality. 2017;19(1):64-75.
27. Lima M, Hercowitz A. Homens trans. In: In: Ciasca SV, Hercowitz A, Lopes Jr A. Saúde LGBTQIA+ práticas de cuidado transdisciplinar. 1. ed. Barueri: Manole; 2021.
28. Nguyen HB, Chavez AM, Lipner E, Hantsoo L, Kornfield SL, Davies RD, et al. Gender-affirming hormone use in transgender individuals: impact on behavioral health and cognition. Curr Psychiatry Rep. 2018;20(12):110.
29. Grant JM, Mottet LA, Tanis J, Herman JL, Harrison J, Keisling M. National transgender discrimination survey report on health and health care. Natl. Cent. Transgender Equal Natl Gay-Lesbian Task Force. 2010;1:1-23.
30. Gorin-Lazard A, Baumstarck K, Boyer L, Maquigneau A, Penochet JC, Pringuey D, et al. Hormonal therapy is associated with better self-esteem, mood, and quality of life in transsexuals. J Nervous and Mental Dis. 2013;201(11):996-1000.
31. Rocha RI. Procedimentos cirúrgicos para mulheres trans, travestis e pessoas transfemininas. In: In: Ciasca SV, Hercowitz A, Lopes Jr A. Saúde LGBTQIA+ práticas de cuidado transdisciplinar. 1. ed. Barueri: Manole; 2021.

12
Relação entre estresse e síndromes metabólicas

Ciro Blujus dos Santos Rohde

ESTRESSE: DEFINIÇÃO E FISIOLOGIA

O termo "estresse" refere-se a qualquer processo de atrito causado por mudanças no equilíbrio entre o meio interno e externo de determinado objeto ou indivíduo, gerando necessidade de adaptação ao novo contexto criado por esse atrito até que se atinja um novo estado de equilíbrio. Neste capítulo, será tratado especificamente o estresse psicológico humano e sua relação com as síndromes metabólicas. O estresse psicológico é uma reação do corpo (meio interno), e aqui se entende "corpo" como a combinação de mente e corpo físico, a algum evento (meio externo) que evoque a necessidade de adaptação do indivíduo a esse evento, no caso um fator estressor emocional ou psicológico[1].

Em seu livro *A origem das espécies*, o famoso naturalista, geólogo e biólogo inglês Charles Darwin defende a hipótese de que apenas os organismos capazes de se adaptar às mudanças do meio ambiente são capazes de sobreviver e procriar. O reconhecimento da necessidade de mudança é resultado da observação de riscos à integridade física, econômica, social ou psicológica pelo próprio indivíduo "em risco". Reconhecido esse risco, inicia-se um estado de tensão, hipervigilância, aumento das frequências cardíaca e respiratória e aumento da pressão arterial, comumente descrito como estado de "luta ou fuga". Esse estado, mediado por cortisol, adrenalina e noradrenalina, é uma reação fisiológica normal, que cessa com a resolução do quadro estressor. Este é o estresse fisiológico, necessário à adaptação e sobrevivência humana[2].

O estresse, portanto, é um estado resultante de ameaça à homeostase e equilíbrio do indivíduo. Esse estresse pode ter origem biológica, como um machucado, um jejum prolongado ou a privação de sono; social, como problemas financeiros ou a ameaça de roubos e assaltos; ou, ainda, cultural (ou psicológica), como em uma competição por uma vaga de emprego ou ameaça de perder um ente querido. A exposição persistente a fatores estressantes pode resultar em um estado de estresse crônico, em que o indivíduo pode experimentar sensação de cansaço, fraqueza, alterações de humor e uma série de alterações metabólicas. Paradoxalmente, esse estado de estresse crônico pode prejudicar a habilidade do indivíduo de adaptação ao ambiente que o cerca, resultando em prejuízo de suas habilidades sociais e laborais e promovendo o desenvolvimento de transtornos psiquiátricos e doenças metabólicas. Em outras palavras, ainda que o estresse em situações agudas ou urgentes possa ser benéfico e, muitas vezes, essencial à sobrevivência do sujeito, a instituição de um estado crônico de estresse leva a alterações patológicas que podem comprometer essa mesma capacidade de sobrevivência e/ou desempenho social[1,2].

Serão exploradas brevemente agora as bases neurológicas do estresse. Ao confrontar-se com um fator estressor, é desencadeada ativação do sistema nervoso autônomo simpático (SNAS) e do eixo hipotálamo-hipófise-adrenal (HHA). Ocorre inicialmente, na amígdala e no hipotálamo, a liberação do fator de liberação da corticotropina (FLC), que ativa tanto o eixo HHA, levando à produção de cortisol, quanto o SNAS, o que causa liberação de catecolaminas como noradrenalina e adrenalina. A ativação do SNAS promove também a produção de renina que, após uma série de reações, resulta na liberação de angiotensina tipo II, potente vasoconstritor que aumenta a pressão arterial e a frequência cardíaca. Fatores estressores mentais ou emocionais podem desencadear ativação independente do SNAS ou do eixo HHA, porém, devido ao FLC e à inter-relação entre ambos os sistemas no sentido de retroalimentação, comumente ambos os mecanismos são ativados[3].

O cortisol é um hormônio catabólico, que promove quebra de proteínas, gorduras e promove a metabolização de glicose no fígado. Tem efeito anti-inflamatório e é antagônico à insulina. Sua liberação aguda, ou seja, na reação do estresse, promove pronta disponibilização de energia para seu uso pelo indivíduo. Enquanto isso, o SNAS promove vasoconstrição, aumento da frequência cardíaca, dilatação das passagens dos brônquios, diminuição do peristaltismo intestinal, entre outros efeitos que permitem uma resposta rápida e eficaz do organismo diante dos riscos que enfrenta naquele momento[4].

É importante notar que as reações acima descritas são uma resposta fisiológica claramente útil para o enfrentamento de situações físicas, em que a ideia de "luta ou fuga" se aplica muito bem. A sociedade moderna, porém, sujeita as pessoas a situações em que não se pode fugir ou lutar, ao menos não literalmente. Condições de estresse psicológico como fazer uma apresentação em público, conversar com um desafeto ou situações de conflito familiar ou no trabalho geram essa mesma reação fisiológica ao estresse que, nesses casos, não auxilia a resolução do problema e pode até atrapalhar o indivíduo no enfrentamento da situação[2,3].

DOENÇAS METABÓLICAS

Doenças metabólicas (DM) são um conjunto de doenças relacionadas ao mau funcionamento do metabolismo humano. Estão entre elas a doença cardiovascular, o diabete não insulinodependente, dislipidemia, hipertensão arterial sistêmica (HAS) e a própria síndrome metabólica (SM), que consiste na combinação de obesidade, hipertensão arterial, dislipidemia, resistência à insulina (RI) e obesidade central[5].

Consideradas um dos grandes desafios da medicina contemporânea, as doenças metabólicas têm altos índices de morbidade e mortalidade, com grande impacto econômico e social. Sua gênese, além de questões genéticas, é muitas vezes resultado de uma série de hábitos e estilo de vida como a falta de atividade física, alimentação inadequada, excesso de trabalho e privação de sono. Sua fisiopatologia está intimamente relacionada a um estado pró-inflamatório necessário tanto para a instalação dessas doenças quanto para sua manutenção. Mais do que isso, esse estado de inflamação sustentada dificulta o tratamento do doente[6,7].

O tratamento das doenças metabólicas envolve a correção de hábitos e estilo de vida, uso de medicações e seguimento médico adequado. As medicações modernas têm bom efeito para o controle das alterações de pressão arterial, glicemia, dislipidemias e coagulação, sendo em parte responsáveis pelo aumento da expectativa de vida da população mundial. A maior dificuldade do tratamento desses pacientes está justamente na mudança de hábitos e estilo de vida; muitos pacientes enfrentam dificuldades para mudar sua alimentação ou para realizar atividades físicas, o que prejudica em muito seu tratamento. Mas por que é tão difícil efetuar essas mudanças? Muitas vezes, não basta apenas força de vontade, é necessário entender outros fatores que dificultam a conquista dessas mudanças[5,6].

O estresse crônico pode ser considerado como uma das causas de estilo de vida não saudável. Más condições de vida, instabilidade financeira, problemas emocionais e de relacionamento, entre outros, promovem estados de estresse crônico que, por sua vez, acarretam a piora de outros hábitos de vida, como diminuição da prática de atividades físicas e aumento da ingestão de alimentos altamente calóricos, popularmente conhecidos como *comfort food*. Além disso, o estresse crônico provoca alterações inflamatórias que irão afetar diretamente a geração dessas doenças e sua manutenção, conforme será visto a seguir[6].

O ESTRESSE COMO FATOR GERADOR DE ALTERAÇÕES METABÓLICAS

Uma das primeiras respostas do corpo ao estresse é a geração de um estado inflamatório generalizado. O cortisol, liberado durante o estado de estresse, assim como outros corticosteroides e catecolaminas, induz a liberação de interleucina-6 (IL-6), que é um dos principais indutores da resposta inflamatória aguda do sistema imunológico inato. O estresse psicológico pode, sozinho, resultar na geração dessa resposta inflamatória de fase aguda. Em associação à atividade da IL-6, há a ativação da enzima denominada fator nuclear kappa B (NFκB, do inglês *nuclear fator kappa-B*). Essa enzima é ativada pela noradrenalina e adrenalina e é um dos principais geradores da resposta inflamatória, pois promove a ativação de células do sistema imunológico ao ligar-se ao DNA das células promovendo a transcrição de moléculas envolvidas na regulação celular, inflamação e apoptose[7,8].

Observa-se um aumento da expressão de NFκB em pessoas em situação de estresse crônico, evidenciando a manutenção desse estado pró-inflamatório. Além de ter sua liberação mediada por adrenalina e noradrenalina, o cortisol também participa da manutenção do aumento de expressão do NFκB. O aumento de expressão de IL-6 e NFκB resulta em uma série de eventos promotores de resposta inflamatória no corpo, cuja descrição foge ao escopo deste capítulo. O sistema renina-angiotensina-aldosterona também é ativado pelo SNAS, resultando em produção do fator de necrose tumoral alfa (TNF-alfa), que também participa das respostas inflamatórias descritas. Há, portanto, relação direta entre a reação fisiológica ao estresse, em que o cortisol, a adrenalina e a noradrenalina são atores da maior importância, e a promoção de estados pró-inflamatórios, que são, por sua vez, fator importante na gênese e manutenção de doenças metabólicas[7,8].

Além do estado de inflamação sustentada descrita acima, o estresse pode também ser responsável pela indução à RI. A RI é um estado comumente observado em doenças metabólicas e na obesidade, agravando essas condições e dificultando seu tratamento, pois resulta no aumento da glicemia e dislipidemia. Foi visto anteriormente que, durante a resposta ao estresse, o cortisol, a noradrenalina e a adrenalina comandam uma resposta metabólica contrária aos efeitos da insulina, como a liberação de glucagon e a promoção da liberação de glicose no sangue. A exposição repetida ou prolongada a essa situação resulta na redução da habilidade da insulina em metabolizar a glicose, essência da RI. Outro mecanismo a ser considerado é o efeito do SNAS sobre capilares da periferia muscular; o SNAS impõe a esses capilares sofrimento celular e constrição de seu diâmetro, resultando em aumento da pressão arterial (participando da geração de HAS)[7,8].

Em paralelo ao processo de indução de RI, o cortisol e o SNAS têm efeito direto sobre células adiposas do abdome. O excesso de gordura abdominal tem relação direta com as doenças metabólicas e é fator preditor de gravidade de obesidade (no caso, trata-se da obesidade central) e de outras doenças a ela associadas. A gordura abdominal é ricamente inervada e recebe alta sinalização tanto do SNAS quanto dos glicocorticoides, que, ao estimulá-la, induzem aumento da captação de ácidos graxos, sua metabolização e consequente aumento do armazenamento de triglicerídeos. Curiosamente, enzimas presentes na gordura abdominal, quando estimuladas por IL-6, geram ativação de cortisona inativa em cortisol ativo, assim como a RI promove o aumento da formação da gordura abdominal, que por sua vez é menos sensível à insulina, ou seja, o estresse ajuda a promover uma série de ciclos metabólicos viciosos que resultam na geração e manutenção da fisiopatologia das doenças metabólicas[4,7,8].

Dessa forma, o estresse crônico tem participação importante na gênese e manutenção de doenças metabólicas ao promover estado pró-inflamatório generalizado, aumento da RI e indução de ciclos de retroalimentação positiva desencadeadores de novas alterações metabólicas, entre outros efeitos deletérios. Em indivíduos com transtornos psiquiátricos em que se observam sintomas psíquicos relacionados a questões de imagem corporal, o estresse piora não só os sintomas psíquicos como também dificulta as conquistas corporais desejadas pelo paciente[9].

CONSIDERAÇÕES FINAIS

O manejo do estresse compreende mudança de hábitos e estilo de vida, psicoterapia e, eventualmente, uso de medicações ou outras técnicas terapêuticas. Quando se depara com um paciente que apresenta estresse crônico evidente associado a alterações metabólicas, algumas práticas podem ser particularmente interessantes ao tratar ambas as condições clínicas ao mesmo tempo[6,10].

A atividade física aeróbia ocupa papel de destaque nesse sentido. Uma das principais formas de melhorar o *status* metabólico humano, atividades como corrida, ciclismo, natação, artes marciais, entre outras, têm efeito claro sobre controle do estresse, reduzindo os efeitos do cortisol e aumentando o tônus vagal do paciente, que se contrapõe ao SNAS. O exercício aeróbio regular reduz a RI e melhora o metabolismo do consumo, produção e armazenamento de gorduras. A liberação de beta-endorfinas, bem como regulação do sistema serotoninérgico resultantes da atividade física, auxilia na regulação do estresse e evita o surgimento de outros sintomas psíquicos e transtornos psiquiátricos[10,11].

Além da atividade física regular, atividades lúdicas como dançar, caminhar e passeios no parque promovem encontros sociais, relaxamento e, ainda que não tenham o mesmo efeito sobre o corpo que o exercício físico regular, podem complementá-lo. Atividades de baixo impacto, como a yoga e o tai chi chuan, embora não tenham forte efeito aeróbico, têm bom efeito no controle do estresse e auxiliam o paciente a iniciar rotina de atividade física[12].

Ao se deparar com pacientes que apresentem doenças metabólicas e queixas importantes de estresse, convém abordar as questões em conjunto. Antes de medicar o paciente, é importante explicar a ele que ambas as condições estão diretamente relacionadas ao estilo de vida e, por mais que se utilizem medicações ou alguma forma de terapia específica, dificilmente se conseguem resultados duradouros sem mudança de hábitos e estilo de vida. Negociar com o paciente a melhor forma de fazer isso melhora aderência do cliente e pode ser determinante sobre sua saúde.

REFERÊNCIAS BIBLIOGRÁFICAS

1. Rom O, Reznick AZ. The stress reaction: a historical perspective. Advs Exp Medicine. 2016;20:1-4.
2. Korte SM, Koolhaas JM, Wingfield JC, McEwn BS. The Darwinian concept of stress: benefits of allostasis and costs of allostatic load and the trade-offs in health and disease. Neuroscience and Biobehavioral Reviews. 2005;29:3-38.
3. Tsigos C, Chrousos GP. Hypothalamic-pituitary-adrenal axis, neuroendocrine factors and stress. Journal of Psychosomatic Research. 2002;53:865-71.
4. Charmandari E, Tsigos C, Chrousos G. Endocrinology of the stress response. Annu Rev Physiol. 2005;67:259-84.
5. Saklayen MG. The global epidemic of metabolic syndrome. Curr Hipertens Rep. 2018;20(2):12.
6. Sherling DH, Perumareddi P, Hennekens CH. Metabolic syndrome. J Cardiovasc Pharmacol Ther. 2017;22(4):365-7.
7. Black PH. The inflammatory response is an integral part of the stress response: Implications for atherosclerosis, insulin resistance, type II diabetes and metabolic syndrome X. Brain, Behavior, and Immunity. 2003;17:350-64.
8. Black PH. The inflammatory consequences of psychologic stress: relationship to insulin resistance, obesity, atherosclerosis and diabetes mellitus, type II. Medical Hypotheses. 2006;67:879-91.
9. Chrousos GP. The role of stress and hypothalamic-pituitary-adrenal axis in the pathogenesis of the metabolic syndrome: neuro-endocrine and target tissue-related causes. International Journal of Obesity. 2000;24(2):50-5.
10. Tarsha MS, Park S, Tortosa S. Body-centered interventions for psychopathological conditions: a review. Frontiers in Psychology. 2020;10.
11. Ponce P, del Arco A, Loprinzi P. Physical activity versus psychological stress: effects on salivary cortisol and working memory performance. Medicina. 2019;55:119.
12. Pascoe MC, Thompson DR, Ski CF. Yoga, mindfulness-based stress reduction and stress-related physiological measures: a meta-analysis. Psychoneuroendocrinology. 2017;86:152-68.

13
Psiconeuroendocrinoimunologia: transtorno afetivo bipolar

Adiel Carneiro Rios
Fernando Crisanto de Queiroz Franklin
Mariana Alves Frattari
Natália Bertipaglia de Santana
Teresa Meirelles de Lima

TRANSTORNO BIPOLAR

O transtorno bipolar (TB) apresenta uma prevalência em torno de 2% da população geral[1]. Usualmente, o transtorno segue um curso crônico e recorrente com comprometimento do funcionamento, alterações neuroanatômicas, cognitivas, associação com risco de suicídio e outras comorbidades psiquiátricas[2].

Sabe-se que a história familiar é um dos melhores preditores para o desenvolvimento do TB. Estudos familiares têm mostrado consistentemente um risco aumentado para TB em parentes de primeiro grau de indivíduos afetados. Em um estudo de meta-análise foi encontrado um risco quase oito vezes maior de um indivíduo desenvolver TB ao apresentar um familiar de primeiro grau afetado, em comparação com os casos controles. Vale ressaltar que parentes de primeiro grau de pessoas com TB apresentam em torno de 2,7 vezes mais probabilidade de desenvolver qualquer transtorno mental, em comparação com filhos de indivíduos sem transtorno psiquiátrico[8].

Uma revisão de literatura identificou três subgrupos de idade mais prevalentes para o desenvolvimento de TB de início precoce, intermediário e tardio, com pico em 17, 22 e 46 anos, respectivamente. Entretanto, entre 20 e 40% dos adultos bipolares relatam que o início da doença ocorreu durante a infância[7]. O TB de início precoce está associado a altas taxas de suicídio, baixo desempenho escolar, abuso de substâncias, relacionamentos interpessoais conturbados e múltiplas hospitalizações[7].

Não foi encontrada diferença na prevalência entre sexo masculino e feminino em TB tipo 1 e 2[4,7]. Vale ressaltar que estudos que apresentam maior proporção de mulheres em tratamento para TB apontam para uma fonte de viés relacionado à amostra clínica, uma vez que a associação entre sexo feminino e procura por tratamento provavelmente explique essa diferença[4].

Suicídio, doenças cardiovasculares e câncer são as três causas mais frequentes de morte entre pacientes com TB[9,10], sendo que, entre os diagnósticos psiquiátricos, o TB pode estar relacionado ao maior risco de suicídio. A proporção de tentativas de suicídio e suicídios consumados para pessoas com TB é de 3:1, o que indica um importante potencial de letalidade. Indivíduos com TB tipo 2 em particular apresentam maior risco de suicídio, justificado pela presença de depressão agitada e transtorno de ansiedade generalizada comórbido[11]. Os métodos mais frequentes são overdose de drogas, afogamento, precipitação de lugares elevados e enforcamento[12]. Estudos de mortalidade indicam associação a uma perda aproximadamente de 10 a 20 anos potenciais de vida, sendo a doença cardiovascular a causa mais comum de mortalidade prematura em pessoas com TB[10].

Existem algumas variáveis clínicas associadas ao aumento do risco de suicídio no TB, como tentativa anterior de suicídio, abuso ou dependência de substâncias, transtorno de ansiedade, personalidade do *cluster* B, início precoce da doença e mais episódios depressivos. Dentre os fatores demográficos, morar sozinho, sexo masculino, branco, jovem e internações mais frequentes previram maior risco de suicídio[12].

Em um estudo transversal, com uma amostra de 86 pessoas, realizado no ambulatório do Programa de Pesquisa em Transtorno Bipolar do Instituto de Psiquiatria da Faculdade de Medicina da Universidade de São Paulo, pacientes com predomínio do polo depressivo foram associados a taxas mais altas de tentativa de suicídio, e pacientes com predomínio do polo maníaco, a taxas mais altas de abuso de substâncias, prejuízo cognitivo e início precoce dos sintomas[13].

Evidências robustas sugerem que a maioria dos indivíduos com TB, mesmo durante períodos de remissão prolongada, apresenta algum comprometimento cognitivo e déficits funcionais que resultam em comprometimento psicossocial significativo, caracterizado por dificuldade de relações interpessoais[14]. Muitos destes indivíduos sustentam estados subsindrômicos, principalmente a persistência de sintomas de ansiedade ou depressão, da doença, o que favorece a desfuncionalização.

Os transtornos de ansiedade são a comorbidade psiquiátrica mais encontrada em pacientes com TB. Em torno de 70 a 90% das pessoas com TB atendem aos critérios de transtorno de ansiedade generalizada, transtorno de ansiedade social ou transtorno do pânico. Cerca de 25% dos adultos com TB atendem aos critérios para transtorno do déficit de atenção e hiperatividade (TDAH); 20 a 40% para transtorno de personalidade; e 10 a 20% para transtorno de compulsão alimentar[10]. Estudos clínicos relataram prevalência de 7 a 21% de transtorno do estresse pós-traumático (TEPT). Os pacientes com TB e trauma tendem a ter sintomas mais graves, uso de substâncias psicoativas e maior número de hospitalização[16].

O transtorno por uso de substâncias é uma comorbidade frequentemente encontrada em paciente com TB, e está associado a impactos clínicos e psicossociais negativos[1]. Cerca de 30 a 50% dos pacientes com TB têm transtorno por uso de substâncias ou álcool[10]. Em uma revisão sistemática e metanálise, foi evidenciada forte associação de transtorno por uso de substâncias e TB concomitante. Das substâncias ilícitas, a cannabis apresentou a maior prevalência (17%), em seguida a cocaína (6,6%) e opiáceos (4,3%), sendo a prevalência média para qualquer transtorno por uso de substância de 17% e para transtorno pelo uso de álcool de 24%[17]. Em relação aos dados sociodemográficos, o estudo revelou que o uso de cannabis em pacientes com TB esteve associado ao sexo masculino, solteiro e com menor escolaridade[1].

ETIOFISIOPATOGENIA DO TRANSTORNO BIPOLAR

O entendimento da etiofisiopatogenia de uma doença é fundamental, pois, a partir do conhecimento sobre suas causas e mecanismos, a busca por tratamentos que seria por "tentativa e erro" passa a ter alvos específicos para terapias mais efetivas, farmacológicas ou não farmacológicas, além de facilitar a identificação de biomarcadores para diagnóstico, prognóstico e avaliação de resposta aos tratamentos. Os estudos em busca da origem do TB avançaram nos últimos anos, porém sua etiopatologia permanece desconhecida. Acredita-se que a doença tenha um padrão de herança poligênico multifatorial, o que significa ser resultado de uma interação de múltiplos fatores genéticos, neuroquímicos e ambientais.

Fatores genéticos

Desde as primeiras descrições da patologia como psicose maníaco-depressiva, já se levantava a hipótese de um envolvimento genético pela observação de famílias que apresentavam um grande número de indivíduos doentes. Outra forte evidência da participação genética é a prevalência, que se apresenta praticamente a mesma no mundo e não demonstra flutuações de incidência ao longo dos anos. Atualmente, após diversos estudos, o TB é o transtorno psiquiátrico com maior percentual de fatores genéticos em sua gênese, o que é apontado por sua herdabilidade de até 90% e que pode ser ainda maior em casos de TB com história de suicídio, início precoce (< 17 anos), comorbidade com transtorno do pânico e boa resposta ao lítio. É possível afirmar também que o risco para TB de um indivíduo é diretamente proporcional ao seu grau de parentesco com um indivíduo diagnosticado com a doença. Assim, a prevalência, que na população geral varia entre 1 e 1,5%, aumenta para 10% entre parentes de 1º grau e 90% entre pares de gêmeos monozigóticos[18].

Na busca por genes relacionados ao TB já foram realizados diversos estudos de sequenciamento genômico global (GWAS), que identificaram múltiplos *loci* com efeitos pequenos que poderiam contribuir com a herdabilidade. Um dos mais recentes estudos publicados em 2019 identificou 30 *loci* significativos, incluindo 20 demonstrados pela primeira vez, os quais contêm genes que codificam canais iônicos, transportadores de neurotransmissores e componentes sinápticos. Análises de vias demonstraram nove conjuntos de genes significativos, incluindo regulação da secreção de insulina e sinalização endocanabinoide. Também foi levantada uma forte correlação genética entre TB tipo 1 e esquizofrenia, enquanto o TB tipo 2 é mais relacionado ao transtorno depressivo maior (TDM)[19].

Os GWAS identificaram diversos polimorfismos de nucleotídeo único (SNP) associados ao TB, sendo que a variante mais comum e replicável foi o rs1006737 do gene *CACNA1C* (canal de cálcio, voltagem dependente, tipo L, subunidade alfa-1C), envolvido no desenvolvimento axonal e da transmissão sináptica, localizado em uma região intrônica, cujo alelo A seria um possível fator de risco para o TB, porém a maioria dos sujeitos que o têm é saudável. Outros SNP estudados são o rs12576775, localizado no gene que codifica a proteína ODZ4, e o rs1064395, localizado no gene da NCAN, cujas proteínas estão implicadas em processos intracelulares básicos e já foram encontradas em outros transtornos psiquiátricos[18].

Entretanto, a grande diferença entre a taxa de herdabilidade em estudos com gêmeos (90%) e os achados genéticos (30%) sugere o papel de outros mecanismos como as interações entre genes e destes com o ambiente, marcadores genéticos raros e a epigenética. Mecanismos epigenéticos englobam várias formas de mediação das interações entre o gene e o ambiente, assim como a modulação da expressão e ativação genética sem alterar a sequência de DNA, o que pode acontecer por modificações em histonas, remodelação da cromatina, ação de RNA não codificadores e, especialmente, metilação do DNA. Este último é associado à repressão da expressão genética e pode estar subjacente a algumas mudanças na transcrição em vários tecidos no TB, como também tem sido implicado na patogenia e progressão da doença e no mecanismo de ação de várias drogas usadas no tratamento[20]. Estudos pré-clínicos e clínicos mostraram que experiências traumáticas na infância podem induzir alterações por metilações estáveis que persistem na vida adulta, sugerindo mudanças epigenéticas mediando efeitos clínicos de adversidades precoces[21]. Um dos mecanismos pelo qual a metilação atua no TB é a modulação de processos biológicos do envelhecimento. Foi demonstrada a presença de diversos marcadores clínicos sugestivos do envelhecimento precoce em indivíduos doentes, como uma alta taxa de condições relacionadas à idade e a um declínio cognitivo rápido, associada a relatos de um encurtamento de telômero comparado a controles.

Os RNA não codificadores também têm chamado a atenção, incluindo moduladores de expressão gênica como micro-RNA, RNA não codificadores longos e outros, nos quais têm sido identificadas modificações em amostras de indivíduos com TB. Estudos sugerem que RNA não codificadores podem ter importância clínica como biomarcadores periféricos quando avaliados a partir de vesículas extracelulares derivadas de neurônios[20].

Neuroplasticidade e neuroprogressão

Mecanismos epigenéticos, desregulação da função mitocondrial e das vias que levam à neuroplasticidade, inflamação, assim como o aumento do estresse oxidativo, têm sido propostos como fatores promotores da neuroprogressão. Esse processo é observado como mudanças na estrutura cerebral e função celular, as quais ao longo do tempo resultam em redução cortical em algumas regiões como o córtex pré-frontal, o que pode contribuir para uma piora cognitiva e prejuízos funcionais[22]. Na tentativa de explicar algumas dessas alterações, estudos têm sugerido o envolvimento do prejuízo na resiliência celular, definida como a habilidade da célula em se adaptar e sobreviver a estímulos danosos. Nos neurônios, tais estímulos modificam sua comunicação com outras células, mecanismo nomeado como neuroplasticidade.

Há uma hipótese na qual mudanças na neuroplasticidade, incluindo alterações na sinalização neurotrófica, podem estar associadas a danos cerebrais com piora dos episódios de humor e, em última análise, da neuroprogressão em indivíduos com TB. As proteínas responsáveis pela regulação dos processos de sobrevivência e crescimento neuronal, formação sináptica e plasticidade celular no sistema nervoso central (SNC) e periférico são classificadas como fatores neurotróficos. Os mais estudados são o fator de crescimento nervoso (NGF), fator neurotrófico derivado do cérebro (BDNF), fator neurotrófico derivado da glia (GDNF) e as neurotrofinas 3 e 4 (NT-3 e NT-4). Um polimorfismo no gene do BNDF tem sido associado ao TB, além disso, estudos pré-clínicos demonstraram que o uso crônico de antidepressivos e estabilizadores de humor, como lítio e valproato, pode aumentar o nível de NGF, BDNF e GDNF no cérebro de ratos. Evidências sugerem uma diminuição dos níveis de NT-3 e NT-4 em episódio maníaco e um aumento em episódios depressivos, bem como uma redução dos níveis plasmáticos de NGF[20]. Nesse contexto, têm sido relatados níveis aumentados de fatores apoptóticos em tecidos periféricos e centrais, assim como a diminuição de fatores antiapoptóticos, como o BDNF e o Bcl-2[18].

Disfunções intracelulares

Alterações na neuroplasticidade podem também levar a um prejuízo na resiliência celular, o que pode ter o envolvimento de vias de sinalização e organelas com papel importante na homeostase celular, como a mitocôndria e o retículo endoplasmático (RE). A mitocôndria tem como principal função a produção de energia para o funcionamento da célula, no cérebro modula a atividade neuronal, sua plasticidade em curto e longo prazo, resiliência, adaptações comportamentais, principalmente pela potencialização de processos que marcam o aprendizado e a memória. Diversos estudos destacam a disfunção mitocondrial como um fator etiológico do TB que pode ser provocada por múltiplos mecanismos, como a fosforilação oxidativa prejudicada, uma troca da produção energética para glicólise, redução da produção geral de energia e alterações na morfologia e distribuição da organela.

Os mecanismos pelos quais alterações mitocondriais participam da fisiopatologia do TB são diversos. Estudos sugerem que um aumento dos níveis de lactato e redução do pH intracelular indicam uma disfunção mitocondrial e uma mudança na fonte energética, prejudicando seu metabolismo[23]. A produção de adenosina trifosfato (ATP) apenas pela glicólise não é o suficiente para manutenção da atividade normal da bomba de sódio-potássio-ATPase, levando a um influxo de cálcio, seguido por uma excitoxicidade do glutamato e apoptose neuronal. Os episódios de humor podem ser causados por um desequilíbrio do funcionamento da bomba de sódio-potássio-ATPase. A redução leve levaria a um estado de hiperexcitabilidade, pois o potencial de repouso neuronal chegaria próximo ao limite de ativação e a uma maior duração do neurotransmissor, o que favoreceria a mania. Por sua vez, uma redução ainda maior traria o potencial de repouso ainda mais próximo ao limite de ativação, diminuindo a amplitude do potencial de ação, inibindo a liberação de neurotransmissores, como acontece em um episódio depressivo[24].

Uma outra ligação entre o TB e a disfunção mitocondrial é demonstrada não só pela redução significativa dos níveis de adenosina difosfato (ADP), assim como de fosfocreatina (PCr), com áreas de pico, sugerindo regiões de hipometabolismo. A disfunção mitocondrial pode ser verificada por níveis baixos de N-acetil-aspartato no córtex pré-frontal e no hipocampo de indivíduos com TB, como um marcador, que pode ainda indicar prejuízo na arborização dendrítica e nas sinapses em doentes[18]. Alterações em componentes energéticos metabólicos têm sido percebidas em estudos clínicos e em animais, os quais incluem uma regulação inibitória do RNA mitocondrial, proteínas do ciclo de Krebs, complexos de cadeias de transporte de elétrons I-IV e creatinofosfoquinase, que juntos reduzem a capacidade de oxidação.

As mitocôndrias saudáveis são reguladas por mecanismos dinâmicos e *turnover* da sua população. Um dano nessa organela desencadeia uma segregação de seus componentes em subcompartimentos e sua divisão. Mitocôndrias despolarizadas são degradadas por mitofagia através da via da quinase 1 induzida por fosfatase homóloga à tensina (PTEN). Logo, interrupções desse processo levarão à patologia mitocondrial, à disfunção celular e, por fim, a defeitos neurológicos. Estudos com indivíduos com TB identificaram anormalidades morfológicas em mitocôndrias, tanto em neurônios do córtex pré-frontal quanto de células periféricas, assim como padrão anormal de distribuição intracelular da organela[25]. Dentro desse mecanismo de controle da qualidade, no TB parece haver um desequilíbrio entre a fissão e a fusão mitocondrial, com favorecimento da fissão, seguido da diminuição das proteínas da mitofagia e aumento da proteína capase-3, sugerindo que os danos às mitocôndrias excedem a capacidade de mitofagia, e a apoptose se torna a principal via para minimizar o dano tecidual. Disfunções mitocondriais podem ativar mecanismos inflamatórios, produzindo citocinas e induzindo atividades do sistema imune.

Uma outra organela relacionada à fisiopatologia do TB é o retículo endoplasmático (RE), através de alterações na chamada "resposta a proteínas mal enoveladas" (UPR), na qual células buscam restaurar a homeostase após acúmulo de proteínas no lúmen do RE. O processo é ativado em resposta ao estresse da organela por meio da indução de expressão de chaperonas, as quais controlam o aumento das proteínas mal enoveladas e diminuem temporariamente a síntese global de proteínas até o restabelecimento do equilíbrio. Em casos nos quais o mecanismo não restaura a homeostase, o estresse prolongado pode levar à morte celular, o que tem sido observado no TB. A incapacidade de induzir a UPR culmina em ativação de vias apoptóticas, mecanismo ainda mais pronunciado nos estágios tardios de progressão da doença. Em estudos pré-clínicos, o tratamento crônico de lítio e valproato parece aumentar a expressão de chaperonas do RE, regulando essa via[26,27].

A respeito de fatores ambientais associados ao TB, o mais estudado é a exposição crônica ao estresse, uma vez que eventos de estresse psicossocial podem ser gatilhos para o desenvolvimento de transtornos de humor, como também para recaídas de novos episódios. O eixo hipotálamo-hipófise-adrenal (HPA) é o mediador primário de resposta biológica ao estresse, e anormalidades foram observadas em indivíduos doentes. Os mecanismos associados serão mais bem abordados posteriormente neste capítulo.

Alterações neuroquímicas

As alterações neuroquímicas da fisiopatologia do TB são observadas nos sistemas de neurotransmissores, especialmente no dopaminérgico e glutamatérgico. A indução de sintomas mania-*like* pela administração de anfetamina sugere o papel da dopamina nos episódios maníacos, assim como a resolução desses sintomas pela diminuição na neurotransmissão dopaminérgica corrobora a ideia de um estado hiperdopaminérgico durante episódios agudos de humor. Foram descritos ainda níveis aumentados de glutamato no córtex pré-frontal, sugerindo também um aumento da sua neurotransmissão, o que pode estar associado a disfunção mitocondrial, como foi visto. Da mesma forma como a dopamina, medicações antiglutamatérgicas, como a lamotrigina, podem ser eficazes no tratamento.

Estudos *post mortem* em indivíduos bipolares sugerem aumento do *turnover* de noradrenalina em áreas corticais e talâmicas. Em pacientes vivos isso também pode ser observado pelo aumento desses neurotransmissores, assim como do seu principal metabólito 3-metoxi-4-hidroxifenilglicol em episódios maníacos comparados com depressivos. Outro neurotransmissor que parece estar envolvido no TB é a serotonina, visto que seu principal metabólito, ácido 5-hidroxi-indolacético (5-HIAA), foi identificado em subgrupos de pacientes, especialmente naqueles que apresentam impulsividade, agressão e tentativas de suicídio[18].

Ciclo circadiano

Há ainda um outro fator importante na fisiopatologia do TB, que se confunde por também fazer parte dos critérios diagnósticos, que são os distúrbios do sono. Enquanto em episódios maníacos os indivíduos podem apresentar uma redução da necessidade de sono, nos episódios depressivos pode haver insônia ou hipersonia. Acredita-se que alterações no ciclo circadiano podem explicar não apenas alterações do sono durante os episódios de humor, como também poderiam funcionar como um biomarcador[28]. Indivíduos com risco para TB apresentam redução da amplitude relativa do ciclo sono-vigília e maior irregularidade no sono[29].

Um dos achados mais relevantes relacionado ao TB é uma prevalência significativa do chamado cronótipo noturno, caracterizado por pessoas que ficam mais ativas e alertas durante a noite. Tais indivíduos foram associados a um início precoce da doença, além de um curso com ciclagem rápida e outros fatores, como a redução do pico de secreção de melatonina à noite. Foi observado ainda que esses pacientes apresentavam níveis reduzidos de IL-6, TNF-alfa e TBARS, o que sugere uma alteração nas interleucinas e estresse oxidativo e que estão mais sujeitos a evoluir com ciclotimia, especialmente aqueles que já apresentaram episódios depressivos prévios.

O ciclo circadiano regula a secreção de melatonina e cortisol. No TB a secreção de melatonina é anormal tanto na quantidade quanto no tempo, o que pode refletir em alterações no humor. Assim, em episódios de mania, os níveis de melatonina durante o dia estão aumentados com um pico noturno, enquanto no episódio depressivo os níveis estão reduzidos e com início tardio da secreção quando comparado a um episódio depressivo unipolar. Similarmente, a secreção de cortisol em 24 horas é maior em indivíduos com TB do que nos grupos controle, independentemente da fase da doença.

Estudos dos vários genes associados ao ciclo circadiano encontraram ligações com o TB que se demonstraram modestas, reforçando a hipótese de herança poligênica do transtorno, na qual vários genes acrescentam gradativamente riscos para o adoecimento. Entre os achados estão os genes *PER3*, *VER-ERBα*, *GSK3B* associados a um início precoce da doença, além dos *CRY-2*, *CLOCK*, *ARNTL2*, *TIMELESS* e *CSNK1ε* com maior risco de recorrência ou ciclagem rápida. Portanto, genes circadianos específicos podem ser significativos em subgrupos específicos do TB. Além disso, alguns desses genes podem explicar uma alta sensibilidade às mudanças no ritmo circadiano observadas no TB[20].

PSICONEUROENDOCRINOLOGIA DO TRANSTORNO AFETIVO BIPOLAR

O TAB possui etiologia de caráter multifatorial que engloba alterações genéticas, celulares e do funcionamento endocrinológico do corpo humano. Nos últimos 50 anos as anormalidades do eixo HPA tornaram-se foco de estudo[30]. Nesta seção o foco será compreender o funcionamento do eixo HPA normal, do eixo HPA nos transtornos do humor com enfoque no TAB e alvos terapêuticos.

O eixo hipotálamo-hipófise-adrenal

O eixo HPA é formado pelas estruturas que dão origem ao próprio nome: hipotálamo, hipófise e adrenal. Essas três estruturas encontram-se conectadas por meio de mecanismos de *feedback*. O hipotálamo é uma estrutura que concentra uma grande quantidade de informações relacionadas ao bem-estar interno e exerce sua função controlando secreção de diversos hormônios. Diante de um gatilho ambiental, como a dor física ou um estressor psicossocial, o hipotálamo ativa uma cascata de respostas ao estresse com a liberação do hormônio liberador de corticotropina (CRH), que estimula estruturas celulares da hipófise anterior, conhecidas como corticotropos, a secretar o hormônio adrenocorticotrófico (ACTH). O ACTH, por sua vez, estimula a produção de glicocorticoides e androgênios pelo córtex da glândula adrenal[20,31].

Os glicocorticoides também estão envolvidos em mudanças adaptativas que ocorrem em longo prazo e regulam processos fisiológicos com a resposta imune e a ativação do sistema nervoso simpático[30]. Os receptores corticosteroides estudados até o momento são o receptor mineralocorticoide (MR), que possui alta afinidade pelo cortisol, e os receptores glicocorticoides (GR), que possuem alta afinidade por corticosteroides sintéticos como a dexametasona. Os receptores MR atuam sinalizando ao eixo HPA as situações em que o cortisol está baixo. Em situações de hipercortisolismo, os receptores MR ficam saturados de forma que os receptores GR serão os responsáveis pela ativação do *feedback* negativo. O cortisol exerce efeito negativo na hipófise, no hipotálamo e nos centros encefálicos superiores. Alguns estudos demonstram que tal alça de *feedback* pode estar comprometida nos transtornos de humor devido a anormalidades dos receptores GR[20,30].

O funcionamento do eixo HPA pode ser investigado a partir de mudanças no cortisol, ACTH ou CRH. Alguns testes são úteis e amplamente utilizados em estudos.

- Teste de supressão da dexametasona (TSD) é um indicador da função dos receptores GR. Em um teste normal a dexametasona é administrada e se liga ao receptor GR que exerce inibição do HPA suprimindo níveis de cortisol do dia seguinte[32].
- Teste duplo de supressão e estímulo (DEX/CRH) é um teste mais sensível para detectar anormalidades em pacientes com depressão[33].

Anormalidades do eixo hipotálamo-hipófise-adrenal na depressão

A hiperatividade do eixo HPA foi um dos achados mais consistentes em estudos conduzidos sobre a etiobiologia do TDM. Os mecanismos que se relacionam a essa alteração ainda não estão bem definidos[34].

Em 1975 um estudo observou alteração do eixo HPA quando este foi submetido ao TSD. Pacientes deprimidos não apresentaram supressão da atividade do eixo HPA quando comparados aos pacientes controles[35]. Em estudo de 1984 foi constatado aumento nos níveis de CRH no liquor de pacientes deprimidos[36]. Os níveis de ACTH também foram descritos em outros estudos, porém os resultados foram controversos[37].

Alguns pesquisadores avaliaram a resposta ao teste combinado de DEX/CRH como um possível indicador de recaída em pacientes remitidos da depressão[38]. Um estudo prospectivo concluiu que pacientes que apresentavam resultados alterados ao teste DEX/CRH, após alta hospitalar devido à depressão, apresentaram maiores taxas de recaída do que os que não apresentaram essa alteração, o que aponta para possível valor prognóstico desse teste[33,39].

Anormalidades do eixo hipotálamo-hipófise-adrenal no transtorno bipolar

O eixo HPA é um mediador central da resposta biológica do organismo ao estresse. A etiologia de diversos transtornos psiquiátricos tem em comum um evento estressor que se associa a uma vulnerabilidade genética. Na patogênese e na patofisiologia do TB há o envolvimento de fatores não genéticos, como estressores psicossociais que atuam como gatilho no eixo HPA. As anormalidades do eixo HPA foram descritas no curso do TB e se associam ao risco de recaídas no futuro[30,40,41]. Como mencionado anteriormente, o teste de supressão do eixo HPA após a administração de dexametasona (PDEX) é uma das formas que avaliar possíveis anormalidades dos mecanismos de *feedback*. Alterações em receptores GR foram implicadas em pacientes com quadros de depressão unipolar e bipolar por meio da observação de ausência de supressão do cortisol no PDEX teste[42].

Na depressão bipolar esse achado foi mais consistente quando comparado a depressão unipolar[43]. Na fase maníaca da doença bipolar os achados eram inicialmente inconsistentes com padrão semelhante à depressão bipolar encontrado nos episódios mistos nos quais a mania ocorre concomitantemente à depressão[44]. Poucos estudos se debruçaram na observação de estados mistos e encontraram uma hiperatividade do HPA ainda maior quando comparados a episódios "puros" de mania ou depressão. A não supressão do cortisol chegou a ser descrita como ausente em estudos que observaram os episódios maníacos na década de 1980[45,46].

No teste combinado CRH/DEX alguns autores observaram níveis elevados de cortisol no curso de fases aguda e de manutenção da doença. Pacientes que alcançavam a remissão de uma depressão bipolar apresentavam concentrações mais altas de cortisol em comparação a quadros de depressão unipolar remitidos[47]. Outro estudo corroborou com essa hipótese ao observar que pacientes tratados com lítio e clinicamente em remissão apresentavam concentrações de cortisol mais elevadas do que os indivíduos do grupo controle[48].

A busca por traços familiares relacionados a alterações do eixo HPA em parentes de bipolares foi realizada. Descendentes de pais bipolares apresentaram anormalidades do eixo HPA que podem ser concebidas como uma alteração pré-clínica dos pacientes[49].

Uma metanálise conduzida em 2016 com 41 estudos avaliou níveis de cortisol de pacientes bipolares coletados por amostras de saliva e plasma em diferentes fases da doença. Os resultados evidenciaram que indivíduos bipolares apresentam atividade proeminente do eixo HPA, aumento de cortisol basal, cortisol pós-TSD, maior resposta ao teste combinado DEX/CRH e maiores níveis de ACTH. Nas análises observou-se aumento dos níveis basais de cortisol ao despertar, durante a manhã, no período da tarde e à noite, porém a significância estatística só foi demonstrada para níveis de cortisol salivar medidos ao despertar. Em relação às fases do TB, a fase maníaca e a eutímica foram as mais consistentemente relacionadas ao aumento dos níveis do cortisol, sendo mais proeminente na mania. A fase depressiva trouxe achados heterogêneos que se relacionam com a própria heterogeneidade dos quadros depressivos[50].

Quanto às alterações anatômicas de estruturas do eixo, os estudos trazem controvérsias. O volume da glândula hipófise é um dos parâmetros já estudados como marcador indireto da funcionalidade do eixo. Um estudo realizado em 2001 encontrou volume diminuído da glândula em pacientes bipolares[51]. Outro estudo apontou para a existência de um aumento no tamanho das células hipofisárias e maior volume da glândula em bipolares quando comparados a controles saudáveis que foi compatível com achados de uma metanálise realizada em 2014[52,53]. Outro estudo de ressonância magnética estrutural não encontrou correlação entre o volume da hipófise e os níveis basais de cortisol[54].

Cognição e hipercortisolismo

O aumento nos níveis de glicocorticoides, embora seja uma resposta adaptativa do organismo ao estresse, também está relacionado a anormalidades metabólicas, alterações do sistema imune, aumento do risco cardiovascular, mudanças estruturais no SNC e disfunção cognitiva[55,56].

Observou-se que a administração de cortisol em indivíduos saudáveis ocasionou déficits cognitivos reversíveis mediados pelo lobo frontal[57]. Por outro lado, em pacientes bipolares, embora haja uma melhora parcial da cognição nas fases eutímicas, evidências sugerem que o déficit cognitivo observado se associa à neurotoxicidade do cortisol em estruturas como o hipocampo, que evolui com atrofia neuronal e demência clínica irreversível[56,58].

Colla et al. encontraram uma associação negativa entre os níveis de cortisol e o metabolismo do hipocampo, o que corrobora com evidências anteriores de uma alteração hipocampal diante de uma disfunção do eixo HPA[59]. Outros pesquisadores encontraram achados opostos nos quais níveis de cortisol se associaram a melhor *performance* em testes cognitivos[60]. A disfunção cognitiva ainda é um parâmetro de difícil intepretação e que necessita de mais estudos.

PARA PENSAR EM NOVAS TERAPÊUTICAS

Tendo em vista a consistência de achados que sustentam as alterações do eixo HPA no TB e a importância do déficit cognitivo apresentado pelos pacientes, é válido questionar se os métodos de tratamentos disponíveis atualmente possuem alguma ação relacionada a esse mecanismo etiopatiogênico.

Evidências sugerem que anormalidades no eixo HPA podem influenciar o curso do TB e aumentar o risco de recaída após estressores ambientais intensos[61].

O acréscimo do lítio no tratamento da depressão unipolar resistente foi associado a aumento do cortisol em resposta ao teste combinado DEX/CRH[62]. No TAMBÉM, um estudo não encontrou associação entre uso de lítio e mudanças nas concentrações de cortisol ou CRH[63]. Outros pesquisadores encontraram aumento do cortisol em poucas semanas de uso do fármaco, que com o uso crônico passaria a atuar normalizando a hiperatividade HPA[64]. A carbamazepina apresentou correlação proporcional ao aumento da dose, doses mais altas de carbamazepina associaram-se a maiores concentrações de cortisol em teste combinado DEX/CRH[65]. Antipsicóticos atípicos associaram-se a redução dos níveis de cortisol quando comparados a antipsicóticos de primeira geração como o haloperidol. O mecanismo proposto para essa redução se dá por meio do antagonismo em receptores 5HT2, H1 e NAT[66]. O uso de antidepressivos e seu efeito no eixo HPA estão descritos de forma mais proeminente para o transtorno depressivo maior e não podem ser generalizados para o TB.

Estudos que utilizaram mifepristona, um antagonista do receptor de glicocorticoide, apontam para propriedades com potencial de recuperação da atividade do eixo HPA. A administração de um antagonista do receptor GR causa um aumento compensatório no número de receptores GR, o que possibilita o *feedback* negativo sobre o eixo HPA. Estudos realizados em pacientes com TDM foram encorajadores[30]. O primeiro estudo realizado em pacientes bipolares se propôs a avaliar a resposta do uso de mifepristona no funcionamento cognitivo e na atenuação dos sintomas de humor. Para testar essa hipótese os pacientes fizeram uso de 600 mg/dia do antagonista do receptor de glicocorticoide ou placebo por uma semana. A cognição apresentou desfecho positivo na memória especial e na fluência verbal, e os sintomas de humor também se beneficiaram de melhorias nas escalas de depressão de Hamilton e Montgomery-Asberg[67]. Outro ensaio clínico randomizado mais recente avaliou o efeito do uso de mifepristona na *performance* neuropsicológica e no humor de pacientes com depressão bipolar e evidenciou melhora sustentada de parâmetros neurocognitivos[68].

IMUNOLOGIA NO TRANSTORNO BIPOLAR

A atividade imunológica desempenha importante papel na manutenção da homeostase do SNC. Processos que alterem o equilíbrio entre as respostas imunes, sejam elas inatas ou adquiridas, podem resultar em transtornos neuropsiquiátricos através de mecanismos de autoimunidade, ativação da micróglia, atividade de quimiocinas e citocinas pró-inflamatórias e prejuízos na resiliência neuronal. À medida que esses mecanismos de patogênese são apresentados, os próprios limites sobre quais transtornos são do campo da neurologia e quais são essencialmente psiquiátricos vão se tornando menos precisos.

Evidências recentes têm destacado a ativação de resposta imune e a presença de atividade inflamatória, não só em doenças como a esclerose múltipla (EM), mas também em diversas condições psiquiátricas como esquizofrenia, TB, depressão e transtornos do espectro autista (Tabela 1).

Tabela 1 Condições neuropsiquiátricas associadas à inflamação

Esclerose múltipla (EM)
Neuromielite óptica
Encefalite autoimune (paraneuplásica, idiopática ou secundária)
Esquizofrenia
Transtorno bipolar (TB)
Depressão
Transtorno do espectro autista
Demência (p. ex., Alzheimer)
O envolvimento da desregulação imunológica foi estudado na patogênese de diversas condições neuropsiquiátricas.

Os pacientes com transtornos psiquiátricos crônicos, especialmente com TB, apresentam, ainda, altas taxas de comorbidades, incluindo doenças metabólicas e autoimunes. Essas condições têm em comum a presença de um estado pró-inflamatório. Os achados de inflamação relacionados às doenças neuropsiquiátricas levam a um melhor entendimento dessas associações. Assim, a imunologia neuropsiquiátrica fornece terreno fértil, não só para uma melhor compreensão clínica dos pacientes, mas também para a busca de novos alvos terapêuticos que atuem nos mecanismos de base das doenças[69].

A atividade imune do cérebro saudável

Apesar de estar protegido por uma barreira física altamente especializada, o SNC não é imunologicamente separado da periferia. Há uma relação dinâmica entre os neurônios, as células da glia e o sistema imune que tem influência em propriedades funcionais como cognição, comportamento social, estados de humor e capacidade de aprendizado do cérebro saudável.

A micróglia corresponde a aproximadamente 10% do parênquima cerebral e é composta por macrófagos em íntima relação com os neurônios. Evidências mostram que as células da glia agem como vigilantes, auxiliando no desenvolvimento cerebral fisiológico. Esses macrófagos fagocitam sinapses marcadas por proteínas do sistema complemento, especialmente C1q e C3, em um processo conhecido como poda sináptica[70]. Na vida adulta, a micróglia mantém um papel importante na homeostase do SNC. As células expressam receptores para neurotransmissores (p. ex., glutamato) e purinas que lhes permite sentir a atividade neuronal local. Reagindo a esse ambiente, a micróglia pode interagir diretamente com os neurônios ou modificá-los indiretamente através de moléculas sinalizadoras, como o fator de necrose tumoral alfa (TNF-alfa). Dessa forma, a micróglia contribui para a plasticidade sináptica durante os processos de aprendizado motor e memória, por exemplo.

Outro importante fator no processo de desenvolvimento fisiológico do cérebro é a atuação das quimiocinas e dos seus receptores. As quimiocinas são proteínas sinalizadoras solúveis, de baixo peso molecular, que fazem parte do grande grupo das citocinas. São subdivididas em quatro grandes famílias: CXC, CC, CX3C e XC. Todas podem interagir com receptores transmembrana ligados à proteína G e também atuar como indutoras de quimiotaxia aos sítios de inflamação. São fundamentais no desenvolvimento cerebral e na sua homeostase posterior, atuando como neuromoduladores e reguladores da neurogênese, estando envolvidas na migração de interneurônios corticais[71].

Além da imunidade inata, representada pelas células da glia, a imunidade adaptativa também desempenha papel importante no equilíbrio do SNC. Ela envolve as células apresentadoras de antígenos e as células T presentes nas meninges, no plexo coroide e no liquor. Apesar de não penetrarem o parênquima cerebral em condições normais, as células T *helper-1* (Th1) e T *helper-2* (Th2) liberam citocinas que atravessam a barreira hematoencefálica em resposta à inflamação periférica, afetando funcionalmente o cérebro. Essa atividade imunológica fornece proteção ao SNC e estimula a neuroplasticidade adaptativa fundamental ao desenvolvimento motor e cognitivo. No entanto, estados pró-inflamatórios podem exacerbar a ativação desses mecanismos, desequilibrando esse sistema e gerando neurotoxicidade e neurodegeneração.

INFLAMAÇÃO NA FISIOPATOLOGIA DO TRANSTORNO BIPOLAR

Nos últimos anos, várias hipóteses acerca da fisiopatologia do TB têm sido propostas. No entanto, a etiologia, assim como os mecanismos por trás das apresentações e da progressão do transtorno, permanece incerta.

Um dos métodos utilizados para se determinar a associação entre o TB e a disfunção imunológica tem sido a medida periférica de marcadores inflamatórios. Os níveis de citocinas podem ser medidos no líquido cefalorraquidiano (LCR) e no sangue periférico, havendo preferência pelo último, na maioria dos estudos, devido à maior segurança e disponibilidade.

O que pode ser observado consistentemente tem sido a elevação dos níveis de citocinas durante episódios de mania, depressão e eutimia, indicando um estado inflamatório crônico nos indivíduos com TB. Mais especificamente, níveis séricos das moléculas pró-inflamatórias IL-4, TNF-alfa, receptor solúvel de IL-2, IL-1b, IL-6 e receptor solúvel de TNF-alfa tipo 1 (STNFR1) estão aumentados em pacientes com TB em comparação com controles sadios[72].

Alguns trabalhos sugerem que níveis séricos de citocinas inflamatórias podem variar conforme o estado de humor do paciente. Estados maníacos têm sido associados com altos níveis periféricos de proteínas de fase aguda como haptoglobina, fibrinogênio e proteína C-reativa (PCR). As concentrações de PCR estão aumentadas nos pacientes com TB, independentemente do seu estado de humor, porém, estados maníacos apresentam maiores concentrações desse marcador[73]. Ainda nas fases de mania, foram encontrados níveis elevados de IL-6, TNF-alfa, STNFR1, IL-RA, CXCL10, CXCL11 e IL-4[74].

Apesar de poucos estudos terem sido conduzidos em pacientes com depressão bipolar, foi documentado aumento de STNFR1 e CXCL10 nesse grupo e, em estudos com pacientes com TDM, foram observados níveis séricos elevados de TNF-alfa, IL-6 e IL-1b[75].

Esse perfil de citocinas indica disfunção do sistema imune inato e um estado de inflamação crônica nos pacientes com TB mesmo em períodos de eutimia, com maiores elevações dos marcadores durante episódios de humor (mania e depressão) (Figura 1).

Os níveis elevados de citocinas inflamatórias têm sido relacionados a alterações nos níveis de monoaminas. A IL-2, por exemplo, aumenta a atividade da enzima idoleamina 2,3 dioxigenase, que quebra o triptofano em seus catabólitos com efeitos depressores e reduz os níveis de serotonina disponíveis no organismo. A quebra da serotonina em ácido 5-hidroxi-indolacético também pode ser estimulada pela IL-6 e TNF-alfa. Níveis baixos dessa monoamina são conhecidos por estar relacionados a quadros de humor e disfunção cognitiva.

Outra repercussão desse estado pró-inflamatório é a ativação excessiva da micróglia. Como visto anteriormente, esses macrófagos do SNC atuam induzindo apoptose e realizando a poda neuronal essencial para neuromodulação. Sob estado inflamatório, essas células podem estar hiperativadas em regiões cerebrais relacionadas ao humor e cognição (p. ex., córtex pré-frontal, amídala, hipocampo, ínsula e córtex cingulado anterior). Essa ativação microglial foi demonstrada *in vivo*, através de exames de PET e em estudos *post-mortem* de pacientes com TB[76,77]. De fato, a elevação das citocinas inflamatórias foi rela-

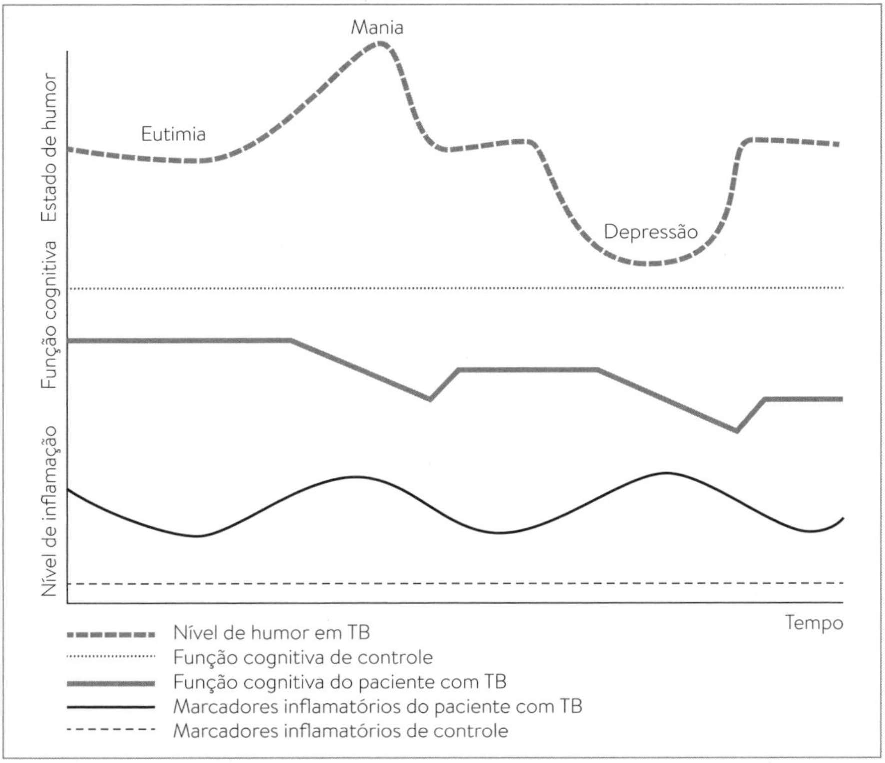

Figura 1 Possíveis variações no estado de humor, função cognitiva e níveis de inflamação nos pacientes com transtorno bipolar (TB).
Fonte: Rosenblat e McIntyre, 2016[72].

cionada a redução da massa branca em pacientes bipolares[78]. A hiperativação da micróglia também libera TNF-alfa perpetuando as alterações da serotonina discutidas anteriormente, além de aumentar o estresse oxidativo local levando a lesão neuronal[79].

As alterações de humor nos pacientes com TB ainda podem estar relacionadas à disfunção no eixo HPA induzidas por inflamação. Níveis aumentados de IL-6, TNF-alfa e interferon aumentam a atividade do eixo HPA levando a um estado de hipercortisolemia. A ação dos corticosteroides, endógenos e exógenos, pode influenciar a plasticidade neuronal e ter impactos negativos no humor e na cognição. A ativação dessa via é comum às situações de resposta fisiológica ao estresse, destacando a conexão entre os fatores ambientais e a plasticidade sináptica na patogênese dos distúrbios de humor, especialmente no TB. Níveis altos de cortisol foram associados a pacientes de maior gravidade e que apresentaram ciclagem rápida, comportamento suicida e múltiplos episódios de humor[80].

COMORBIDADES METABÓLICAS E AUTOIMUNES

Nos pacientes com transtornos psiquiátricos crônicos, especialmente no TB, é observada uma alta taxa de comorbidades clínicas gerais. Entre essas condições estão sobretudo as doenças cardiovasculares, principal causa de redução na expectativa de vida desses pacientes[81]. Apesar de a terapia farmacológica ser parcialmente responsável por esse aumento no risco cardiovascular, foram observadas consistentemente a presença de ganho de peso excessivo e alterações no metabolismo da glicose nos pacientes com TB mesmo na ausência de medicação[82].

A síndrome metabólica é definida por um conjunto de fatores de risco para doença cardiovascular e resistência a insulina como hipertensão, hiperglicemia, dislipidemia e obesidade. Essa condição é marcada por um estado pró-inflamatório crônico e sua incidência é maior nos pacientes com TB em comparação com a população geral. A inflamação induzida pela síndrome metabólica pode agir sinergicamente com outros fatores e piorar o curso do TB. Na obesidade, adipócitos hipertróficos produzem maiores quantidades de leptina (pró-inflamatória) e menores quantidades de adiponectina (anti-inflamatória). Pacientes com dislipidemia apresentam baixos níveis séricos de lipoproteína de alta densidade (HDL). Essa molécula age como agente anti-inflamatório ao diminuir a secreção de TNF-alfa e IL-1b de monócitos ativados. Ainda, altos níveis de citocinas inflamatórias e ácidos graxos de cadeia livre são responsáveis por promover resistência a insulina. Dessa forma, a inflamação presente no TB pode aumentar o risco de síndrome metabólica[83].

O TB possui forte associação com doenças autoimunes, como tireoidite, polimialgia reumática, artrite reumatoide, psoríase e EM. A associação é maior com tireoidite autoimune independentemente do uso de lítio no tratamento. A prevalência de TB é também significantemente maior em pacientes com doença autoimune em comparação com indivíduos sem doença autoimune[84]. Esses achados fortalecem o conceito de que a disfunção do sistema imunológico pode estar intimamente relacionada à fisiopatologia do TB.

REFERÊNCIAS BIBLIOGRÁFICAS

1. Pintoa JV, Medeirosa LS, Rosa GS, Oliveira CE, Crippac JA, Passosa IC, et al. The prevalence and clinical correlates of cannabis use and cannabis use T disorder among patients with bipolar disorder: A systematic review with meta-analysis and meta-regression. Neurosci Biobehav Rev. 2019;101:78-84.
2. Kapczinski NS, Mwangi B, Cassidy RM, Garcia DL, Bermudez MB, Sant'Anna MK, et al. Neuroprogression and illness trajectories in bipolar disorder. Neuroprogression and illness trajectories in bipolar disorder. Expert Rev Neurother. 2017;17(3):277-85.

3. Clemente AS, Diniz BS, Nicolato R, Kapczinski FP, Soares JC, Firmo JO, et al. Bipolar disorder prevalence: a systematic review and meta-analysis of the literature. Rev Brasileira de Psiquiatria. 2015;37:155-61.
4. Magalhães PV, Costa MH, Pinheiro TR. Epidemiologia do transtorno bipolar. In: Kapczinski F, Quevedo J, organizadores. Transtorno bipolar teoria e clínica. Porto Alegre: Artmed; 2016. p. 25 – 41.
5. Viana MC, Andrade LH. Lifetime prevalence, age and gender distribution and age-of-onset of psychiatric disorders in the São Paulo Metropolitan Area, Brazil: results from the São Paulo Megacity Mental Health Survey. Rev Bras Psiquiatr. 2012;34(3):249-60.
6. Elias LR, Miskowiaki KW, Vale AM, Köhler CA, Kjaerstad HL, Stubbs B, et al. Cognitive impairment in euthymic pediatric bipolar disorder: a systematic review and meta-analysis. J Am Acad Child Adolesc Psychiatry. 2017;56(4):286-96.
7. Leboyer M, Henry C, Paillere – Martinot ML, Billivier F. Age at onset in bipolar affective disorders: a review. Bipolar Disord. 2005;7:111-8.
8. Wilde A, Chan HN, Rahman B, Meiser B, Mitchell PB, Schofield PR, et al. A meta-analysis of the risk of major affective disorder in relatives of individuals affected by depressive disorder of bipolar disorder. J Affect Disord. 2014;158:37-47.
9. Pompili M, Gonda X, Serafini G, Innamorati M, Sher L, Amore M, et al. Epidemiology of suicide in bipolar disorders: a systematic review of the literature. Bipolar Disord. 2013;15:457-90.
10. McIntyre RS, Berk M, Brietzke E, Goldstein BI, Jaramillo CL, Kessing LV, et al. Bipolar disorders. Lancet. 2020;396:1841-56.
11. Plans L, Barrot C, Nieto E, Rios J, Schulze TG, Papiol S, et al. Association between completed suicide and bipolar disorder: A systematic review of the literature. J Affect Disord. 2019;242:111-22.
12. Owen R, Gooding P, Dempsey R, Jones S. A qualitative investigation into the relationships between social factors and suicidal thoughts and acts experienced by people with a bipolar disorder diagnosis. J Affect Disord. 2015;176:133-40.
13. Belizario GO, Gigante AD, Rocca CC, Lafer B. Cognitive impairments and predominant polarity in bipolar disorder: a cross-sectional study. Int J Bipolar Disord. 2017;5:15.
14. Fernandes FB, Rocca CC, Gigante AD, Dottori-Silva PR, Gerchmann L, Rossini D, et al. The association between social skills deficits and family history of mood disorder in bipolar I disorder. Revista Brasileira de Psiquiatria. 2018;40:244-8.
15. Khafif TC, Belizario GO, Silva M, Gomes BC, Lafer B. Quality of life and clinical outcomes in bipolar disorder: an 8-year longitudinal study. J Affect Disord. 2021;278:239-43.
16. Issler CK, Sant'Anna MK, Kapczinski F, Lafer B. Anxiety disorders comorbidity in bipolar disorder – Comorbidade com transtornos de ansiedade em transtorno bipolar. Rev Bras Psiquiatr. 2004;26(Supl III):31-6.
17. Hunt GE, Malhi GS, Cleary M, Lai HM, Sitharthan T. Comorbidity of bipolar and substance use disorders in national surveys of general populations, 1990 – 2015: Systematic review and meta-analysis. J Affect Disord. 2016;206:321-30.
18. Kapezinski F, Quevedo J. Transtorno bipolar: teoria e clínica. 2. ed. Porto Alegre: Artmed; 2016.
19. Stahl EA, Breen G, Forstner AJ, McQuillin A, Ripke S, Trubetskoy V, et al. Genome-wide association study identifies 30 loci associated with bipolar disorder. Nat Genet. 2019;51(5):793-803.
20. Scaini G, Valvassori SS, Diaz AP, Lima CN, Benevenuto D, Fries GR, et al. Neurobiology of bipolar disorders: a review of genetic components, signaling pathways, biochemical changes, and neuroimaging findings. Braz J Psychiatry. 2020;42(5):536-51.
21. Roth TL, Lubin FD, Funk AJ, Sweatt JD. Lasting epigenetic influence of early-life adversity on the BDNF gene. Biol Psychiatry. 2009;65(9):760-9.
22. Carvalho AF, Firth J, Vieta E. Bipolar disorder. N Engl J Med. 2020;383(1):58-66.
23. Scaini G, Rezin GT, Carvalho AF, Streck EL, Berk M, Quevedo J. Mitochondrial dysfunction in bipolar disorder: evidence, pathophysiology and translational implications. Neurosci Biobehav Ver. 2016;68:694-713.

24. el-Mallakh RS, Wyatt RJ. The Na,K-ATPase hypothesis of bipolar illness. Biol Psychiatry. 1995;37:235-44.
25. Cataldo AM, McPhie DL, Lange NT, Punzell S, Elmiligy S, Ye NZ, et al. Abnormalities in mitochondrial structure in cells from patients with bipolar disorder. Am J Pathol. 2010;177:575-85.
26. Shao L, Sun X, Xu L, Young LT, Wang JF. Mood stabilizing drug lithium increases expression of endoplasmic stress proteins in the rat cerebral cortical cells. Life Sci. 2006;78(12):1317-23.
27. Chen B, Wang JF, Young LT. Chronic valproate treatment increases expression of endoplasmic reticulum proteins in the rat cerebral córtex and hippocampus. Biol Psychiatry. 2000;48(7):658-64.
28. Milhiet V, Boudebesse C, Bellivier F, Drout X, Henry C, Leboyer M, et al. Circadian abnormalities as markers of susceptibility in bipolar disorders. Front Biosci (Schol Ed). 2014;6:120-37.
29. Ng TH, Chung KF, Ho FY, Yeung WF, Yung KP, Lam TH. Sleep-awake disturbance in interepisode bipolar disorder and high-risk individuals: a systematic review and meta-analysis. Sleep Med Ver. 2015;20:46-58.
30. Daban C, Vieta E, Mackin P, Young AH. Hypothalamic-pituitary-adrenal axis and bipolar disorder. Psychiatrics Clinic of North America. 2005;28:469-80.
31. Hall JE, Guyton AC. Hormônios adrenocorticais. In: Tratado de Fisiologia Médica. 13. ed. Mississippi Medical Center. p. 965-81.
32. Carroll BJ, Feinberg M, Greden JF, Tarika J, Albala AA, Haskett RF, et al. A specific laboratory test for the diagnosis of melancholia: standardization, validation, and clinical utility. Arch Gen Psychiatry. 1981;38(1):15-22.
33. Heuser I, Yassouridis A, Holsboer F. The combined dexamethasone-CRH-test: a refined laboratory test for psychiatric disorder. J Psychiatry Res. 1994;28:341-56.
34. Pariante CM, Lightman SL. The HPA axis in major depression: classical theories and new developments. Trends in Neurosciences. 2008;31(9):464-8.
35. Stokes PE, Pick GR, Stoll PM, Nunn WD. Pituitary-adrenal function in depressed patients: resistance to dexamethasone suppression. J Psychiatry Res. 1975;12:271-81.
36. Nemeroff CB, Widerlov E, Bissette G, Walléus H, Karlsson I, Eklund K, et al. Elevated concentrations of CSF corticotrophin-releasing factor-like immunoreactivity in depressed patients. Science. 1984;226:1342-4.
37. Posener JA, De Battista C, Williams GH, Chmura Kraemer H, Kalehzan BM, Schatzberg AF. 24h monitoring of cortisol and corticotropin secretion in psychotic and non-psychotic major depression. Arch Gen Psychiatry 2000;57:755-60.
38. Vieta E, Gasto C, Martinez de Osaba MJ, Nieto E, Canto TJ, Otero A, et al. Prediction of depressive relapse in remitted bipolar patients using corticotropin-releasing hormone challenge test. Acta Psychiatr Scand. 1997;95:205-11.
39. Zobel AW, Yassouridis A, Frieboes RM, Holsboer F. Prediction of medium-term outcome by cortisol response to the combined dexamethasone-CRH test in patients with remitted depression. American Journal of Psychiatry. 1999;156:949-51.
40. Gershon A, Johnson SL, Miller I. Chronic stressors and trauma: prospective influences on the course of bipolar disorder. Psychol Med. 2013;43:2583-92.
41. Weiss RB, Stange JP, Boland EM, Black SK, LaBelle DR, Abramson LY, et al. Kindling of life stress in bipolar disorder: comparison of sensitization and autonomy models. J Abnorm Psychol. 2015;124:4-16.
42. Zhou DF, Shen YC, Shu LN, Lo HC. Dexamethasone suppression test and urinary MHPGX SO4 determination in depressive disorders. Biol Psychiatry. 1987;22:883-91.
43. Schmider J, Lammers C, Gotthardt U, Dettling M, Holsboer F, Heuser IJ. Combined DEX/CRH test in acute and remitted manic patients, in acute depression and in normal controls. I. Biol Psychiatry. 1995;38:797-802.
44. Krishnan RR, Malbie AA, Davidson JRT. Abnormal cortisol suppression in bipolar patients with simultaneous manic and depressive symptoms. Am J Psychiatry. 1983;140:203-5.

45. Schlesser MA, Winokur G, Sherman B. Hypothalamic-pituitary-adrenal axis activity in depressive illness. Arch Gen Psychiatry. 1980;37:737-43.
46. Evans DL, Nemeroff CB. The dexamethasone suppression test in mixed bipolar disorder. Am J Psychiatry. 1983;140:615-7.
47. Rybakowski JK, Twardowska K. The dexamethasone/corticotropin-releasing hormone test in depression in bipolar and unipolar affective illness. J Psychiatr Res. 1999;33:363-70.
48. Deshauer D, Duffy A, Alda M, Grof E, Albuquerque J, Grof P. The cortisol awakening response in bipolar illness: a pilot study. Can J Psychiatry. 2003;48(7):462-6.
49. Ellenbogen MA, Hodgins S, Walker CD. High levels of cortisol among adolescent offspring of parents with bipolar disorder: a pilot study. Psychoneuroendocrinology. 2004;29:99-106.
50. Murri MB, Prestia D, Mondelli V, Pariante C, Patti S, Olivieri B, et al. The HPA axis in bipolar disorder: Systematic review and meta-analysis. Psychoneuroendocrinology. 2016;63:327-42.
51. Sassi R, Nicoletti M, Brambilla P, Harenski K, Mallinger AG, Frank E, et al. Decreased pituitary volume in patients with bipolar disorder. Biol Psychiatry. 2001;50:271-80.
52. Takahashi T, Malhi GS, Wood SJ, Walterfang M, Yücel M, Lorenzetti V, et al. Increased pituitary volume in patients with established bipolar affective disorder. Prog Neuropsychopharmacol Biol Psychiatry. 2009;33:1245-9.
53. Clark IA, Mackay C, Goodwin GM. Pituitary gland volumes in bipolar disorder. J Affect Disord. 2014;169:197-202.
54. Cousins DA, Moore PB, Watson S, Harrison L, Ferrier IN, Young AH, et al. Pituitary volume and third ventricle width in euthymic patients with bipolar disorder. Psychoneuroendocrinology. 2010;35(7):1074-81.
55. Straub RH, Buttgereit F, Cutolo M. Alterations of the hypothalamic–pituitary–adrenal axis in systemic immune diseases: a role for misguided energy regulation. Clin Exp Rheumatol. 2011;29:S23-S31.
56. Lupien SJ, Maheu F, Tu M, Fiocco A, Schramek TE. The effects of stress and stress hormones on human cognition: implications for the field of brain and cognition. Brain Cogn. 2007;65:209-37.
57. Young AH, Sahakian BJ, Robbins TW, Cowen PJ. The effects of chronic administration of hydrocortisone on cognitive function in normal male volunteers. Psychopharmacology (Berl). 1999;145:260-6.
58. Popp J, Wolfsgruber S, Heuser I, Peters O, Hüll M, Schröder J, et al. Cerebrospinal fluid cortisol and clinical disease progression in MCI and dementia of Alzheimer's type. Neurobiol Aging. 2015;36:601-7.
59. Colla M, Schubert F, Bubner M, Heidenreich JO, Bajbouj M, Seifert F, et al. Glutamate as a spectroscopic marker of hippocampal structural plasticity is elevated in long-term euthymic bipolar patients on chronic lithium therapy and correlates inversely with diurnal cortisol. Mol Psychiatry. 2009;14(7):696-704,647.
60. Thompson JM, Gallagher P, Hughes JH, Watson S, Gray JM, Ferrier IN, et al. Neurocognitive impairment in euthymic patients with bipolar affective disorder. Br J Psychiatry. 2005;186:32-40.
61. Weiss RB, Stange JP, Boland EM, Black SK, LaBelle DR, Abramson LY, et al. Kindling of life stress in bipolar disorder: comparison of sensitization and autonomy models. J Abnorm Psychol. 2015;124:4-16.
62. Bschor T, Adli M, Baethge C, Eichmann U, Ising M, Uhr M, et al. Lithium augmentation increases the ACTH and cortisol response in the combined DEX/RH test in unipolar major depression. Neuropsychopharmacology. 2002;27:470-8.
63. Watson S, Gallagher P, Ritchie J, Ferrier IN, Young AH. Hypothalamic-pituitary-adrenal axis function in patients with bipolar disorder. Br J Psychiatry. 2004;184:496-502.
64. Bschor T, Ritter D, Winkelmann P, Erbe S, Uhr M, Ising M, et al. Lithium monotherapy increases ACTH and cortisol response in the DEX/CRH test in unipolar depressed subjects. A study with 30 treatment-naive patients. PLoS One. 2011;6(11):e27613.
65. Zobel AW, Nickel T, Sonntag A, Uhr M, Holsboer F, Ising M. Cortisol response in the combined dexamethasone/ CRH test as predictor of relapse in patients with remitted depression: a prospective study. J Psychiatr Res. 2001;35:83-94.

66. Cohrs S, Roher C, Jordan W, Meier A, Huether G, Wuttke W, et al. The atypical antipsychotics olanzapine and quetiapine, but not haloperidol, reduce ACTH and cortisol secretion in healthy subjects. Psychopharmacology (Berl). 2006;185:11-8.
67. Young AH, Gallagher P, Watson S, Del-Estal D, Owen BM, Ferrier IN. Improvements in neurocognitive function and mood following adjunctive treatment with mifepristone (RU-486) in bipolar disorder. Neuropsychopharmacology. 2004;29:1538-45.
68. Watson S, Gallagher P, Porter RJ, Smith MS, Herron LJ, Bulmer S; North-East Mood Disorders Clinical Research Group, Young AH, Ferrier IN. A randomized trial to examine the effect of mifepristone on neuropsychological performance and mood in patients with bipolar depression. Biol Psychiatry. 2012;72(11):943-9.
69. Pape K, Tamouza R, Leboyer M, Zipp F. Immunoneuropsychiatry – novel perspectives on brain disorders. Nature Reviews Neurology. 2019;15(6):317-28.
70. Paolicelli RC, Bolasco G, Pagani F, Maggi L, Scianni M, Panzanelli P, et al. Synaptic pruning by microglia is necessary for normal brain development. Science. 2011;333(6048):1456-8.
71. Stuart MJ, Singhal G, Baune BT. Systematic review of the neurobiological relevance of chemokines to psychiatric disorders. Front Cell Neurosci. 2015;9:357.
72. Rosenblat JD, McIntyre RS. Bipolar disorder and inflammation. Psychiatr Clin North Am. 2016;39(1):125-37.
73. Fernandes BS, Steiner J, Molendijk ML, Dodd S, Nardin P, Gonçalves CA, et al. C-reactive protein concentrations across the mood spectrum in bipolar disorder: a systematic review and meta-analysis. Lancet Psychiatry. 2016;3:1147-56.
74. Barbosa IG, Bauer ME, Machado-Vieira R, Teixeira AL. Cytokines in bipolar disorder: paving the way for neuroprogression. Neural Plast. 2014;2014:360481.
75. Rosenblat JD, Cha DS, Mansur RB, McIntyre RS. Inflamed moods: a review of the interactions between inflammation and mood disorders. Prog NeuroPsychopharmacol Biol Psychiatry. 2014;53:23-34.
76. Haarman BC, Riemersma-Van der Lek RF, de Groot JC, Ruhé HG, Klein HC, Zandstra TE, et al. Neuroinflammation in bipolar disorder – A [(11)C]-(R)-PK11195 positron emission tomography study. Brain Behav Immun. 2014;40:219-25.
77. Rao JS, Harry GJ, Rapoport SI, Kim HW. Increased excitotoxicity and neuroinflammatory markers in postmortem frontal cortex from bipolar disorder patients. Mol Psychiatry. 2010;15:384-92.
78. Benedetti F, Poletti S, Hoogenboezem TA, Mazza E, Ambrée O, de Wit H, et al. Inflammatory cytokines influence measures of white matter integrity in bipolar disorder. J Affect Disord. 2016;202:1-9.
79. Rosenblat JD, McIntyre RS. Bipolar disorder and immune dysfunction: epidemiological findings, proposed pathophysiology and clinical implications. Brain Sci. 2017;110-44.
80. Fries GR, Vasconcelos-Moreno MP, Gubert C, dos Santos BT, Sartori J, Eisele B, et al. Hypothalamic-pituitary-adrenal axis dysfunction and illness progression in bipolar disorder. Int J Neuropsychopharmacol. 2014;18(1):pyu043.
81. Kessing LV, Vradi E, McIntyre RS, Andersen PK. Causes of decreased life expectancy over the life span in bipolar disorder. J Affect Disord. 2015;180:142-7.
82. Allison DB, Newcomer JW, Dunn AL, Blumenthal JA, Fabricatore AN, Daumit GL, et al. Obesity among those with mental disorders: a National Institute of Mental Health meeting report. Am J Prev Med. 2009;36(4):341-50.
83. SayuriYamagata A, Brietzke E, Rosenblat JD, Kakar R, McIntyre RS. Medical comorbidity in bipolar disorder: The link with metabolic inflammatory systems. J Affect Disord. 2017;211:99-106.
84. Chen M, Jiang Q, Zhang L. The prevalence of bipolar disorder in autoimmune disease: a systematic review and meta-analysis. Ann Palliat Med. 2021;10(1):350-61.

14

Técnicas de intervenção corporal para melhorar a regulação emocional ao estresse, à ansiedade e à depressão

Ciro Blujus dos Santos Rohde

INTRODUÇÃO

Técnicas de intervenção corporal compreendem uma série de práticas físicas e corporais realizadas com objetivo de melhorar o *status* de saúde do paciente. Neste capítulo serão discutidas técnicas de intervenção corporal que auxiliem no tratamento do estresse, da ansiedade e da depressão. Ansiedade é o transtorno psiquiátrico mais prevalente na população brasileira, seguido pela depressão[1]. O estresse, além de poder ser desencadeador de transtornos de ansiedade e de humor, impacta negativamente sobre a saúde geral do indivíduo, conforme já discutido em outro capítulo deste mesmo livro.

A sociedade ocidental, influenciada pelo pensamento de Platão e Aristóteles[2], há muito separou conceitualmente a mente do corpo humano, como entidades coexistentes da criatura humana. O oriente, assim como formas indígenas ou medicinas ocidentais prévias ao desenvolvimento médico e intelectual grego, descreve a relação do ser humano com o meio ambiente como uma interdependência positiva, baseada em alternância cíclica de fases da natureza e da necessidade de adaptação do ser humano a esses ciclos para ser capaz de colher os melhores frutos de cada época. Da mesma forma como a existência humana se apresenta intrinsicamente conectada à natureza, ou seja, o indivíduo como parte de um ambiente macro, o ser humano em si é compreendido também como um ambiente em que cada uma de suas partes é intimamente conectada[3].

A ciência moderna vem reiteradamente demonstrando a íntima relação do corpo com a mente, renovando a ideia de integralidade da existência humana. O sujeito como ser biológico não pode ser claramente separado em mente e corpo; essa separação, embora didática, leva a esquecer da importância do corpo quando se depara com o indivíduo que sofre de sintomas psíquicos. Para o paciente psiquiátrico, tratar o corpo pode ser tão eficaz para o seu tratamento quanto técnicas de psicoterapia ou psicofármacos[4,5].

Com uma variada gama de terapêuticas e atividades distintas, a abordagem de práticas corporais deve ser discutida com o paciente e adequada à sua situação econômica, social e patológica. Pessoas com problemas de socialização, por exemplo, podem se beneficiar de atividades em grupo, como aulas de yoga ou dança. Já indivíduos com queixa concomitante de dores físicas, acupuntura e massagem podem ser opções interessantes. A atividade aeróbica, além de seus benefícios para tratamento de sintomas psíquicos, é essencial à manutenção da saúde cardíaca e metabólica. A prescrição de práticas corporais ao doente com transtornos psiquiátricos acelera e facilita o sucesso terapêutico e pode ser abordada por qualquer profissional de saúde[5].

ATIVIDADE FÍSICA

A prática de atividades físicas aeróbias, como corrida, andar de bicicleta ou artes marciais, assim como de atividades físicas anaeróbias, como a musculação, é essencial à promoção e manutenção da saúde como um todo. O corpo humano, exposto por milênios a um ambiente natural hostil, é construído para o esforço físico intenso de forma constante. Pessoas que mantém atividade física regular apresentam maior longevidade, maior resistência ao desenvolvimento de doenças e uma facilidade maior à recuperação da saúde quando adoecem[4].

Ao se exercitar, o corpo produz uma série de substâncias que promovem melhora em curto, médio e longo prazo de sintomas psíquicos. Endorfina, serotonina e dopamina não são apenas liberadas momentaneamente, mas têm sua circuitaria cerebral regulada com a prática regular de atividades físicas. No caso da ansiedade e da depressão, seu efeito terapêutico é semelhante ao uso da fluoxetina, importante psicofármaco que atua inibindo seletivamente a recaptação de serotonina na fenda sináptica[6,7].

Não existe definição clara de uma "dosagem" de exercícios físicos para tratar esta ou aquela doença, mas sugere-se uma prática diária de cerca de 1 hora. Para algumas pessoas, porém, essa quantidade de tempo dedicada ao exercício pode ser impraticável por uma série de motivos. É importante negociar com o doente um início gradativo, por exemplo, 30 minutos, 3 vezes/semana, e aumentar esse tempo e frequência conforme a aderência do paciente. Não se pode, também, dizer que uma modalidade esportiva tenha mais eficácia que outra. Alguns estudos sugerem que esportes com intensa atividade das pernas podem ter resultados melhores para o tratamento de sintomas psíquicos, porém não se pode levar isso a ferro e fogo na hora de negociar com o doente. É importante que o paciente tenha liberdade para escolher suas atividades conforme suas preferências pessoais e estilo de vida[4,8].

Muitas pessoas têm muita dificuldade em iniciar ou manter a prática de atividade física, ainda que tenham tempo e todas as condições necessárias para fazer a atividade que desejarem. Acredita-se que essas pessoas tenham um circuito de recompensa cerebral com menor resposta ao exercício físico em comparação com aquelas que praticam exercícios por prazer. É importante considerar essa dificuldade e, ao sugerir a prática de atividade física, negociar com o paciente algo que seja plausível. Apesar de não sentirem necessariamente prazer com a prática esportiva, esses pacientes também se beneficiam de seus efeitos fisiológicos e respondem ao tratamento, por isso devem ser encorajados a manter ao menos algum grau de atividade física regular[8].

A prática regular de exercícios físicos é benéfica na promoção e manutenção da saúde mental. Ao indicar atividade esportiva ao seu paciente, é necessário ter o cuidado de discutir com o paciente qual a melhor atividade para ele e como aquilo se encaixa em sua rotina diária. Pacientes sedentários e com doença cardiovascular devem ser avaliados por clínico geral ou cardiologista antes de iniciar atividade física. Deve-se encorajar o paciente a iniciar e manter atividade física, por mais que isso seja, a princípio, penoso para ele. Persistência e disciplina trazem resultados consistentes e duradouros!

PRÁTICAS MENTE-CORPO

Práticas mente-corpo são assim chamadas por serem atividades que trabalham, em grau similar de dificuldade, aspectos cognitivos e corporais. No Brasil as mais comumente praticadas são a yoga, de origem indiana, e as práticas corporais chinesas como o tai chi chuan e o qi gong (e suas variações).

A yoga tem sua origem ligada às filosofias indianas e faz parte das práticas espirituais tradicionais indianas há milênios. A yoga tradicional é uma intervenção complexa que aborda estilo de vida, práticas espirituais, atividade física, exercícios de respiração e meditação. No contexto ocidental, na maioria das vezes as práticas espirituais são deixadas de lado em respeito à condição laica brasileira e à ausência de necessidade dessas práticas para que se alcance os bons resultados esperados da yoga para a saúde[9].

A combinação de atividade física, exercícios de respiração e meditação é interessantíssima e não surpreende que bons resultados no tratamento de condições psiquiátricas sejam encontrados. A yoga pode ser considerada um bom tratamento adjuvante para a depressão, em conjunto com psicofármacos e psicoterapia[9]. No tratamento da ansiedade, melhora os sintomas ansiosos e pode auxiliar a adesão do paciente a outras formas de atividade física[10]. No manejo do estresse, auxilia tanto na prevenção quanto no tratamento do estresse e seus diferentes desfechos. A prática do yoga promove liberação de ácido gama-aminobutírico (GABA) em regiões talâmicas aumentando sua disponibilidade, mecanismo importante relacionado ao controle da ansiedade. Tem também efeito regulatório sobre o sistema nervoso parassimpático (SNP), promovendo redução dos níveis de cortisol. Esse efeito sobre o SNP é particularmente relacionado ao *pranayama*, que são os exercícios respiratórios do yoga[11].

Entre as práticas corporais chinesas, a mais praticada no ocidente é o tai chi chuan, arte marcial centenária muito praticada especialmente pela população idosa. Apesar de ser uma arte marcial, o tai chi chuan combina atividade física lenta, compassada, com exercícios respiratórios e meditativos. Diferencia-se da yoga principalmente por ter movimentação mais dinâmica, enquanto a yoga exige mais da força física e alongamento do indivíduo.

Para a saúde mental, o tai chi chuan tem efeito particularmente interessante sobre a prevenção do desenvolvimento de emoções negativas, como a ansiedade e a tristeza. Esse efeito é mais pronunciado em populações idosas, mas também é observado em jovens. Além dos benefícios provenientes da atividade física e exercícios respiratórios já descritos, o tai chi chuan é usualmente praticado em grupo, o que promove melhora das relações sociais e redução da sensação de solidão, sendo isso um fator importante a se considerar na avaliação dos efeitos do tai chi chuan sobre a população idosa[12].

Para os pacientes que sofrem de transtornos de estresse, ansiedade e depressão, o tai chi chuan é uma boa ferramenta complementar ao tratamento convencional, melhorando aderência aos tratamentos e promovendo inclusão social[13]. Práticas relacionadas ao tai chi chuan são o qi gong e suas variações, como o xian gong e lian gong, que são conjuntos de exercícios semelhantes ao tai chi chuan, porém mais simples. A prática desses exercícios pode ser reservada para pacientes com mobilidade e função cardiopulmonar reduzidas em substituição ao tai chi chuan ou yoga, que exigem um pouco mais do indivíduo.

Bons exemplos de práticas mente-corpo desenvolvidas no ocidente são o método Feldenkrais e o treinamento autógeno. Desenvolvido na Ucrânia pelo engenheiro elétrico e físico Moshe Feldenkrais, o método Feldenkrais é considerado uma prática de educação somática, que busca promover a tomada de consciência de si a partir da experiência do movimento[14]. Apesar desse método não desenvolver ativamente nenhuma forma de prática meditativa ou psicoterápica, a melhora da consciência corporal aliada ao trabalho físico promove diminuição dos níveis de ansiedade e melhora do humor, demonstrando importante relação entre consciência corporal e saúde mental[15].

O treinamento autógeno, criado pelo psiquiatra alemão Johannes Heinrich Schultz, é uma técnica de relaxamento baseada na autossugestão. É muito utilizada como parte de sessões de terapia em grupo ou individuais para induzir relaxamento físico e mental, podendo também ser praticada em casa pelo paciente. Combina elementos meditativos tradicionais do oriente com técnicas corporais ocidentais. Tem bons efeitos no tratamento de insônia, ansiedade e controle do estresse[16].

DANÇAS

Dançar é o ato de movimentar-se de forma harmônica, ritmada, acompanhada ou não de sons musicais. A dança como arte utiliza o corpo como instrumento de criação e expressão de sentimentos, ideias e histórias. Socialmente, a dança é presente na sociedade de diversas formas, desde eventos formais, como casamentos e bailes, até momentos de simples descontração entre amigos e familiares. Como terapia, existem formas específicas de dança terapêutica, mas, a depender do resultado esperado, o simples ato de dançar socialmente ou em uma escola de dança pode ser suficiente[17].

A movimentação ritmada imposta pela dança faz com que ela seja um interessante exercício aeróbico. Ainda que se façam pausas entre uma e outra canção, o ato de dançar pode ser comparado a atividades aeróbias de intensidade moderada a leve, a depender do ritmo e do tempo em que a pessoa permanecer dançando, trazendo assim todos os benefícios da atividade física aeróbia. Dançar, porém, traz uma série de outros elementos que podem contribuir para melhora da saúde mental além da simples atividade física[18,19].

A música, intrínseca à dança, é produto da atividade artística humana em uma de suas melhores formas de expressão. Combinação de "sons e silêncios" de forma organizada e harmoniosa, a música desperta as mais variadas emoções e sentimentos. Uma combinação adequada de canções e formas de expressão musical podem, por si só, ter efeito terapêutico modulando humor, reduzindo ansiedade, estresse ou, ainda, melhorando a atenção do indivíduo[20].

Por fim e não menos importante, a dança promove contato e interação social de forma agradável e tranquila. De forma geral, ambientes de dança trazem segurança e conforto aos presentes, suprimindo sensações de ansiedade e medo. Em diversas modalidades, o contato físico com outras pessoas é intenso e, ainda que o contato não ocorra, a proximidade entre pessoas é uma constante. O contato físico entre pessoas, de forma segura e agradável, gera sensação de conforto e sentimentos positivos, fato comprovado pela liberação de ocitocina e neurotransmissores[19].

As formas terapêuticas de dança têm origens diversas e têm como vantagem uma melhor organização do movimento para que se possa obter os resultados desejados sem correr o risco de causar lesões ao paciente. O fato de ser realizada sob supervisão de profissional treinado para promoção de saúde também é positivo e protege o paciente contra possíveis eventualidades. Dançaterapia, dança circular e terapia dança-movimento são exemplos de formas estruturadas de dança terapêutica[18].

Tanto as modalidades terapêuticas quanto as não terapêuticas de dança são capazes de trazer melhora da saúde física e mental ao paciente. A regulação dos níveis de cortisol já foi demonstrada com a prática regular dessa arte, assim como efeitos positivos sobre a ansiedade, transtornos de humor e estresse. Recomendar a dança aos pacientes é uma forma não só de mantê-los ativos, como também de inseri-los em uma vida social mais intensa e divertida[17].

ACUPUNTURA

Acupuntura é uma técnica terapêutica oriunda da Medicina Tradicional Chinesa (MTC), muito utilizada atualmente em todo o planeta. Existem muitas formas diversas de utilizar a acupuntura, e em muitos serviços a prescrição e técnica da acupuntura segue os preceitos da MTC, Medicina Tradicional Coreana ou Medicina Kampo (forma tradicional japonesa inspirada na MTC), entre outros, mas no ocidente é cada vez mais comum sua prática baseada em evidências científicas e mecanismos de ação. O uso da acupuntura conforme as evidências modernas apresenta resultados mais consistentes no tratamento dos doentes do que aqueles baseados nos conceitos tradicionais[21].

Sua prática é organizada em sessões em que, após anamnese e exame físico, agulhas de acupuntura são aplicadas em locais específicos do corpo conforme o quadro clínico do doente. As agulhas têm espessuras que variam de 0,25 a 0,5 mm e comprimentos de 0,5 a 10 cm. A profundidade de aplicação varia conforme o local de aplicação, a queixa clínica e a técnica utilizada. Após a aplicação da agulha, ela é manipulada de forma mais ou menos vigorosa conforme o efeito terapêutico desejado. A grande diversidade de técnicas de acupuntura dificulta a avaliação de seus efeitos, mas, com o uso da eletroestimulação das agulhas, a eficácia da técnica salta para níveis muito mais interessantes. Durante a aplicação o paciente permanece em repouso, de forma relaxada, por aproximadamente 20 a 30 minutos em média[21].

Classicamente utilizada no tratamento de dor crônica, a acupuntura tem efeito analgésico segmentar e central através do bloqueio de fibras C (carreiam sinal de dor) e liberação central e medular de endorfina, serotonina e noradrenalina. Além disso, promove relaxamento muscular, tem efeito anti-inflamatório local e aumento do aporte sanguíneo local, resultando em melhora da saúde do tecido tratado. Esses efeitos são ampliados quando se adiciona eletroestimulação por corrente pulsada às agulhas durante a sessão; em verdade, a grande maioria das evidências em acupuntura refere-se à acupuntura com eletroestimulação. A acupuntura simples, manual, carece ainda de melhores evidências para comprovar sua eficácia[21].

Para o tratamento de sintomas psíquicos exige-se um ambiente um pouco mais controlado do que aquele necessário ao simples tratamento de dor. Um bom relacionamento médico-paciente é essencial, o paciente deve sentir-se seguro e confiante, assim como ter boa expectativa com relação ao tratamento. Esse preparo do paciente prévio à sessão é necessário, pois, caso o paciente se sinta apreensivo ou com medo da sessão, ocorre bloqueio de uma série de vias cerebrais que seriam responsáveis pela eficácia da acupuntura sobre transtornos mentais. Música relaxante, aromaterapia e uma boa combinação de luzes podem ajudar o paciente a relaxar e, assim, permitir que a acupuntura atinja o efeito desejado[21,22].

Uma vez em condições adequadas, durante a sessão de acupuntura ocorre liberação de diversos neurotransmissores e hormônios como a serotonina, noradrenalina, dopamina, melatonina e ocitocina. Mais importante que a liberação dessas substâncias é a promoção de regulação da expressão dos seus receptores, bem como a modulação de áreas importantes relacionadas ao controle de estresse, emoções e comportamento, como a amígdala, hipocampo, córtex pré-frontal, entre outras. Outro efeito central observado como resultante da ação da acupuntura é a modulação do *default mode network*, importante mecanismo para controle do estresse[22].

Para o tratamento de estresse e quadros leves de ansiedade, a acupuntura com eletroestimulação pode ser utilizada como terapia única ou como complemento a outras práticas e tratamentos. No tratamento de transtornos de humor e condições mais graves relacionadas à ansiedade, a acupuntura tem papel complementar e potencializador dos demais tratamentos, sendo uma boa alternativa para pacientes resistentes ao uso de medicamentos psicotrópicos[21,22].

MASSOTERAPIA

Massagem é a manipulação de tecidos superficiais do corpo como a pele, músculos e tendões. Para tanto, o terapeuta pode utilizar de suas mãos, dedos, punhos, cotovelos, pés e instrumentos como pedaços de bambu, madeira, entre outros. É difícil estabelecer a origem da massoterapia, pois existem formas diversas de massagem oriundos de diferentes culturas[23].

A sessão de massoterapia é realizada em ambiente tranquilo, privado, individual ou compartilhado. A duração varia em média de 25 a 60 minutos. Existem uma série de técnicas distintas, como a sueca, shiatsu, desportiva, ayurvédica, tuiná, etc. Pode ser realizado com as mãos nuas, mas comumente utiliza-se creme ou óleo neutro. O uso de óleos aromáticos, a depender de sua composição, também pode ter efeitos terapêuticos que complementam o efeito da massagem[24].

A manipulação dos tecidos moles de forma sistemática e técnica promove relaxamento muscular importante. A estimulação de receptores de pressão aumenta a atividade vagal e reduz níveis de cortisol. A prática frequente de massoterapia auxilia o paciente a reduzir dores e os níveis de estresse. O toque promove liberação de ocitocina, e a sessão de massoterapia muitas vezes é um momento de relaxamento e confidencialidade entre o cliente e o terapeuta. Essa possibilidade de confidencialidade entre terapeuta e paciente também é, em si, terapêutica[25].

Para o paciente com múltiplas queixas e estresse importante, a massoterapia é uma técnica que pode auxiliar no início do tratamento reduzindo a tensão do doente e auxiliando-o a ter disposição e tranquilidade para buscar as demais práticas. A indicação da massoterapia ao paciente com transtornos de humor e ansiedade pode ajudar no controle de sintomas e na melhora da qualidade de vida[23].

CONSIDERAÇÕES FINAIS

Embora na maioria dos casos as técnicas de intervenção corporal não possam ser utilizadas como forma única de tratamento do doente psiquiátrico, elas melhoram a adesão do paciente, promovem bom controle dos sintomas e auxiliam na manutenção da saúde após a intervenção terapêutica. Neste capítulo foram descritas algumas das principais formas de técnicas de trabalho corporal disponíveis na sociedade, mas não são estas as únicas.

Ao oferecer ao paciente uma ou um conjunto de técnicas de intervenção corporal, é de crucial importância levar em consideração aspectos culturais, econômicos e de estilo de vida do paciente. Melhor do que simplesmente citar diferentes possibilidades é discutir com o doente quais técnicas seriam mais atraentes a ele e quais delas está disposto a incluir em sua rotina. No manejo da saúde mental é essencial lembrar do corpo como meio de tratamento de sintomas psíquicos. Corpo, mente e comportamento mantêm relações estreitas que podem ser muito úteis ao tratamento do paciente psiquiátrico.

REFERÊNCIAS BIBLIOGRÁFICAS

1. Andrade LH, Wang YP, Andreoni S, Silveira CM, Alexandrino-Silva C, Siu ER, et al. Mental disorders in megacities: findings from the São Paulo megacity mental health survey, Brazil. PLos ONE. 2012;7(2):e31879.
2. Mahoney EP. Lovejoy and the hierarchy of being. Journal of the History of Ideas. 1987;48(2):211-30.
3. WHO Traditional Medicine Strategy: 2014-2023. World Health Organization. WHO Press; 2013.

4. Elmagd MA. Benefits, need and importance of daily exercise. International Journal of Physical Education, Sports and Health. 2016;3(5):22-27.
5. Tarsha MS, Park S, Tortosa S. Body-centered interventions for psychopathological conditions: a review. Frontiers in Psychology. 2020;10:2907.
6. Dinas PC, Koutedakis Y, Flouris AD. Effects of exercise and physical activity on depression. Ir J Med Sci. 2011;180:319-25.
7. Ponce P, del Arco A, Loprinzi P. Physical activity versus psychological stress: effects on salivary cortisol and working memory performance. Medicina. 2019;55:119.
8. Kandola A, Vancampfort D, Herring M, Rebar A, Hallgren M, Firth J, et al. Moving to beat anxiety: epidemiology and therapeutic issues with physical activity for anxiety. Current Psychiatry Reports. 2018;20:63.
9. Cramer H, Lauche R, Langhorst J, Dobos G. Yoga for depression: a systematic review and meta-analysis. Depression and Anxiety. 2013;00:1-16.
10. Cramer H, Lauche R, Anheyer D, Pilkington K, de Manincor M, Dobos G, et al. Yoga for anxiety: a systematic review and meta-analysis of randomized controlled trials. Depression and Anxiety. 2018;1-14.
11. Pascoe MC, Thompson DR, Ski CF. Yoga, mindfulness-based stress reduction and stress-related physiological measures: a meta-analysis. Psychoneuroendocrinology. 2017;86:152-68.
12. Zhang S, Zou L, Chen L, Yao Y, Loprinzi PD, Siu PM, et al. The effect of Tai Chi Chuan on negative emotions in non-clinical populations: a meta-analysis and systematic review. International Journal of Environmental and Public Health. 2019;16:3033.
13. Wang F, Lee EO, Wu T, Benson H, Fricchione G, Wang W, et al. The effects of tai chi on depression, anxiety, and psychological well-being: a systematic review and meta-analysis. Int J Behav Med. 2014;21(4):605-17.
14. Gomes LE, Vieira A. Método Feldenkrais e o equilíbrio de idosos: uma revisão sistemática. Rev Educ Fis/UEM. 2013;24(3):465-73.
15. Netz Y, Lidor R. Mood alterations in mindful versus aerobic exercise modes. The Journal of Psychology: Interdisciplinary and applied. 2003;137(5):405-19.
16. Holland B, Gosselin K, Mulcahy A. The effect of autogenic training on self-efficacy, anxiety, and performance on nursing student simulation. Nursing Education Perspectives. 2017;38(2):87-9.
17. Vaccaro MG, Izzo G, Ilacqua A, Migliacio S, Baldari C, Guidetti L, et al. Characterization of the effects of a six-month dancing as approach for successful aging. International Journal of Endocrinology. 2019;17.
18. Meekums B, Karkou V, Nelson EA. Dance movement therapy for depression (review). Cochrane Database of Systematic Reviews. 2015;2.
19. Vrinceanu T, Esmail A, Berryman N, Predovan D, Vu TTM, et al. Dance your stress away: comparing the effect of /movement training to aerobic exercise training on the cortisol awakening response in healthy older adults. Stress. 2019;22(6):687-95.
20. Aalbers S, Fusar-Poli L, Freeman RE, Spreen M, Ket JC, Vink AC, et al. Music therapy for depression (review). Cochrane Database of Systematic Reviews. 2017;11(11):CD004517.
21. Hsing WT, Tsai AWW, Rohde CBS. Acupuntura e Medicina Tradicional Chinesa. Série Manual do Médico Residente. São Paulo: Atheneu; 2019.
22. Samuels N, Gropp C, Singer SR, Oberbaum M. Acupuncture for psychiatric illness: a systematic review. Behav Med. 2008;34(2):55-64.
23. Field T. Massage therapy research review. Complement Ther Clin Pract. 2016;24:19-31.
24. Xiong M, Li Y, Tang P, Zhang Y, Cao M, Ni J, et al. Effectiveness of aromatherapy massage and inhalation on symptoms of depression in Chinese community-dwelling older adults. J Altern Complement Med. 2018;24(7):717-24.
25. Clarck T. The psychotherapeutic relationship in massage therapy. International Journal of Therapeutic Massage and Bodywork. 2019;12(3):22-35.

Índice remissivo

V

X

Y